实用临床护理指导手册系列丛书

实用临床康复护理指导手册

主　编　丁淑贞　丁全峰

副主编　庄丽娜　张晓霞　韩　莉　贾　平

编　者（按姓氏笔画排序）：

丁全峰	丁淑贞	于　涛	王月虹	王红微
王丽丽	付馨瑶	庄丽娜	刘艳君	齐丽娜
孙小涵	孙石春	孙丽娜	李　丹	李　东
李世博	李艳艳	李淑元	吴雅楠	谷　艳
张　彤	张　春	张晓霞	张家翾	贾　平
高筱琪	董　慧	韩　莉		

中国协和医科大学出版社

图书在版编目（CIP）数据

实用临床康复护理指导手册／丁淑贞，丁全峰主编. —北京：中国协和医科大学出版社，2018.9

（实用临床护理指导手册系列丛书）

ISBN 978-7-5679-1046-1

Ⅰ. ①实… Ⅱ. ①丁… ②丁… Ⅲ. ①康复医学–护理学–手册 Ⅳ. ①R47-62

中国版本图书馆 CIP 数据核字（2018）第 057525 号

实用临床护理指导手册系列丛书

实用临床康复护理指导手册

主　　编：丁淑贞　丁全峰
责任编辑：吴桂梅　林　娜

出版发行：**中国协和医科大学出版社**
　　　　　（北京东单三条九号　邮编 100730　电话 65260431）
网　　址：www. pumcp. com
经　　销：新华书店总店北京发行所
印　　刷：中煤（北京）印务有限公司

开　　本：710×1000　　1/16 开
印　　张：27.5
字　　数：520 千字
版　　次：2018 年 9 月第 1 版
印　　次：2018 年 9 月第 1 次印刷
定　　价：68.00 元

ISBN 978-7-5679-1046-1

前　言

近年来，随着国家卫生机构对康复的重视程度逐渐提高，康复医学和护理学在国内得到了飞速的发展，康复护理在理念、内容、技术方面也发生了明显的变化。康复护理是康复医学工作中不可缺少的重要组成部分。康复护理概念的确立、康复医学基础知识及康复护理方法的掌握等，都是现代护理必备的知识。

学习康复护理可以使护理人员具有规范的康复护理能力，运用康复知识和技能护理患者，从而达到整体护理、全面护理及提高患者生活质量的目的，使护理技术和护理水平再上一个新的台阶。为了让广大护理人员能够学习到更多先进的康复护理理念、内容、技术，更好地培养康复护理专科人才，指导临床康复护理工作，方便读者查阅，我们组织了临床经验丰富的护理人员编写了本书。

本书力求简洁，康复护理理论和临床实践紧密结合。内容包括康复护理的理论基础、康复医学评定、康复治疗技术及护理、康复护理技术、神经系统疾病的康复护理、运动系统疾病的康复护理、代谢性疾病的康复护理、心血管疾病的康复护理、恶性肿瘤的康复护理、其他系统疾病的康复护理。本书内容重点强调临床实用性，强化了常见专科疾病的康复护理内容，重点突出，具有很强的指导性。

本书主要作为临床护理人员的参考用书，也可供护理学专业本科、专科学生参考使用。

由于编者水平有限，本书难免存在不足及疏漏之处，敬请读者不吝指正，以便进一步修订和完善。

编　者

2018 年 4 月

目　　录

第一章
概　　述

第一节　康　　复

一、康复的概念

康复的原意是指"复原""重新获得能力""恢复原来的权利、资格、地位、尊严"等，世界卫生组织（WHO）康复专家委员会 1981 年将康复的定义修改为"采取一切措施，减轻残疾带来的后果，提高其才能和功能，以便重返社会"。20 世纪 90 年代 WHO 又进一步将定义明确为："康复是指综合协调地应用各种措施，最大限度地恢复和发展病、伤、残者的身体、心理、社会、职业、娱乐、教育和周围环境相适应方面的潜能。"康复不仅是指训练残疾人使其适应周围的环境，而且也指调整残疾人周围的环境和社会条件以利于他们重返社会。在拟订有关康复服务的实施计划时，应有残疾者本人、家属以及他们所在社区的参与。

二、康复对象与目的

康复旨在使个体在生理、心理和社会功能方面达到或保持一种最佳状态。虽然现代康复不可能解决所有病、伤、残带来的不利影响，但经过积极的全面康复后，个体可以带着某些功能障碍融入社会，在家庭和社会中过有意义的生活，达到"与病伤残共存"的和谐状态。

随着现代社会科学技术的发展和人类物质文明与精神文明的进步，康复医学的服务对象日渐增多，从最初的骨科及神经系统伤病者，发展至各类急性、慢性伤病以及精神病、感官和智力障碍者；从侧重成人和儿童康复扩展到老年人和亚健康人群。现阶段康复医学的服务对象主要包括残疾者、慢性病患者、疾病或损伤的急性期及恢复早期的患者、老年人和亚健康状态者。

康复对象

残疾者 —— 因各种先天性或后天性因素所致的身体和心理残疾，包括视力残疾、听力残疾、言语残疾、智力残疾、肢体残疾、精神残疾以及多重残疾等

慢性病患者 —— 主要是指各种内脏疾病、神经系统和运动系统疾病患者。这类患者往往由于病情缓慢进展或反复发作，致使病变器官或系统出现功能障碍，影响日常活动能力，并由此产生继发性功能衰退

疾病或损伤的急性期及恢复早期的患者 —— 某些疾病和损伤，如骨折和心肌梗死，易出现并发症，导致功能障碍，需要早期开展康复治疗，包括理疗，以促进原发性功能障碍的恢复，并防治继发性功能障碍

老年人群 —— 按照联合国的标准，中国已经进入老龄社会。随着年龄的增长，患病率也逐渐增加，60%的老年人患有多种老年病或慢性病，如高血压、脑血管病、糖尿病、慢性阻塞性肺疾病、类风湿关节炎和缺血性心脏病

—— 而在精神健康方面，最常见的疾病是抑郁症和阿尔茨海默病。老年病和慢性病导致老年人的生活自理能力及社会交往功能相应减退，迫切需要进行康复。因此，老年人群将成为康复医学的一个主要对象

亚健康状态者 —— WHO 调查表明，全球大多数人处于健康与疾病之间的一种状态，称为亚健康状态

—— 虽然临床检查无明显疾病，但主观有不适感存在，可表现为慢性疲劳、性功能障碍和月经失调；头痛、失眠、焦虑或神经质以及对工作、生活、学习等环境难以适应，人际关系难以协调等

—— 亚健康状态的结果是回归健康或转向疾病，若能及时得到心理康复，则可向健康状态转化

三、康复分类

康复分类

- 医学康复
  - 医学康复和康复医学是两个完全不同的概念。医学康复是指专业医务人员采用医学的方法和手段（如药物手术等）来预防和治疗残疾，尽可能地使残疾者的功能得以改善和恢复，充分发挥残疾者的潜能。但其本身不是一种专业或学术的概念
  - 而康复医学是具有明确学术内容和专业技术的一门新的医学学科，它是以运动障碍、脑功能障碍作为主要对象，并对其本质及治疗方法进行研究
  - 如小儿麻痹症患者接受手术治疗，属于医学康复，而术后的各种功能训练，则属于康复医学的范畴。医学康复是康复事业在医学上的一个组成部分

- 教育康复
  - 从内容上分为两种情况：①对肢体功能障碍的残疾人进行普通教育，包括"义务教育"及中高等教育；②对盲、聋、哑精神障碍等类型的残疾人进行特殊教育，如盲校、聋哑学校和弱智儿童学校

- 职业康复
  - 是实现全面康复目标的加速剂，是使残疾人自立于社会的根本途径，其中心内容是协助残疾患者妥善选择能够充分发挥其潜在能力的最合适的职业，并帮助他们切实适应和充分胜任这一工作，取得独立自主的经济能力并贡献于社会

- 社会康复
  - 是康复工作中的一个重要方面，它涉及面广，内容丰富，维护残疾人的权力、尊严，帮助他们解决各种困难，改善生活、福利条件，接纳他们参加到全面的社会生活当中来，这是社会康复的中心工作
  - 一般包括以下方面：①建立无障碍环境；②改善经济条件；③改善法律环境。社会康复是实现医学康复、教育康复和职业康复目标的最终保证

第二节　康　复　医　学

一、康复医学的概念

康复医学是医学的一个重要分支，是促进病、伤、残者康复的医学学科，为了康复而进行的功能障碍预防、评定、治疗和训练的一门医学学科。它与自我保健医学、预防医学、临床医学共同构成现代医学。WHO 指出"康复医学是对身残者和精神障碍者，在身体上、精神上和经济上使其尽快恢复所采取的全部措施"。康复医学应贯穿于疾病康复治疗的始终，但目前国际上通常指的是狭义康复医学，即以功能为导向达到全面康复目的。

二、康复医学的服务对象

康复医学的服务对象主要是指先天或后天因素导致的能力丧失或功能障碍者。所谓功能障碍是指身体、心理不能发挥正常的功能，可以是潜在或现存的，可逆或不可逆的，是部分或完全的，可以与疾病共存，也可以是疾病的后遗症。康复服务对象主要涵盖以下 4 类人群。

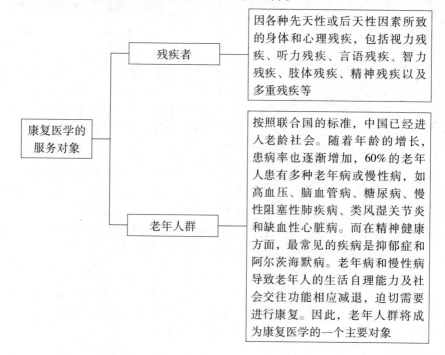

康复医学的服务对象

残疾者 —— 因各种先天性或后天性因素所致的身体和心理残疾，包括视力残疾、听力残疾、言语残疾、智力残疾、肢体残疾、精神残疾以及多重残疾等

老年人群 —— 按照联合国的标准，中国已经进入老龄社会。随着年龄的增长，患病率也逐渐增加，60% 的老年人患有多种老年病或慢性病，如高血压、脑血管病、糖尿病、慢性阻塞性肺疾病、类风湿关节炎和缺血性心脏病。而在精神健康方面，最常见的疾病是抑郁症和阿尔茨海默病。老年病和慢性病导致老年人的生活自理能力及社会交往功能相应减退，迫切需要进行康复。因此，老年人群将成为康复医学的一个主要对象

续流程

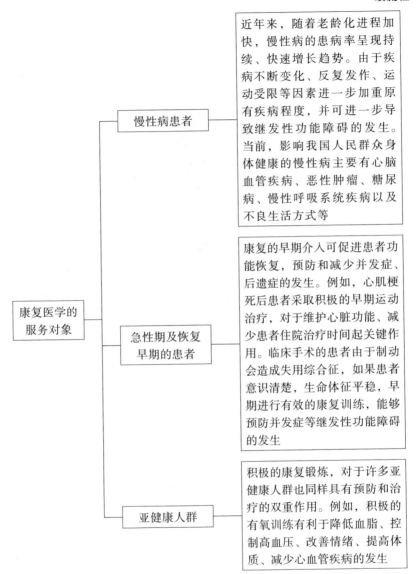

近年来，随着老龄化进程加快，慢性病的患病率呈现持续、快速增长趋势。由于疾病不断变化、反复发作、运动受限等因素进一步加重原有疾病程度，并可进一步导致继发性功能障碍的发生。当前，影响我国人民群众身体健康的慢性病主要有心脑血管疾病、恶性肿瘤、糖尿病、慢性呼吸系统疾病以及不良生活方式等

慢性病患者

康复的早期介入可促进患者功能恢复，预防和减少并发症、后遗症的发生。例如，心肌梗死后患者采取积极的早期运动治疗，对于维护心脏功能、减少患者住院治疗时间起关键作用。临床手术的患者由于制动会造成失用综合征，如果患者意识清楚，生命体征平稳，早期进行有效的康复训练，能够预防并发症等继发性功能障碍的发生

康复医学的服务对象 — 急性期及恢复早期的患者

积极的康复锻炼，对于许多亚健康人群也同样具有预防和治疗的双重作用。例如，积极的有氧训练有利于降低血脂、控制高血压、改善情绪、提高体质、减少心血管疾病的发生

亚健康人群

三、康复医学工作的内容与治疗手段

1. 康复预防

"预防为主"是康复工作的主要内容，分为一级预防、二级预防和三级预防三个层次进行。

2. 康复评估

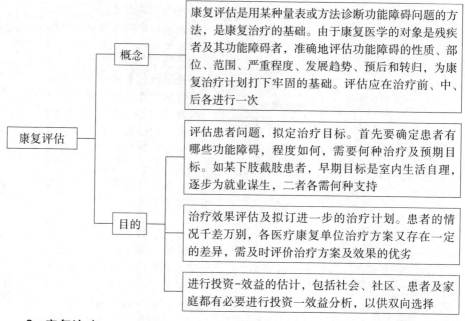

康复评估

概念 —— 康复评估是用某种量表或方法诊断功能障碍问题的方法，是康复治疗的基础。由于康复医学的对象是残疾者及其功能障碍者，准确地评估功能障碍的性质、部位、范围、严重程度、发展趋势、预后和转归，为康复治疗计划打下牢固的基础。评估应在治疗前、中、后各进行一次

目的 —— 评估患者问题，拟定治疗目标。首先要确定患者有哪些功能障碍，程度如何，需要何种治疗及预期目标。如某下肢截肢患者，早期目标是室内生活自理，逐步为就业谋生，二者各需何种支持

治疗效果评估及拟订进一步的治疗计划。患者的情况千差万别，各医疗康复单位治疗方案又存在一定的差异，需及时评价治疗方案及效果的优劣

进行投资-效益的估计，包括社会、社区、患者及家庭都有必要进行投资—效益分析，以供双向选择

3. 康复治疗

康复治疗是康复医学工作的基本内容，其常用的治疗方法有以下几种：

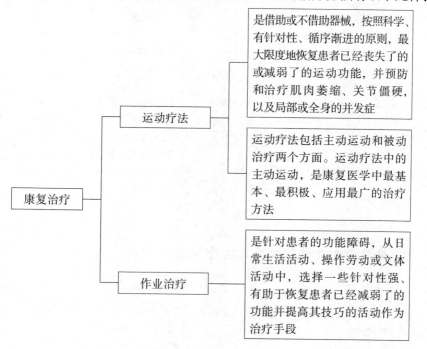

康复治疗

运动疗法 —— 是借助或不借助器械，按照科学、有针对性、循序渐进的原则，最大限度地恢复患者已经丧失了的或减弱了的运动功能，并预防和治疗肌肉萎缩、关节僵硬，以及局部或全身的并发症

运动疗法包括主动运动和被动治疗两个方面。运动疗法中的主动运动，是康复医学中最基本、最积极、应用最广的治疗方法

作业治疗 —— 是针对患者的功能障碍，从日常生活活动、操作劳动或文体活动中，选择一些针对性强、有助于恢复患者已经减弱了的功能并提高其技巧的活动作为治疗手段

续流程

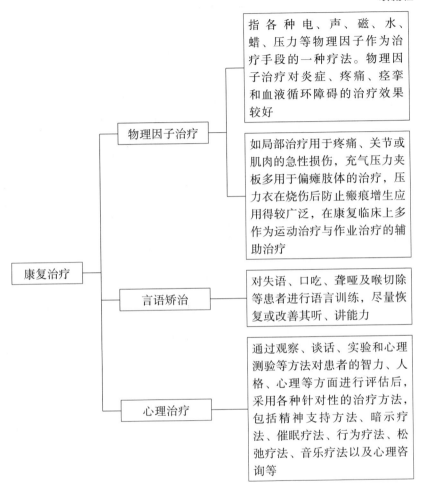

四、康复医疗工作流程

　　康复医疗工作流程主要是指病、伤、残者接受比较完整规范的康复医疗的过程。它与一般临床医疗工作类似，但有其独特性，充分体现出早、中、后三期康复评定。从对患者接诊开始直至出院的整个工作流程：门诊或由临床各科转诊患者→康复科接诊→进行初期康复评定→制订康复治疗计划→门诊或住院进行康复治疗→治疗中期康复评定、修订康复治疗计划→进一步实施康复治疗→治疗后期康复评定和结局评定→出院后的安排、建议→社区康复治疗或在家庭维持性康复锻炼。

五、康复医学工作者的组成与工作方式

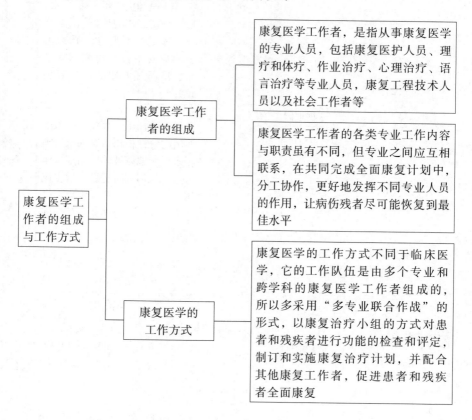

康复医学工作者的组成与工作方式

康复医学工作者的组成

康复医学工作者，是指从事康复医学的专业人员，包括康复医护人员、理疗和体疗、作业治疗、心理治疗、语言治疗等专业人员，康复工程技术人员以及社会工作者等

康复医学工作者的各类专业工作内容与职责虽有不同，但专业之间应互相联系，在共同完成全面康复计划中，分工协作，更好地发挥不同专业人员的作用，让病伤残者尽可能恢复到最佳水平

康复医学的工作方式

康复医学的工作方式不同于临床医学，它的工作队伍是由多个专业和跨学科的康复医学工作者组成的，所以多采用"多专业联合作战"的形式，以康复治疗小组的方式对患者和残疾者进行功能的检查和评定，制订和实施康复治疗计划，并配合其他康复工作者，促进患者和残疾者全面康复

六、康复医学的组织机构

康复医学的组织机构尚无统一形式，不同国家形式不同。在中国，目前主要有两种形式：一是综合医院的康复医学科，具有住院病房和门诊，是进行医疗、教学、科研的重要场所，也可不设病房，仅做门诊治疗和咨询；二是为疗养院性质的康复医院，即利用现有的疗养院把过去注重"养"的形式改变为以功能训练为主的康复医院或中心，例如截瘫康复中心、脑血管病康复中心、心血管病康复中心等。还可因地制宜地开展多种形式的康复治疗，如开设家庭病房，为行动不便的慢性病或残疾者进行治疗。也可由基层医疗机构与综合性医院挂钩进行协作治疗。此外，还可利用健全的卫生医疗网和红十字会的各级组织（如农村的乡镇、村卫生院、城市中街道卫生所等）来开展社区康复治疗。

在国外，比较有代表性的康复机构主要有以下几种。

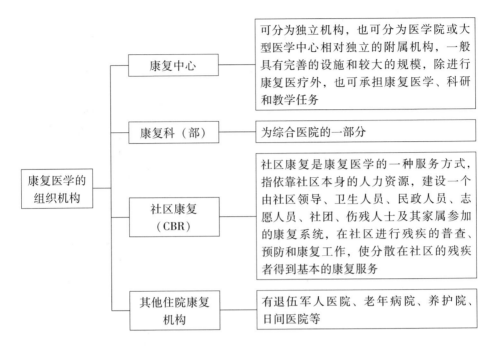

康复中心——可分为独立机构，也可分为医学院或大型医学中心相对独立的附属机构，一般具有完善的设施和较大的规模，除进行康复医疗外，也可承担康复医学、科研和教学任务

康复科（部）——为综合医院的一部分

社区康复（CBR）——社区康复是康复医学的一种服务方式，指依靠社区本身的人力资源，建设一个由社区领导、卫生人员、民政人员、志愿人员、社团、伤残人士及其家属参加的康复系统，在社区进行残疾的普查、预防和康复工作，使分散在社区的残疾者得到基本的康复服务

其他住院康复机构——有退伍军人医院、老年病院、养护院、日间医院等

康复医学的组织机构

七、康复医学的工作原则

康复医学以下列三项基本原则为基础实施工作。

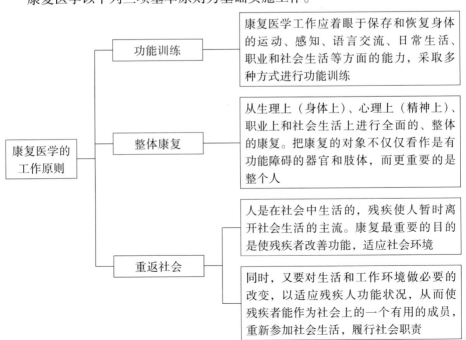

功能训练——康复医学工作应着眼于保存和恢复身体的运动、感知、语言交流、日常生活、职业和社会生活等方面的能力，采取多种方式进行功能训练

整体康复——从生理上（身体上）、心理上（精神上）、职业上和社会生活上进行全面的、整体的康复。把康复的对象不仅仅看作是有功能障碍的器官和肢体，而更重要的是整个人

重返社会——人是在社会中生活的，残疾使人暂时离开社会生活的主流。康复最重要的目的是使残疾者改善功能，适应社会环境

同时，又要对生活和工作环境做必要的改变，以适应残疾人功能状况，从而使残疾者能作为社会上的一个有用的成员，重新参加社会生活，履行社会职责

康复医学的工作原则

八、康复医学与临床医学的联系与区别

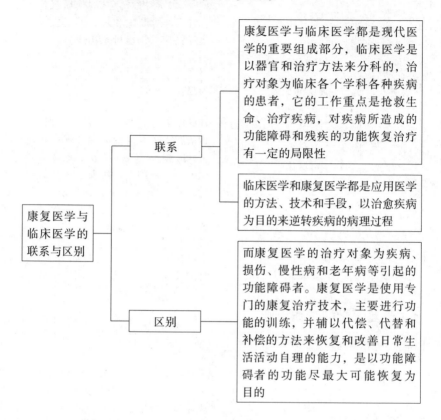

康复医学与临床医学都是现代医学的重要组成部分，临床医学是以器官和治疗方法来分科的，治疗对象为临床各个学科各种疾病的患者，它的工作重点是抢救生命、治疗疾病，对疾病所造成的功能障碍和残疾的功能恢复治疗有一定的局限性

临床医学和康复医学都是应用医学的方法、技术和手段，以治愈疾病为目的来逆转疾病的病理过程

而康复医学的治疗对象为疾病、损伤、慢性病和老年病等引起的功能障碍者。康复医学是使用专门的康复治疗技术，主要进行功能的训练，并辅以代偿、代替和补偿的方法来恢复和改善日常生活活动自理的能力，是以功能障碍者的功能尽最大可能恢复为目的

第三节　康复护理

一、康复护理的概念

康复护理（RN）是根据对病、伤、残者及慢性病和老年病患者的康复治疗计划，围绕全面康复的目标，密切配合康复工作人员的活动，所采取的一系列的护理措施。

二、康复护理的特点

1. 护理对象

康复护理对象主要是指影响正常生活、学习和工作的残疾人、某种功能

障碍者及慢性病和老年病者。近年来，也将一些急性期的伤、病者及手术前后期的患者列入康复对象的范畴，接受一定的康复治疗、护理等全面康复措施。总之，康复护理对象绝不仅指一般医疗机构中的患者。

2. 护理目的

康复护理的目的不仅仅是通过给药、处置、观察、急救等护理手段来实施治疗方案，达到减轻病痛、缩短疗程的目的，更重要的是通过实施各种康复护理技术，使康复护理对象最终能够尽可能地提高和改善生活自理能力，尽可能早地回归家庭、回归社会，提高生活质量，恢复如同健全人的权利和地位。

3. 护理内容

康复护理内容包括康复不同时期所实施的护理内容。

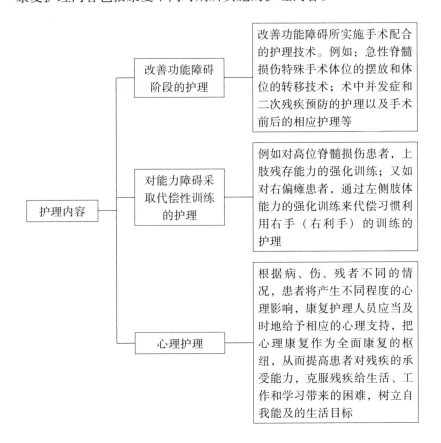

4. 护理方法

根据一般护理对象、目的和内容的不同，在护理方法上也有其特殊之处。

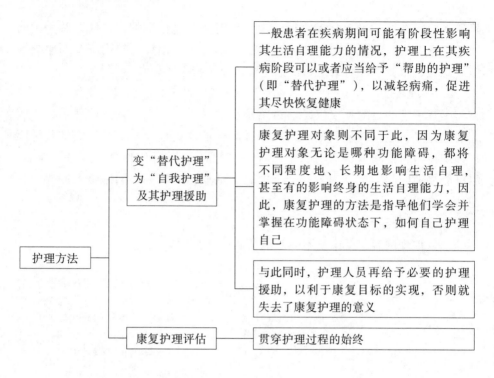

护理方法 — 变"替代护理"为"自我护理"及其护理援助
- 一般患者在疾病期间可能有阶段性影响其生活自理能力的情况，护理上在其疾病阶段可以或者应当给予"帮助的护理"（即"替代护理"），以减轻病痛，促进其尽快恢复健康
- 康复护理对象则不同于此，因为康复护理对象无论是哪种功能障碍，都将不同程度地、长期地影响生活自理，甚至有的影响终身的生活自理能力，因此，康复护理的方法是指导他们学会并掌握在功能障碍状态下，如何自己护理自己
- 与此同时，护理人员再给予必要的护理援助，以利于康复目标的实现，否则就失去了康复护理的意义

护理方法 — 康复护理评估 — 贯穿护理过程的始终

三、康复护理的工作内容

1. 康复护理的基本工作内容

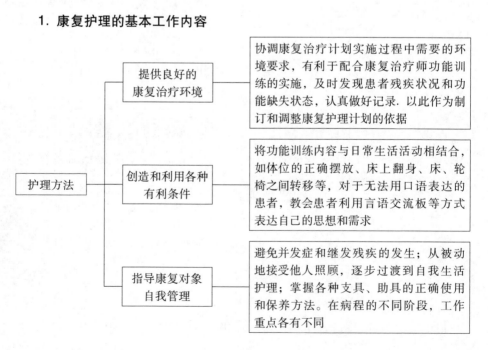

护理方法
- 提供良好的康复治疗环境：协调康复治疗计划实施过程中需要的环境要求，有利于配合康复治疗师功能训练的实施，及时发现患者残疾状况和功能缺失状态，认真做好记录。以此作为制订和调整康复护理计划的依据
- 创造和利用各种有利条件：将功能训练内容与日常生活活动相结合，如体位的正确摆放、床上翻身、床、轮椅之间转移等，对于无法用口语表达的患者，教会患者利用言语交流板等方式表达自己的思想和需求
- 指导康复对象自我管理：避免并发症和继发残疾的发生；从被动地接受他人照顾，逐步过渡到自我生活护理；掌握各种支具、助具的正确使用和保养方法。在病程的不同阶段，工作重点各有不同

2. 患者从入院到出院的康复护理

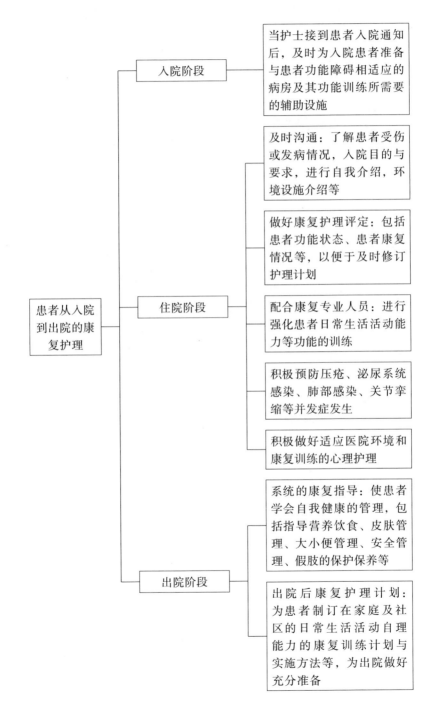

入院阶段 ── 当护士接到患者入院通知后，及时为入院患者准备与患者功能障碍相适应的病房及其功能训练所需要的辅助设施

患者从入院到出院的康复护理

住院阶段

- 及时沟通：了解患者受伤或发病情况，入院目的与要求，进行自我介绍，环境设施介绍等
- 做好康复护理评定：包括患者功能状态、患者康复情况等，以便于及时修订护理计划
- 配合康复专业人员：进行强化患者日常生活活动能力等功能的训练
- 积极预防压疮、泌尿系统感染、肺部感染、关节挛缩等并发症发生
- 积极做好适应医院环境和康复训练的心理护理

出院阶段

- 系统的康复指导：使患者学会自我健康的管理，包括指导营养饮食、皮肤管理、大小便管理、安全管理、假肢的保护保养等
- 出院后康复护理计划：为患者制订在家庭及社区的日常生活活动自理能力的康复训练计划与实施方法等，为出院做好充分准备

四、康复护理的原则

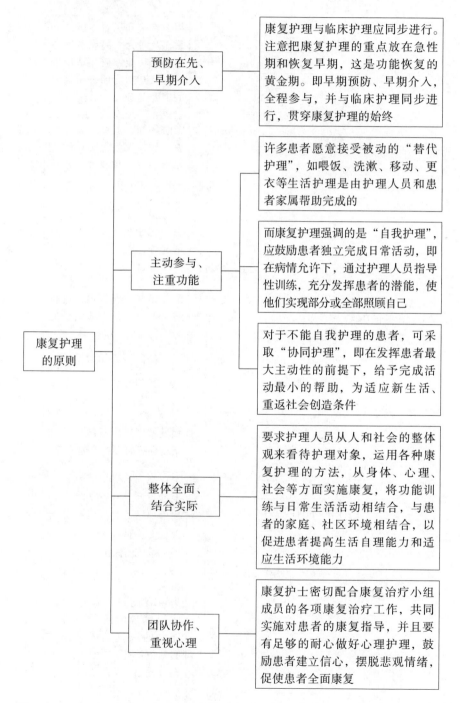

康复护理的原则

预防在先、早期介入
康复护理与临床护理应同步进行。注意把康复护理的重点放在急性期和恢复早期，这是功能恢复的黄金期。即早期预防、早期介入，全程参与，并与临床护理同步进行，贯穿康复护理的始终

主动参与、注重功能
许多患者愿意接受被动的"替代护理"，如喂饭、洗漱、移动、更衣等生活护理是由护理人员和患者家属帮助完成的

而康复护理强调的是"自我护理"，应鼓励患者独立完成日常活动，即在病情允许下，通过护理人员指导性训练，充分发挥患者的潜能，使他们实现部分或全部照顾自己

对于不能自我护理的患者，可采取"协同护理"，即在发挥患者最大主动性的前提下，给予完成活动最小的帮助，为适应新生活、重返社会创造条件

整体全面、结合实际
要求护理人员从人和社会的整体观来看待护理对象，运用各种康复护理的方法，从身体、心理、社会等方面实施康复，将功能训练与日常生活活动相结合，与患者的家庭、社区环境相结合，以促进患者提高生活自理能力和适应生活环境能力

团队协作、重视心理
康复护士密切配合康复治疗小组成员的各项康复治疗工作，共同实施对患者的康复指导，并且要有足够的耐心做好心理护理，鼓励患者建立信心，摆脱悲观情绪，促使患者全面康复

五、护理人员在康复过程中的作用

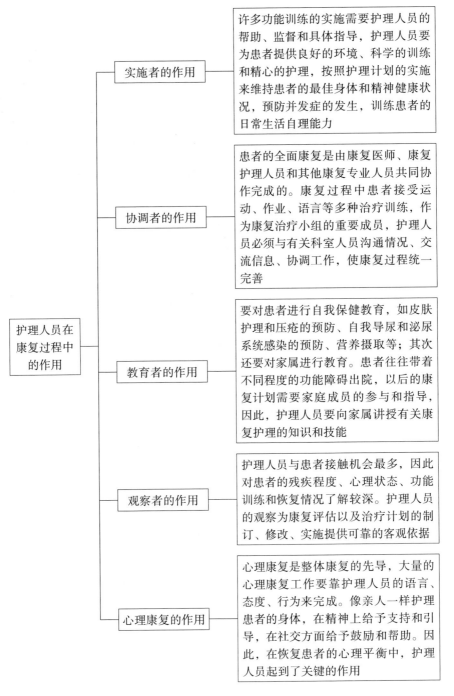

护理人员在康复过程中的作用

实施者的作用
许多功能训练的实施需要护理人员的帮助、监督和具体指导，护理人员要为患者提供良好的环境、科学的训练和精心的护理，按照护理计划的实施来维持患者的最佳身体和精神健康状况，预防并发症的发生，训练患者的日常生活自理能力

协调者的作用
患者的全面康复是由康复医师、康复护理人员和其他康复专业人员共同协作完成的。康复过程中患者接受运动、作业、语言等多种治疗训练，作为康复治疗小组的重要成员，护理人员必须与有关科室人员沟通情况、交流信息、协调工作，使康复过程统一完善

教育者的作用
要对患者进行自我保健教育，如皮肤护理和压疮的预防、自我导尿和泌尿系统感染的预防、营养摄取等；其次还要对家属进行教育。患者往往带着不同程度的功能障碍出院，以后的康复计划需要家庭成员的参与和指导，因此，护理人员要向家属讲授有关康复护理的知识和技能

观察者的作用
护理人员与患者接触机会最多，因此对患者的残疾程度、心理状态、功能训练和恢复情况了解较深。护理人员的观察为康复评估以及治疗计划的制订、修改、实施提供可靠的客观依据

心理康复的作用
心理康复是整体康复的先导，大量的心理康复工作要靠护理人员的语言、态度、行为来完成。像亲人一样护理患者的身体，在精神上给予支持和引导，在社交方面给予鼓励和帮助。因此，在恢复患者的心理平衡中，护理人员起到了关键的作用

六、对康复护理人员的基本要求

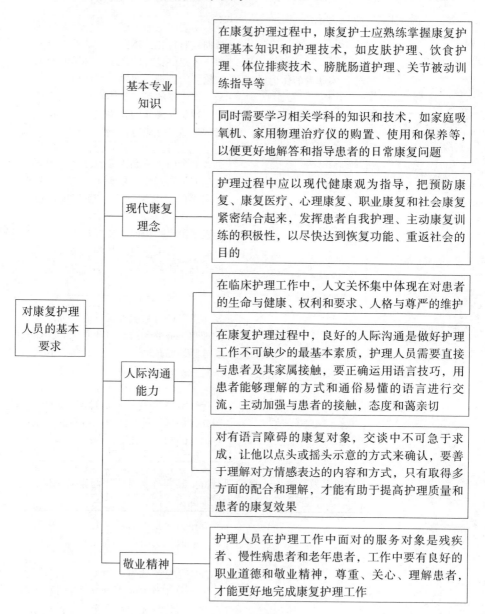

对康复护理人员的基本要求

基本专业知识
- 在康复护理过程中，康复护士应熟练掌握康复护理基本知识和护理技术，如皮肤护理、饮食护理、体位排痰技术、膀胱肠道护理、关节被动训练指导等
- 同时需要学习相关学科的知识和技术，如家庭吸氧机、家用物理治疗仪的购置、使用和保养等，以便更好地解答和指导患者的日常康复问题

现代康复理念
- 护理过程中应以现代健康观为指导，把预防康复、康复医疗、心理康复、职业康复和社会康复紧密结合起来，发挥患者自我护理、主动康复训练的积极性，以尽快达到恢复功能、重返社会的目的

人际沟通能力
- 在临床护理工作中，人文关怀集中体现在对患者的生命与健康、权利和要求、人格与尊严的维护
- 在康复护理过程中，良好的人际沟通是做好护理工作不可缺少的最基本素质，护理人员需要直接与患者及其家属接触，要正确运用语言技巧，用患者能够理解的方式和通俗易懂的语言进行交流，主动加强与患者的接触，态度和蔼亲切
- 对有语言障碍的康复对象，交谈中不可急于求成，让他以点头或摇头示意的方式来确认，要善于理解对方情感表达的内容和方式，只有取得多方面的配合和理解，才能有助于提高护理质量和患者的康复效果

敬业精神
- 护理人员在护理工作中面对的服务对象是残疾者、慢性病患者和老年患者，工作中要有良好的职业道德和敬业精神，尊重、关心、理解患者，才能更好地完成康复护理工作

七、康复护理与临床一般护理的区别

康复护理主要服务对象是残疾者、慢性病患者和老年患者。由于他们存在着各种功能障碍，给护理工作带来了特殊的任务，所以，康复护理除了要

完成与一般护理相同的任务，即通过给药、清洁处置等基础护理方法来减轻患者病痛和促进健康外，还要采取专门康复技术做好预防残疾发生，减轻残疾影响，最大限度地恢复患者生活和活动能力，使其早日回归社会，其区别如下。

康复护理与临床一般护理的区别

	康复护理	临床护理
护理对象	各种功能障碍者	各类疾病患者
护理目的	改善与提高功能	挽救生命、治疗疾病
主要手段	一般护理+康复功能训练	一般护理
患者的作用	主动参与功能训练	被动接受治疗护理
工作模式	治疗小组合作	专业化分工
病房设施	无障碍设施	普通病房

八、康复护理的发展趋势

随着"预防-医疗-保健-康复"四位一体大卫生观的提出，康复医学得到了迅速发展，康复护理作为康复医学中不可缺少的重要部分，在患者治疗和护理全过程中，对有效防止或减轻患者功能障碍，提高治愈率，减少并发症，促进患者早日康复，发挥了不可替代的重要作用，康复护理得到了各国社会和政府的关注和支持。

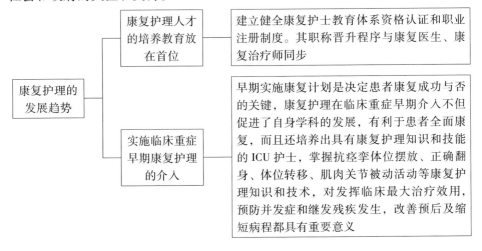

续流程

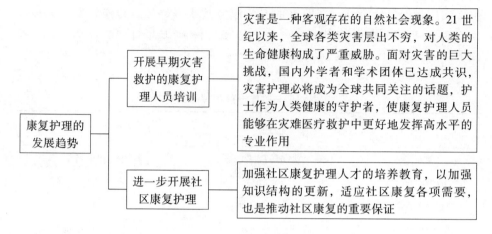

康复护理的
发展趋势

开展早期灾害
救护的康复护
理人员培训

灾害是一种客观存在的自然社会现象。21 世纪以来，全球各类灾害层出不穷，对人类的生命健康构成了严重威胁。面对灾害的巨大挑战，国内外学者和学术团体已达成共识，灾害护理必将成为全球共同关注的话题，护士作为人类健康的守护者，使康复护理人员能够在灾难医疗救护中更好地发挥高水平的专业作用

进一步开展社
区康复护理

加强社区康复护理人才的培养教育，以加强知识结构的更新，适应社区康复各项需要，也是推动社区康复的重要保证

第四节　残疾问题

一、概念

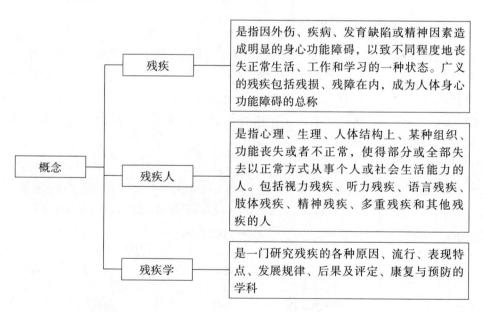

概念

残疾

是指因外伤、疾病、发育缺陷或精神因素造成明显的身心功能障碍，以致不同程度地丧失正常生活、工作和学习的一种状态。广义的残疾包括残损、残障在内，成为人体身心功能障碍的总称

残疾人

是指心理、生理、人体结构上、某种组织、功能丧失或者不正常，使得部分或全部失去以正常方式从事个人或社会生活能力的人。包括视力残疾、听力残疾、语言残疾、肢体残疾、精神残疾、多重残疾和其他残疾的人

残疾学

是一门研究残疾的各种原因、流行、表现特点、发展规律、后果及评定、康复与预防的学科

二、残疾原因

包括先天性致残因素和后天性致残因素，大多数残疾由后天性致残因素导致。

1. 先天性致残因素

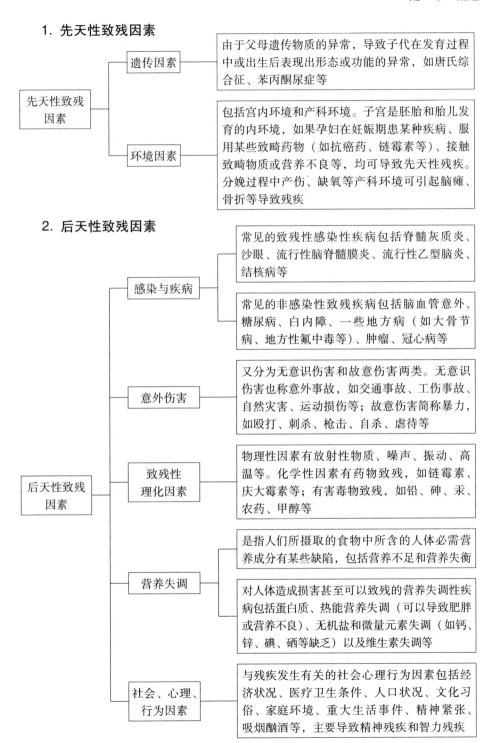

先天性致残因素	遗传因素	由于父母遗传物质的异常，导致子代在发育过程中或出生后表现出形态或功能的异常，如唐氏综合征、苯丙酮尿症等
	环境因素	包括宫内环境和产科环境。子宫是胚胎和胎儿发育的内环境，如果孕妇在妊娠期患某种疾病、服用某些致畸药物（如抗癌药、链霉素等）、接触致畸物质或营养不良等，均可导致先天性残疾。分娩过程中产伤、缺氧等产科环境可引起脑瘫、骨折等导致残疾

2. 后天性致残因素

后天性致残因素	感染与疾病	常见的致残性感染性疾病包括脊髓灰质炎、沙眼、流行性脑脊髓膜炎、流行性乙型脑炎、结核病等
		常见的非感染性致残疾病包括脑血管意外、糖尿病、白内障、一些地方病（如大骨节病、地方性氟中毒等）、肿瘤、冠心病等
	意外伤害	又分为无意识伤害和故意伤害两类。无意识伤害也称意外事故，如交通事故、工伤事故、自然灾害、运动损伤等；故意伤害简称暴力，如殴打、刺杀、枪击、自杀、虐待等
	致残性理化因素	物理性因素有放射性物质、噪声、振动、高温等。化学性因素有药物致残，如链霉素、庆大霉素等；有害毒物致残，如铅、砷、汞、农药、甲醇等
	营养失调	是指人们所摄取的食物中所含的人体必需营养成分有某些缺陷，包括营养不足和营养失衡
		对人体造成损害甚至可以致残的营养失调性疾病包括蛋白质、热能营养失调（可以导致肥胖或营养不良）、无机盐和微量元素失调（如钙、锌、碘、硒等缺乏）以及维生素失调等
	社会、心理、行为因素	与残疾发生有关的社会心理行为因素包括经济状况、医疗卫生条件、人口状况、文化习俗、家庭环境、重大生活事件、精神紧张、吸烟酗酒等，主要导致精神残疾和智力残疾

三、国际残疾分类

最新的国际残疾分类为 2001 年 5 月第 54 届世界卫生大会上通过的《国际功能、残疾和健康分类》（ICF）。

ICF 从 3 个层面获取与健康和残疾有关的资料，不仅适用于残疾人，也适用于病损者和健康人。

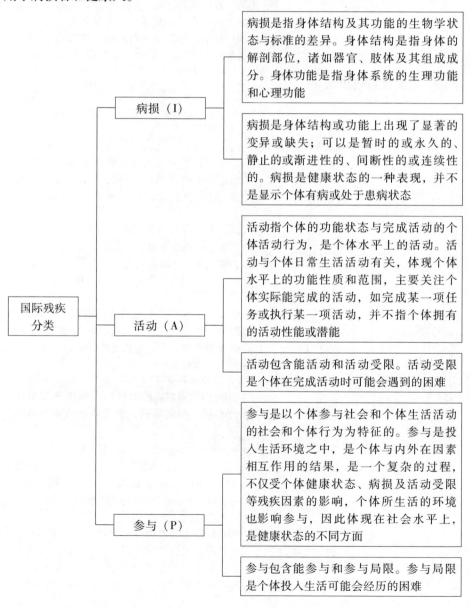

病损（I）

病损是指身体结构及其功能的生物学状态与标准的差异。身体结构是指身体的解剖部位，诸如器官、肢体及其组成成分。身体功能是指身体系统的生理功能和心理功能

病损是身体结构或功能上出现了显著的变异或缺失；可以是暂时的或永久的、静止的或渐进性的、间断性的或连续性的。病损是健康状态的一种表现，并不是显示个体有病或处于患病状态

国际残疾分类

活动（A）

活动指个体的功能状态与完成活动的个体活动行为，是个体水平上的活动。活动与个体日常生活活动有关，体现个体水平上的功能性质和范围，主要关注个体实际能完成的活动，如完成某一项任务或执行某一项活动，并不指个体拥有的活动性能或潜能

活动包含能活动和活动受限。活动受限是个体在完成活动时可能会遇到的困难

参与（P）

参与是以个体参与社会和个体生活活动的社会和个体行为为特征的。参与是投入生活环境之中，是个体与内外在因素相互作用的结果，是一个复杂的过程，不仅受个体健康状态、病损及活动受限等残疾因素的影响，个体所生活的环境也影响参与，因此体现在社会水平上，是健康状态的不同方面

参与包含能参与和参与局限。参与局限是个体投入生活可能会经历的困难

四、我国残疾分类

2011 年 5 月 1 日正式实施的《残疾人残疾分类和分级》标准，是由全国残疾人康复和专用设备标准化技术委员会组织编写而成，标准将残疾分为 7 类——视力残疾、听力残疾、言语残疾、肢体残疾、智力残疾、精神残疾、多重残疾。

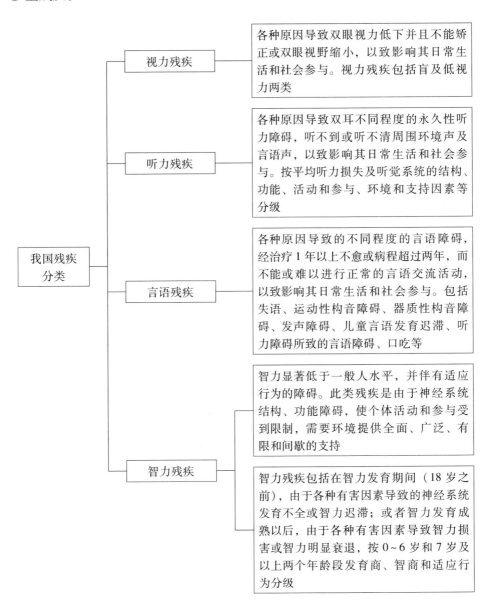

续流程

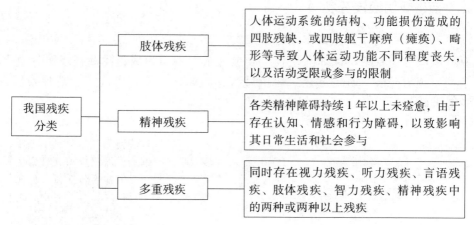

	肢体残疾	人体运动系统的结构、功能损伤造成的四肢残缺，或四肢躯干麻痹（瘫痪）、畸形等导致人体运动功能不同程度丧失，以及活动受限或参与的限制
我国残疾分类	精神残疾	各类精神障碍持续1年以上未痊愈，由于存在认知、情感和行为障碍，以致影响其日常生活和社会参与
	多重残疾	同时存在视力残疾、听力残疾、言语残疾、肢体残疾、智力残疾、精神残疾中的两种或两种以上残疾

五、康复目标与基本对策

康复目标是改善残疾人生理、心理、社会、教育、职业等功能，使其能够生活自理、回归社会、劳动就业、经济自主。对于残疾严重、老龄等不能达到上述目标者，应增进残疾人自理程度，保持现有的功能或延缓功能衰退。

针对 ICF 的 3 个不同层面采取相应的对策，值得注意的是这 3 个层面的问题可能同时存在。

针对 ICF 的 3 个不同层面采取相应的对策

分类	水平	功能状态	应对措施	目的
身体结构、功能损伤	器官水平	器官/系统功能障碍或丧失	预防/治疗并发症	恢复/改善存在的功能障碍
活动受限	个体水平	生活自理能力障碍或丧失	使用假肢、轮椅、辅助器代偿其功能	利用/增强残存功能
参与局限	社会水平	社交、工作能力障碍或丧失	改造环境	功能替代

六、残疾的三级预防措施

人类的残疾具有 3 大特点，即发生的广泛性、后果的严重性和预防的可能性。1981 年世界残疾预防会议拟定的《关于残疾预防的里兹堡宣言》就指出，大多数残疾的损害是可以预防的。残疾预防可以从以下 3 个层面来进行。

又称为"病因预防"，最为有效，可降低残疾发生率70%，指预防致残性伤害和疾病的发生

对传染性疾病进行免疫接种；开展围生期检查与保健，预防先天残疾的发生；选择健康的生活方式，合理营养、适当运动、限制烟酒、作息规律；提倡合理行为和精神卫生，保持心理平衡、减轻精神压力、避免心理行为过激反应

对幼儿、老人、患者要注意看管照料，防止意外发生；遵守安全规则，养成安全习惯，自觉维护安全环境

避免引发伤病的危险因素或危险源，如避免酗酒、过度肥胖，控制和管理好可能致残的生物、物理、化学、机械等危险源。做好预防性咨询和指导

又称"三早预防"，指对已发生的伤病早发现、早诊断、早治疗，防止残疾出现。定期进行健康检查和常见病的早期筛查，早期发现有关疾病，以便早期干预

控制危险因素，改变不良的生活方式，如戒烟、戒酒，控制体重、血压、血脂，减轻精神压力，补充必要的营养成分；早期进行医疗干预和康复治疗，如进行心理疏导、抗结核治疗、白内障手术、体位护理等，可降低残疾发生率10%~20%

指防止残疾转化为残障（废）。残疾出现后采取措施，预防参与局限的发生。措施是康复治疗如运动疗法、作业疗法、心理治疗、语言治疗以及假肢、支具、辅助器、轮椅及教育康复、职业康复、社会康复和社会教育。从而为残疾人提供更多的平等参与机会，最大限度地使残疾人参与社会生活

残疾的三级预防措施

一级预防

二级预防

三级预防

第二章
康复护理的理论基础

第一节　运动学基础

一、运动学概念

运动学是运用物理学的方法来研究人体节段运动与整体运动时，各组织、器官的空间位置随时间变化的规律，以及伴随运动而发生的一系列生理、生化、心理等的改变。它是运动疗法的理论基础之一。应用运动学的原理研究其变化规律或结果，可以指导健康或患者人群达到增强体质、改善残损功能、提高生存质量、预防或治疗疾病的目的。本节主要论述人体运动中相关的一些基本概念。

```
                                          ┌─────────────────────────┐
                                          │对于人体的运动分类方法较多，│
                                          │人体运动时往往几种方法交叉、│
                                          │贯穿于全过程                │
                                          └─────────────────────────┘
                                          ┌─────────────────────────┐
                                          │按照部位分类：全身运动是指 │
                                          │需要上肢、下肢共同参与的运 │
                                          │动；局部运动是指机体为维持 │
┌──────┐      ┌──────────┐      │局部的关节活动能力，改善局部│
│运动学 │──────│人体运动种类│──────│肌肉和骨骼的功能而进行的一种│
│概念   │      │          │      │运动                       │
└──────┘      └──────────┘      └─────────────────────────┘
                                          ┌─────────────────────────┐
                                          │按照肌肉收缩分类：肌肉收缩是│
                                          │机体运动的基础。依据肌肉在收│
                                          │缩时做功的形式，可将其分为静│
                                          │态收缩和动态收缩。肌肉作用主│
                                          │要为力学作用（出现运动、支撑、│
                                          │保护作用），其他还有产生热量、│
                                          │促进血液回流作用，均来自于肌│
                                          │肉收缩的继发作用            │
                                          └─────────────────────────┘
```

续流程

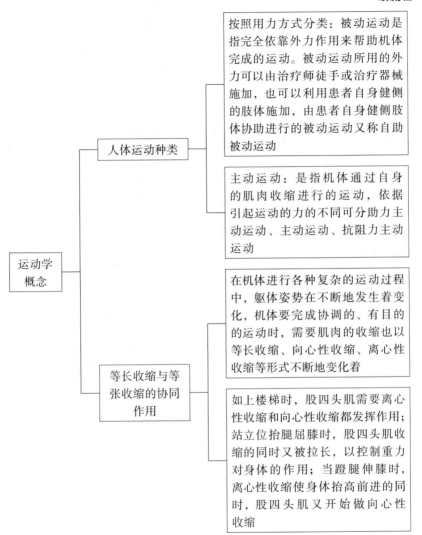

运动学
概念

人体运动种类

按照用力方式分类：被动运动是指完全依靠外力作用来帮助机体完成的运动。被动运动所用的外力可以由治疗师徒手或治疗器械施加，也可以利用患者自身健侧的肢体施加，由患者自身健侧肢体协助进行的被动运动又称自助被动运动

主动运动：是指机体通过自身的肌肉收缩进行的运动，依据引起运动的力的不同可分助力主动运动、主动运动、抗阻力主动运动

等长收缩与等张收缩的协同作用

在机体进行各种复杂的运动过程中，躯体姿势在不断地发生着变化，机体要完成协调的、有目的的运动时，需要肌肉的收缩也以等长收缩、向心性收缩、离心性收缩等形式不断地变化着

如上楼梯时，股四头肌需要离心性收缩和向心性收缩都发挥作用；站立位抬腿屈膝时，股四头肌收缩的同时又被拉长，以控制重力对身体的作用；当蹬腿伸膝时，离心性收缩使身体抬高前进的同时，股四头肌又开始做向心性收缩

二、运动对机体的影响

运动时肌肉活动与多种功能锻炼主要是通过神经反射、神经体液因素和生物力学作用对机体的多种功能产生相应的影响和改变，特别是经过一段时间的训练后，常可逆转原来失调的功能状态，重新获得较好的、甚至满意的能力。

运动在康复中的作用主要体现在以下 7 个方面。

```
                                   ┌─────────────────────────────┐
                                   │ 运动可以增强中枢神经系统和自 │
                                   │ 主神经系统的调节功能。它是一 │
                    ┌──────────────┤ 种重要的生理刺激，还可以保持 │
                    │ 增强神经系统  │ 中枢神经系统的紧张性和兴奋性，│
                    │ 的调节能力    ├ 维持其正常功能，发挥其对全身 │
                    │              │ 器官的调节作用。长期锻炼还可 │
                    │              │ 以促进迷走神经兴奋性增强，提 │
                    │              │ 高对人体器官活动的自控能力    │
                    │              └─────────────────────────────┘
```

增强神经系统的调节能力：运动可以增强中枢神经系统和自主神经系统的调节功能。它是一种重要的生理刺激，还可以保持中枢神经系统的紧张性和兴奋性，维持其正常功能，发挥其对全身器官的调节作用。长期锻炼还可以促进迷走神经兴奋性增强，提高对人体器官活动的自控能力

改善情绪，调节心理：长期卧床会导致患者焦虑、抑郁、情绪不稳或淡漠，认知功能下降。适度的运动可以对患者的精神和心理产生积极的影响，可改善患者抑郁、悲观、失望等负面情绪

运动对机体的影响

提升机体代谢能力，改善心肺功能：

运动可使机体的肌肉收缩做功，消耗大量的体内能源，使机体新陈代谢水平相应提高，往往能达到机体静息水平下的数倍甚至数十倍。运动也可使循环系统和呼吸系统的功能活动发生相应变化

运动时大量的血液流向肌肉，为适应机体的需要，心肺的功能活动也相应地增加，主要表现为心跳加快、搏出量增多、心肌收缩加强、收缩末期容量增加、心排血量增加，回心血量也相应增加。同时机体内的血流发生明显的重新分布

骨骼肌的血液供应从安静时的15%~20%增多至占总血液供应量的80%。在运动时机体为了摄取更多的氧与及时排出二氧化碳，呼吸相应加深、加快，胸廓与膈肌的活动幅度也明显增加，潮气量增多，每分通气量与耗氧量均能增加数倍至20倍。因此，长期坚持锻炼能使机体代谢能力和心肺功能提高

续流程

```
                                    ┌─────────────────────────────┐
                                    │ 长期运动可以预防骨质疏松症、    │
                                    │ 软骨变性退化、肌肉萎缩、关节    │
                          ┌─────────│ 挛缩甚至关节形态破坏等的发生。  │
                          │         │ 卧床还会造成关节挛缩和骨质      │
              ┌──────────┐│         │ 疏松                        │
              │维持运动器官││         └─────────────────────────────┘
              │的形态和功能│┤         ┌─────────────────────────────┐
              └──────────┘│         │ 运动还可促进关节周围血管的      │
                          │         │ 血液循环，增加关节滑液分泌，    │
                          │         │ 改善软骨营养；可维持骨代谢      │
                          │         │ 平衡，使骨皮质增厚，增强骨      │
                          └─────────│ 的支撑和承重能力；可维持肌      │
                                    │ 纤维形态，增强肌力和耐力，改    │
                                    │ 善主动运动的能力；可牵伸挛缩    │
                                    │ 和粘连组织，维持和改善关节活    │
                                    │ 动范围                       │
                                    └─────────────────────────────┘
                                    ┌─────────────────────────────┐
                                    │ 当机体部分器官的功能遭到严重    │
                                    │ 损害时，机体可发挥健全组织与    │
              ┌──────────┐          │ 器官的作用以代偿部分缺失的功    │
              │促进代偿机制│          │ 能。部分代偿功能可由机体自动    │
┌────────┐    │的形成和发展│──────────│ 完成，但有些代偿功能则需要专    │
│运动对机体│    └──────────┘          │ 门的功能训练逐渐发展和完善。    │
│的影响   │                          │ 尤其是中枢神经损伤后，需要建    │
└────────┘                          │ 立新的条件反射来弥补丧失的运    │
                                    │ 动功能。这正是运动疗法治疗脑    │
                                    │ 卒中的基本机制之一             │
                                    └─────────────────────────────┘
                                    ┌─────────────────────────────┐
                                    │ 长期卧床容易产生静脉血栓，其    │
              ┌──────────┐          │ 发生率与卧床的时间长短成正比。  │
              │预防术后血栓│          │ 静脉血栓产生的原因受多种因素    │
              │性静脉炎   │──────────│ 的影响，包括肌力差、血管张力    │
              └──────────┘          │ 降低、静脉回流差、血液的黏滞    │
                                    │ 度增加、下肢血流淤滞、血管损    │
                                    │ 伤等                        │
                                    └─────────────────────────────┘
                                    ┌─────────────────────────────┐
                                    │ 运动可以促进血液循环，增强损    │
              ┌──────────┐          │ 伤后组织周围胶原纤维的排列和    │
              │促进机体损伤│          │ 构成，有利于瘢痕的形成，促进    │
              │的恢复     │──────────│ 伤口和损伤肌腱、韧带的愈合。    │
              └──────────┘          │ 血液循环增强可促进骨折愈合      │
                                    └─────────────────────────────┘
```

三、肌运动学

肌肉收缩是人体运动的基础。由于肌肉能够根据需要来改变其能量的消耗，因此肌肉在强烈收缩时需要消耗比舒张状态下更多的能量，可增加50倍。要保持这种高度的产能水平，就必须使肌组织利用氧的增加与身体排出热量和二氧化碳的增加达到一定的平衡。在运动中，机体发生一系列反应的目的主要是为了维持肌细胞中的化学与物理平衡。在此耗能过程中，以心、肺和血管等重要器官为主。

机体内肌组织包括平滑肌、心肌和骨骼肌3种，而与人体关节运动息息相关的是骨骼肌。下面主要阐述骨骼肌在人体运动过程中的功能及运动规律，以及与康复治疗学有关的肌肉运动学理论知识。

1. 骨骼肌的结构

骨骼肌的结构	骨骼肌约占人体体重的40%。肌组织的细胞称为肌纤维，呈圆柱形，直径为$10 \sim 100 \mu m$，长度可达30cm左右
	每条纤维包绕着薄而坚韧、有弹性的肌纤维膜或肌膜。肌膜内有肌浆，肌浆中有许多圆柱状上面带有横纹的肌原纤维，每条肌纤维中包含的肌原纤维有数百到数千根不等
	而肌原纤维又由一连串（串联）的肌小节组成。肌小节是肌力产生的基本功能单位，由许多相互穿插的肌丝组成
	肌丝分为粗肌丝和细肌丝两种，粗肌丝主要由肌球蛋白组成，肌球蛋白对肌肉收缩的力量与速度的发展至关重要；细肌丝主要由收缩蛋白和调节蛋白组成
	肌周围的结缔组织主要包括肌膜、肌腱和韧带，肌膜包括肌外膜、肌束膜和肌内膜。肌的两端是肌腱，它与韧带相融合，将肌固定在骨上。肌周围的结缔组织具有保证肌肉舒张活动、肌力传递与协调肌肉运动的功能

2. 肌的分类

肌的分类方法很多，可按形态、运动功能、肌纤维、运动单位、组织生物化学染色等进行分类。

按形态学分类：按形状，肌分为梭形肌、羽状肌、半羽状肌、锯状肌和环状肌；按肌头数，肌分为二头肌、三头肌和四头肌；按肌腹数，肌分为二腹肌和多腹肌；按肌作用的关节数，肌分为单关节肌、双关节肌和多关节肌；按肌色泽，肌可以分为红肌和白肌；按大小，肌可分为大肌和小肌

肌的分类

按运动功能分类：
原动肌是产生关节运动中起主要作用的肌或肌群

辅助肌是辅助主动肌产生关节运动的肌或肌群。辅助肌协助完成关节动作或仅在动作的某一阶段起作用，又称副动肌

拮抗肌与原动肌作用相反的肌或肌群称为拮抗肌。当原动肌收缩时，拮抗肌应协调地放松或适当地收缩，以保持关节活动的稳定性和动作的精确性，同时可以维持关节运动中的空间定位，并能防止关节过度屈伸导致的关节损伤

固定肌为固定、支持关节而产生静止性收缩的肌或肌群。为发挥原动肌对肢体运动的作用，必须将肌相对固定的一端（多是近心端）所附着的骨骼或更近的骨骼充分固定。这种起固定作用的肌群称为固定肌

协同肌是辅助肌，固定肌和拮抗肌通常统称为协同肌，是指参与单个运动除主动肌以外的全部肌或肌群

按肌纤维组织学分类：
可分为横纹肌与平滑肌。横纹肌包括骨骼肌和心肌，骨骼肌可见横纹，受运动神经支配，能产生随意性收缩运动，属于随意肌；心肌为横纹肌，有自律性收缩，受自主神经支配，不受运动神经支配，不能产生随意性收缩

平滑肌为组成内脏器官的肌群，受自主神经支配，也不能产生随意性收缩。心肌和平滑肌不接受意识的管理，属于不随意肌

续流程

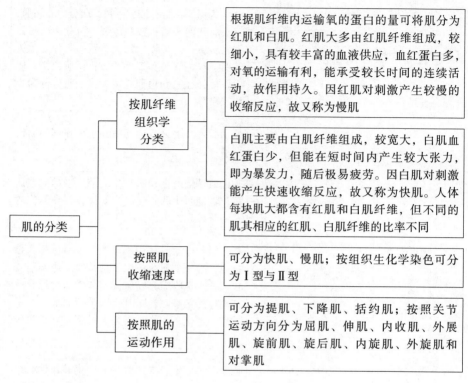

根据肌纤维内运输氧的蛋白的量可将肌分为红肌和白肌。红肌大多由红肌纤维组成，较细小，具有较丰富的血液供应，血红蛋白多，对氧的运输有利，能承受较长时间的连续活动，故作用持久。因红肌对刺激产生较慢的收缩反应，故又称为慢肌

白肌主要由白肌纤维组成，较宽大，白肌血红蛋白少，但能在短时间内产生较大张力，即为暴发力，随后极易疲劳。因白肌对刺激能产生快速收缩反应，故又称为快肌。人体每块肌大都含有红肌和白肌纤维，但不同的肌其相应的红肌、白肌纤维的比率不同

肌的分类

按肌纤维组织学分类

按照肌收缩速度 ── 可分为快肌、慢肌；按组织生化学染色可分为Ⅰ型与Ⅱ型

按照肌的运动作用 ── 可分为提肌、下降肌、括约肌；按照关节运动方向分为屈肌、伸肌、内收肌、外展肌、旋前肌、旋后肌、内旋肌、外旋肌和对掌肌

3. 肌特性

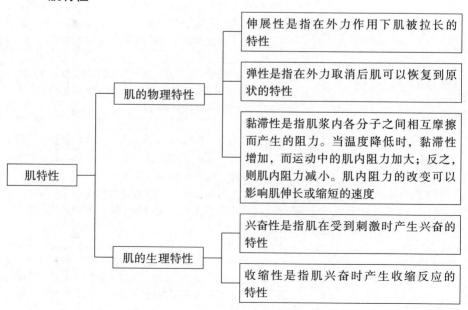

肌特性

肌的物理特性

伸展性是指在外力作用下肌被拉长的特性

弹性是指在外力取消后肌可以恢复到原状的特性

黏滞性是指肌浆内各分子之间相互摩擦而产生的阻力。当温度降低时，黏滞性增加，而运动中的肌内阻力加大；反之，则肌内阻力减小。肌内阻力的改变可以影响肌伸长或缩短的速度

肌的生理特性

兴奋性是指肌在受到刺激时产生兴奋的特性

收缩性是指肌兴奋时产生收缩反应的特性

4. 肌功能状态指标

肌肉收缩必须有完好的神经支配。运动单位是指单个运动神经元与其所支配的肌纤维群，它是肌收缩的最小单位。当一块肌收缩时，可以仅有一部分的运动单位发挥作用。当肢体不运动时，每块肌也有少数运动单位轮流进行收缩，从而使肌处在一种轻度的持续收缩状态，保持一定的肌张力，来维持躯体姿势。

肌是产生力的器官，运动是通过不同肌群协调有序的缩短和延长来实现的。良好的肌肉功能状态是运动的基础，反映肌功能或状态的主要指标有肌力、肌张力、快速力量、肌耐力。

（1）肌力：肌力是指肌收缩时所表现出来的能力，以肌最大兴奋时所能负荷的重量来表示。影响肌力的主要因素有以下 6 种。

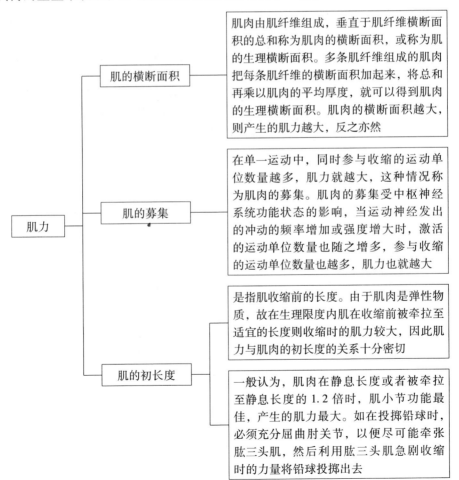

肌力

肌的横断面积：肌肉由肌纤维组成，垂直于肌纤维横断面积的总和称为肌肉的横断面积，或称为肌的生理横断面积。多条肌纤维组成的肌肉把每条肌纤维的横断面积加起来，将总和再乘以肌肉的平均厚度，就可以得到肌肉的生理横断面积。肌肉的横断面积越大，则产生的肌力越大，反之亦然

肌的募集：在单一运动中，同时参与收缩的运动单位数量越多，肌力就越大，这种情况称为肌肉的募集。肌肉的募集受中枢神经系统功能状态的影响，当运动神经发出的冲动的频率增加或强度增大时，激活的运动单位数量也随之增多，参与收缩的运动单位数量也越多，肌力也就越大

肌的初长度：是指肌收缩前的长度。由于肌肉是弹性物质，故在生理限度内肌在收缩前被牵拉至适宜的长度则收缩时的肌力较大，因此肌力与肌肉的初长度的关系十分密切

一般认为，肌肉在静息长度或者被牵拉至静息长度的 1.2 倍时，肌小节功能最佳，产生的肌力最大。如在投掷铅球时，必须充分屈曲肘关节，以便尽可能牵张肱三头肌，然后利用肱三头肌急剧收缩时的力量将铅球投掷出去

续流程

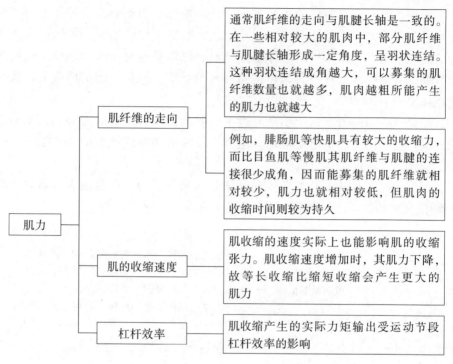

（2）肌张力

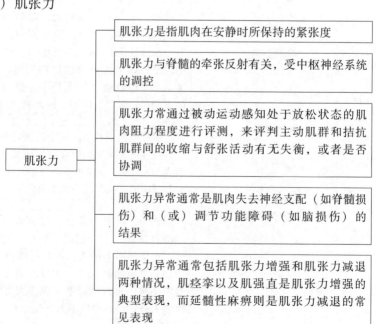

（3）快速力量

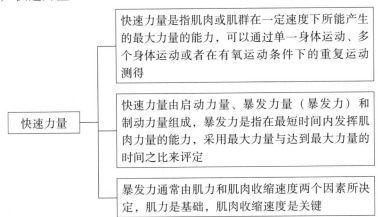

	快速力量是指肌肉或肌群在一定速度下所能产生的最大力量的能力，可以通过单一身体运动、多个身体运动或者在有氧运动条件下的重复运动测得
快速力量	快速力量由启动力量、暴发力量（暴发力）和制动力量组成，暴发力是指在最短时间内发挥肌肉力量的能力，采用最大力量与达到最大力量的时间之比来评定
	暴发力通常由肌力和肌肉收缩速度两个因素所决定，肌力是基础，肌肉收缩速度是关键

（4）肌耐力：肌耐力是指肌肉在一定负荷条件下保持收缩或持续重复收缩的能力，反映肌持续工作的能力，体现肌肉对抗疲劳的水平。

四、骨关节运动学

1. 关节结构

关节是运动的枢纽，是脊柱、四肢赖以活动的基础。其特点是骨与骨之间借其周围的结缔组织相连，相连骨之间有充以滑液的腔隙，运动范围较大。关节的结构包括基本构造和辅助结构两部分。

（1）基本构造：包括关节面、关节囊和关节腔。

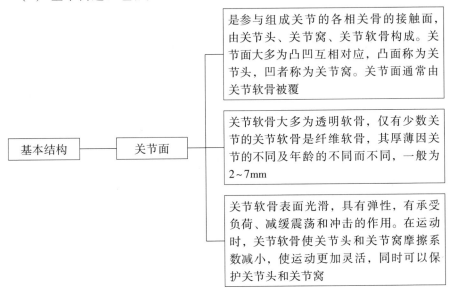

		是参与组成关节的各相关骨的接触面，由关节头、关节窝、关节软骨构成。关节面大多为凸凹互相对应，凸面称为关节头，凹者称为关节窝。关节面通常由关节软骨被覆
基本结构	关节面	关节软骨大多为透明软骨，仅有少数关节的关节软骨是纤维软骨，其厚薄因关节的不同及年龄的不同而不同，一般为2~7mm
		关节软骨表面光滑，具有弹性，有承受负荷、减缓震荡和冲击的作用。在运动时，关节软骨使关节头和关节窝摩擦系数减小，使运动更加灵活，同时可以保护关节头和关节窝

续流程

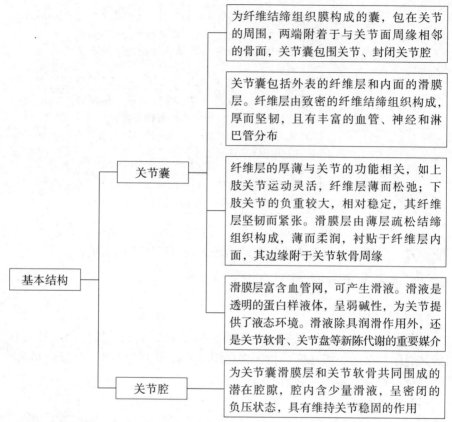

（2）关节辅助结构：关节辅助结构包括韧带、关节盘、关节唇、滑膜壁和滑膜囊。这些辅助结构对于增加关节的灵活性或稳固性具有重要作用。

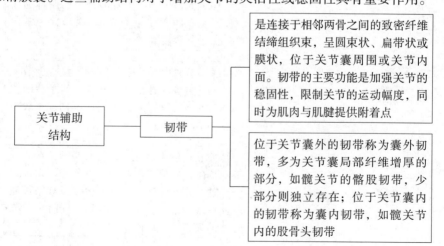

续流程

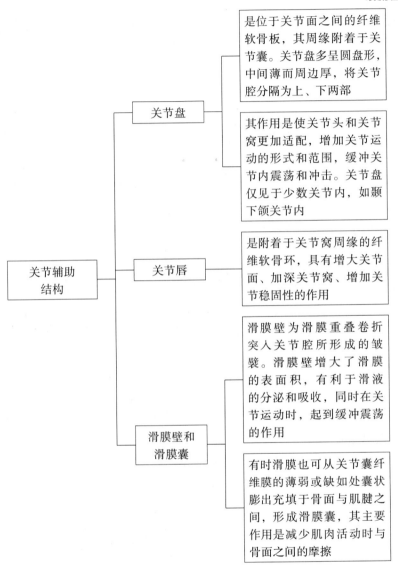

		是位于关节面之间的纤维软骨板，其周缘附着于关节囊。关节盘多呈圆盘形，中间薄而周边厚，将关节腔分隔为上、下两部
关节盘		其作用是使关节头和关节窝更加适配，增加关节运动的形式和范围，缓冲关节内震荡和冲击。关节盘仅见于少数关节内，如颞下颌关节内
关节辅助结构	关节唇	是附着于关节窝周缘的纤维软骨环，具有增大关节面、加深关节窝、增加关节稳固性的作用
	滑膜壁和滑膜囊	滑膜壁为滑膜重叠卷折突入关节腔所形成的皱襞。滑膜壁增大了滑膜的表面积，有利于滑液的分泌和吸收，同时在关节运动时，起到缓冲震荡的作用
		有时滑膜也可从关节囊纤维膜的薄弱或缺如处囊状膨出充填于骨面与肌腱之间，形成滑膜囊，其主要作用是减少肌肉活动时与骨面之间的摩擦

2. 关节分类

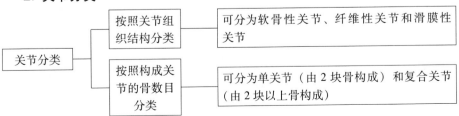

| | 按照关节组织结构分类 | 可分为软骨性关节、纤维性关节和滑膜性关节 |
| 关节分类 | 按照构成关节的骨数目分类 | 可分为单关节（由2块骨构成）和复合关节（由2块以上骨构成） |

续流程

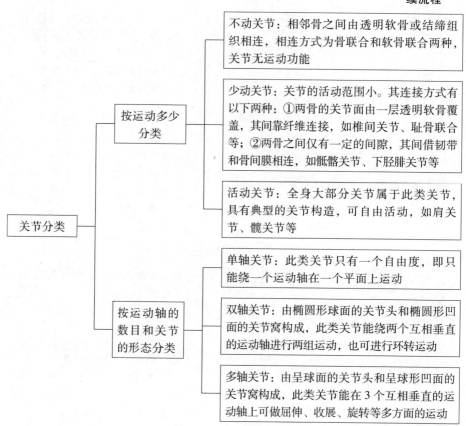

3. 关节运动

（1）运动轴：关节运动通过关节轴线进行，由于关节的结构不同，运动轴可以有 1 个、2 个或 3 个。根据运动轴的多少，关节运动有以下 3 种情况。

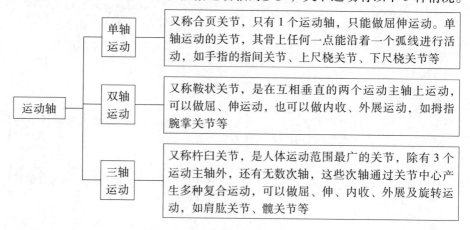

（2）运动平面：运动平面是指关节运动时所发生的一个假想的运动平面。

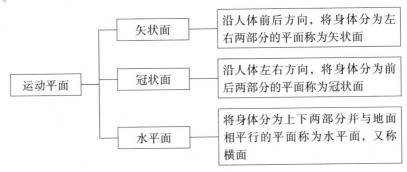

（3）运动自由度

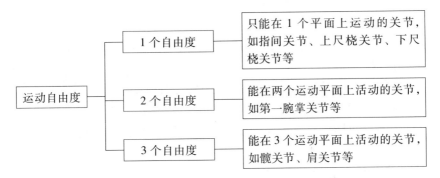

（4）运动方向：关节的运动方向包括屈曲、伸展、内收、外展、内旋、外旋、内翻、外翻、背屈、跖屈、环转等。

（5）关节运动的类型：根据用力程度的不同分为以下3种情况。

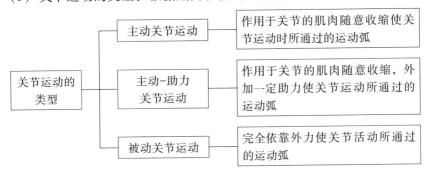

4. 关节活动度和稳定性

关节的功能取决于其活动度和稳定性。一般情况下，稳定性大的关节活动度小，上肢关节有较大的活动度，而下肢关节有较大的稳定性。影响关活动度和稳定性的因素有以下 4 种。

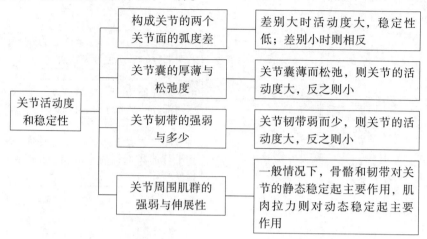

5. 关节活动顺序性原理

在运动中，关节需要克服较大的阻力和较快的速度时，尽管运动链中各个关节同时用力，但最先产生运动的总是大关节，然后依据关节大小出现相应的先后顺序。在康复训练中，主要强化训练大关节，发挥其潜力，有利于训练的顺利完成。而小关节作为人体运动的支撑点，对动作完成后保持身体的平衡具有重要作用。另外，小关节还可影响运动的时间和提高速度等。

6. 关节的运动链和杠杆原理

（1）关节的运动链：借助于关节将人体一侧上肢、下肢按一定顺序衔接起来，组成运动链。上肢运动链由肩带、上臂、肘关节、前臂、腕关节和手等形成；下肢运动链由髋关节、大腿、膝关节、小腿、踝关节和足等形成。在人体运动中，各种运动可分为开链运动和闭链运动两种形式。若肢体近端固定而远侧端游离，可任意活动某一单独关节或者同时活动若干关节，即为开链运动。开链运动的主要特点是各关节链都有其特定的运动范围，远侧端的运动范围大于近侧端，其速度也快于近侧端。反之，肢体远侧端固定而近侧端关节活动，若接触地面、墙面或手被扶持，即为闭链运动。患者手被治疗人员扶持固定时，患者不可能只做单一关节的活动，而是同时活动腕、肘和肩关节，此时所能做的肢体运动只能是多关节协调的闭链运动。

（2）关节运动的杠杆原理：在人体运动中，骨骼、关节和肌肉发挥着重要作用。其运动机制符合杠杆原理。肌肉收缩输出的力作用于骨骼，导致关节运动。各种复杂的关节运动均能分解为一系列的杠杆运动。生物力学研究的基本方法之一就是运用杠杆原理对运动进行分析。

关节杠杆运动基本概念主要有以下几点。

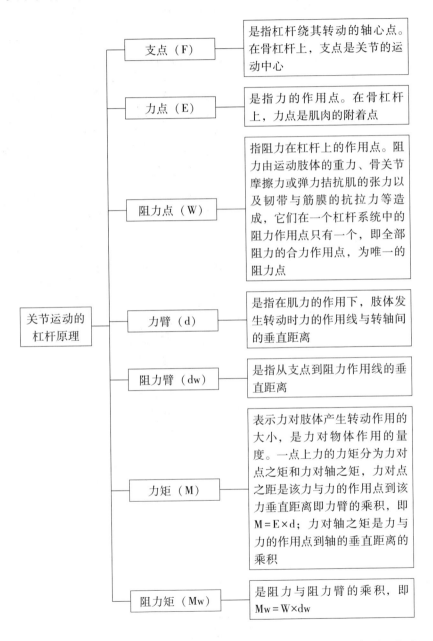

（3）杠杆的分类：杠杆的分类根据杠杆上 3 个点的位置关系，杠杆可分为以下 3 类。

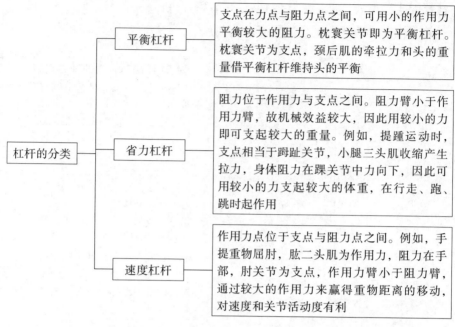

平衡杠杆：支点在力点与阻力点之间，可用小的作用力平衡较大的阻力。枕寰关节即为平衡杠杆。枕寰关节为支点，颈后肌的牵拉力和头的重量借平衡杠杆维持头的平衡

省力杠杆：阻力位于作用力与支点之间。阻力臂小于作用力臂，故机械效益较大，因此用较小的力即可支起较大的重量。例如，提踵运动时，支点相当于跖趾关节，小腿三头肌收缩产生拉力，身体阻力在踝关节中力向下，因此可用较小的力支起较大的体重，在行走、跑、跳时起作用

速度杠杆：作用力点位于支点与阻力点之间。例如，手提重物屈肘，肱二头肌为作用力，阻力在手部，肘关节为支点，作用力臂小于阻力臂，通过较大的作用力来赢得重物距离的移动，对速度和关节活动度有利

（4）杠杆原理在康复医学中的应用

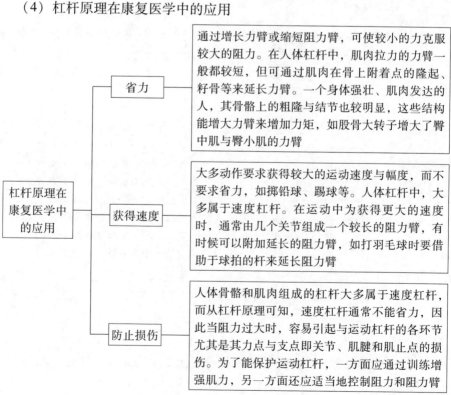

省力：通过增长力臂或缩短阻力臂，可使较小的力克服较大的阻力。在人体杠杆中，肌肉拉力的力臂一般都较短，但可通过肌肉在骨上附着点的隆起、籽骨等来延长力臂。一个身体强壮、肌肉发达的人，其骨骼上的粗隆与结节也较明显，这些结构能增大力臂来增加力矩，如股骨大转子增大了臀中肌与臀小肌的力臂

获得速度：大多动作要求获得较大的运动速度与幅度，而不要求省力，如掷铅球、踢球等。人体杠杆中，大多属于速度杠杆。在运动中为获得更大的速度时，通常由几个关节组成一个较长的阻力臂，有时候可以附加延长的阻力臂，如打羽毛球时要借助于球拍的杆来延长阻力臂

防止损伤：人体骨骼和肌肉组成的杠杆大多属于速度杠杆，而从杠杆原理可知，速度杠杆通常不能省力，因此当阻力过大时，容易引起与运动杠杆的各环节尤其是其力点与支点即关节、肌腱和肌止点的损伤。为了能保护运动杠杆，一方面应通过训练增强肌力，另一方面还应适当地控制阻力和阻力臂

第二节　神经学基础

一、神经系统结构与功能

神经系统是人体结构与功能最复杂的系统，由数以亿万计的互相联系的神经细胞组成，在机体内起主导作用，控制和调节着各个系统的活动，使机体成为一个有机的整体。神经系统通过感受器接受内、外环境的各种信息，经传入神经传导至脑和脊髓各级中枢的相应部位，经整合后再经周围神经控制和调节机体各个系统的活动，使机体能够适应外环境的变化及调节机体内环境的平衡，以保证机体各器官、系统活动的协调以及机体与客观世界的统一，维持生命活动的正常进行。

1. 神经系统组成

神经系统包括中枢神经系统（CNS）和周围神经系统两大部分，前者是指脑和脊髓部分；后者是指脑和脊髓以外的部分，即脑神经、脊神经和内脏神经。

神经系统组成	中枢神经系统包括脑和脊髓	脑：位于颅腔内，可分为端脑、间脑、小脑、中脑、脑桥和延髓六部分。端脑、间脑具有感觉、运动等多种神经中枢，调节人体多种生理活动；小脑使运动协调、准确，维持身体平衡；中脑、脑桥和延髓是专门调节心跳、呼吸、血压等人体基本生命活动的部位
		脊髓：位于椎管内，上端在枕骨大孔处与延髓相连，下端约平第1腰椎体下缘（成人）
		脊髓共发出31对脊神经，相应脊髓也分为31个节段，即8个颈节、12个胸节、5个腰节、5个骶节和1个尾节。在脊髓的横断面上，中央有被横断的纵行小管，称为中央管
		中央管周围是"H"形灰质，主要由神经元胞体、神经纤维网和神经胶质细胞组成。灰质周围是白质，主要由神经纤维、神经胶质细胞及血管组成

续流程

神经系统组成	周围神经系统	是指中枢神经系统（脑和脊髓）以外的神经组织。其一端与中枢神经系统的脑或脊髓相连，另一端通过各种末梢装置与身体其他各器官、系统相连
		根据与中枢相连部位及分布区域的不同，通常将周围神经系统分为以下三部分：与脑相连的脑神经共 12 对，主要分布于头面部；与脊髓相连的脊神经共 31 对，主要分布于躯干、四肢；与脑和脊髓相连的内脏神经，主要分布于内脏、心血管、平滑肌和腺体

2. 神经元结构和功能

神经元即神经细胞，是神经系统结构与功能的基本单位，具有感受刺激和传导神经冲动的功能。

（1）神经元的构造：一个典型的神经元是由神经元胞体和突起组成。突起包括树突和轴突，轴突的末端与另外的神经元连接，形成突触。

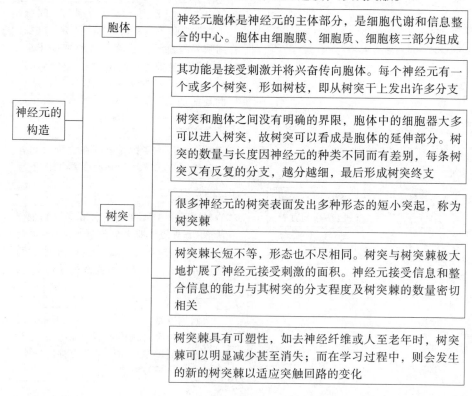

续流程

每个神经元只有一个轴突，轴突表面光滑，分支较少，其分支常成直角从主干出发，故称为侧支

轴突的末梢部分分成一些细的终末支，其末端呈纽扣状膨大，称为终扣；有些终末支上常间断地生有一些扣结状膨大，称为膨体

神经元的构造 —— 轴突

终扣与膨体都是神经元与其他神经的胞体、树突以致轴突与效应器等形成突触的位点

它们构成突触前成分，内含大量突触囊泡，囊泡内含有特定的神经活性物质，是神经元的主要传导装置，其功能主要是将胞体发出的冲动传递给其他神经元或腺细胞、肌细胞等效应器

轴突缺乏核糖体，不能合成蛋白质，新合成大分子并组装成细胞器的过程都是在胞体内完成的，这些细胞器可以在胞体和轴突之间进行单向或双向流动，此现象称为轴浆运输。如果神经元的胞体受损，轴突就会变性甚至死亡

（2）神经元分类

假单级神经元，从胞体发出一个突起，随即呈"T"形分支，一支分布至周围感受器称为周围突，另一支入脑或脊髓称为中枢突

神经元分类 —— 根据神经元突起的数目

神经冲动沿周围突传向胞体，然后经中枢突传向中枢。在胚胎早期，假单极神经元是双极的，后来两个突起在胞体附近互相合并成为假单级，如脊神经节中的感觉神经元

双极神经元，通常具有圆形或者卵圆形的胞体，由胞体两端各发出一条轴突和树突。这种神经元大多位于较特殊的感觉器官中，如视网膜内的双极神经元

续流程

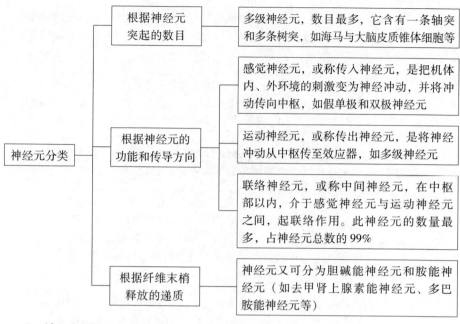

3. 神经纤维

神经纤维由神经元的轴突或树突、髓鞘和神经膜组成

神经元是组成神经系统的基本结构和功能单位，又称神经细胞。其中神经元的突起细长如纤维，故称为神经纤维

髓鞘是由髓磷脂和蛋白质组成，包在轴突或树突的外面，有绝缘作用。神经膜是一种神经胶质细胞，呈薄膜状，包在神经纤维外面，具有保护和再生的作用

中枢神经系统和周围神经系统的大多数神经纤维的轴突都包有一层髓鞘，这种神经纤维称为有髓神经纤维，而没有被髓鞘包被者的神经纤维称为无髓神经纤维

有髓神经纤维每隔一定的距离，髓鞘便有间断，此处变窄，称为郎飞结

两个郎飞结之间的一段称为节间段，神经纤维越粗则节间断越长。神经纤维的传导速度与髓鞘的厚薄及神经纤维直径的大小成正比，即神经纤维越粗、髓鞘越厚，其传导电信号的速度越快

神经纤维分布到人体所有器官和组织间隙中，主要功能是对冲动发生传导。其传导的速度很快，每秒 2~120m，传导的过程是以生物电的形式进行

4. 突触

突触

突触是指互相连结的两个神经元之间、神经元与效应器细胞之间及感受器细胞与神经细胞之间特化的接触区域，包括突触前成分、突触间隙和突触后成分。最常见的突触是由一个神经元的轴突终末与另一个神经元的胞体或树突连结而成

突触部两个神经元的胞质并不直接相通，而是彼此形成功能联系的界面，绝大多数突触是通过化学物质-神经递质介导进行信息传递，即信息由电脉冲传导转化为化学传递，再由化学传递转换为电脉冲传导

突触囊泡是这些神经递质储存与释放的量子单位，称为化学突触。此外，体内还存在一种数量极少的电突触。突触也用于神经元与效应细胞之间的功能性接触

突触前成分中含有大量的突触囊泡，囊泡内含高浓度的神经活性物质（乙酰胆碱和去甲肾上腺素等）。突触囊泡通过突触前膜的囊泡网格与膜融合形成胞吐部位将神经递质释放到突触间隙，胞吐是突触化学传递的重要环节

在高等动物神经系统中，突触的化学传递是广泛存在的一种点对点、快捷而准确的传递方式

二、神经损伤后再生

1. 神经损伤实质

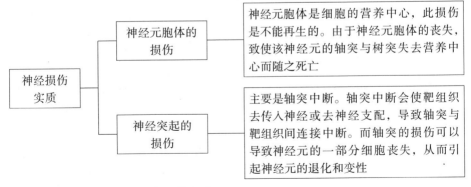

神经损伤实质

神经元胞体的损伤：神经元胞体是细胞的营养中心，此损伤是不能再生的。由于神经元胞体的丧失，致使该神经元的轴突与树突失去营养中心而随之死亡

神经突起的损伤：主要是轴突中断。轴突中断会使靶组织去传入神经或去神经支配，导致轴突与靶组织间连接中断。而轴突的损伤可以导致神经元的一部分细胞丧失，从而引起神经元的退化和变性

2. 神经细胞损伤后的退化现象

当损伤直接影响到神经元胞体时，整个神经元将会死亡。当损伤仅限于轴突与树突时，其结果可能会引起神经元的死亡或可能以一种改变了的状态存活下来。

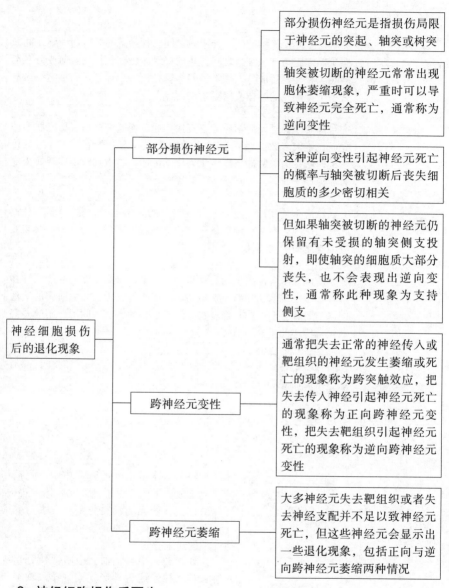

神经细胞损伤后的退化现象

部分损伤神经元
- 部分损伤神经元是指损伤局限于神经元的突起、轴突或树突
- 轴突被切断的神经元常常出现胞体萎缩现象，严重时可以导致神经元完全死亡，通常称为逆向变性
- 这种逆向变性引起神经元死亡的概率与轴突被切断后丧失细胞质的多少密切相关
- 但如果轴突被切断的神经元仍保留有未受损的轴突侧支投射，即使轴突的细胞质大部分丧失，也不会表现出逆向变性，通常称此种现象为支持侧支

跨神经元变性
- 通常把失去正常的神经传入或靶组织的神经元发生萎缩或死亡的现象称为跨突触效应，把失去传入神经引起神经元死亡的现象称为正向跨神经元变性，把失去靶组织引起神经元死亡的现象称为逆向跨神经元变性

跨神经元萎缩
- 大多神经元失去靶组织或者失去神经支配并不足以致神经元死亡，但这些神经元会显示出一些退化现象，包括正向与逆向跨神经元萎缩两种情况

3. 神经细胞损伤后再生

完整有效的再生过程包括轴突的出芽、生长和延伸，与靶细胞重建轴突联系，实现神经再支配从而使功能修复。神经纤维的再生还有赖于神经胶质细胞的参与，中枢和外周神经的胶质细胞和他们提供的微环境不同决定了其再生的难易。轴突损伤后存活神经元的再生轴突必须穿过溃变的髓鞘和死亡细胞的残屑以及由反应胶质细胞增生形成的瘢痕，这是很难逾越的屏障，所以达到靶细胞完成突触重建的可能性很小。

（1）轴突的再生

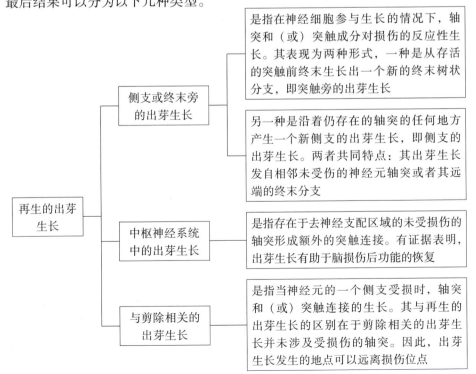

（2）再生的出芽生长：受损的轴突可以生长，但这种生长不能与原来的靶组织重新建立连接，年幼的动物在神经损伤后出芽生长发生的速度非常快，且所有类型的出芽生长都较易发生在年幼的动物中。根据出芽再生的方式及最后结果可以分为以下几种类型。

轴突的再生

- 分为完全再生和再生的出芽生长，完全再生是指轴突能成功地与其正常的靶组织重新建立连接；再生的出芽生长是指出现损伤轴突的短距离再生，但不能与正常的靶组织重新形成连接
- 在某种程度上，轴突再生仅发生在周围神经系统内，故很长一段时间内人们认为高等脊椎动物的中枢神经系统的损伤是不能再生的
- 近年来研究表明，高等脊椎动物胚胎与幼体时期的中枢神经系统具有再生的能力，而成年动物的中枢神经系统再生能力极其有限
- 中枢神经系统不能进行完全的轴突再生并不是由于其轴突失去生长的能力，实际上中枢神经系统的轴突可以通过残存轴突侧支出芽生长或损伤位点的出芽生长的形式再生，但由于其出芽生长的距离较短，导致不能到达靶组织，因失去营养支持而夭折

再生的出芽生长

- 侧支或终末旁的出芽生长
  - 是指在神经细胞参与生长的情况下，轴突和（或）突触成分对损伤的反应性生长。其表现为两种形式，一种是从存活的突触前终末生长出一个新的终末树状分支，即突触旁的出芽生长
  - 另一种是沿着仍存在的轴突的任何地方产生一个新侧支的出芽生长，即侧支的出芽生长。两者共同特点：其出芽生长发自相邻未受伤的神经元轴突或者其远端的终末分支
- 中枢神经系统中的出芽生长
  - 是指存在于去神经支配区域的未受损伤的轴突形成额外的突触连接。有证据表明，出芽生长有助于脑损伤后功能的恢复
- 与剪除相关的出芽生长
  - 是指当神经元的一个侧支受损时，轴突和（或）突触连接的生长。其与再生的出芽生长的区别在于剪除相关的出芽生长并未涉及受损伤的轴突。因此，出芽生长发生的地点可以远离损伤位点

4. 影响神经再生的因素

促进神经再生的因子

神经营养因子：正常的神经细胞必须从靶组织器官和（或）远端胶质细胞获得足够的神经营养因子，当神经损伤后，就切断了其营养的来源，导致神经细胞营养不良甚至死亡。但此时如果有外源性神经营养因子供给，神经细胞仍然可能得以生存和再生

神经生长相关蛋白-43：是一种胞膜磷酸蛋白质，属于膜快速转运蛋白。它不但与神经细胞生长发育、突触形成以及神经可塑性密切相关，而且与周围和中枢神经系统轴突的生长和再生密切相关，是轴突发芽的一种标志物

巨噬细胞和施万细胞：两者都能促进神经损伤后的再生。它们不仅能分泌神经营养因子或者促进神经营养因子的分泌，还能通过吞噬作用为神经细胞再生创造条件。此外，施万细胞还能生成髓鞘与基膜，从而促进神经细胞的再生

影响神经再生的因素

与神经再生有关的细胞因子

大多数神经因子都能促进神经元生长与存活，但能刺激神经元生长的很多活性物质并非都是神经因子

已知的细胞因子均为多元和多向性，如星形胶质细胞、施万细胞和涎腺分泌的神经生长因子及成纤维细胞分泌的成纤维细胞生长因子等

在缺血性患者脑卒中的恢复过程中，梗死灶周边区神经细胞再生和细胞间突触联系的重建或重组起着重要作用

而脑内细胞因子与中枢神经功能的恢复密切相关，它们对于神经再生、神经元移行、正确神经环路的形成以及轴突的发芽、延长和成束起着重要作用

续流程

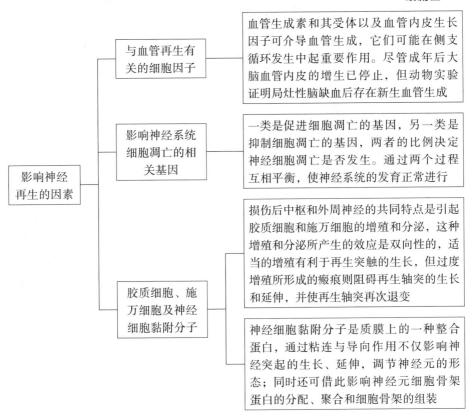

5. 中枢神经系统的修复

中枢神经系统的修复	中枢神经系统损伤后的修复是一个十分复杂的问题，成年人脑内神经的再生为治疗脑损伤患者提供了全新的治疗思路和治疗策略
	不论是移植外来的神经干细胞（NSEs），还是体内自身神经干细胞的再动员都必须通过以下途径实现功能恢复
	新产生的神经细胞与宿主脑的神经回路整合，接受神经传入，重建正常的神经网络
	通过分泌神经递质和生长因子促进原有神经细胞的生存
	中枢神经系统修复两个重要的研究方向：①试图控制中枢神经系统神经元存活和轴突生长的信号途径，改变中枢神经内在的生长能力；②采用干预的手段，创造中枢神经系统中受损神经元生存的合适环境，进一步激活自身的中枢神经系统和内源性修复机制

三、中枢神经的可塑性和功能代偿

为主动适应与反映外界环境各种变化，神经系统可发生结构与功能的改变，并维持一定的时间，这种变化就是中枢神经的可塑性（plasticity）或称可修饰性（modifiability），包括后天的差异、损伤及环境对神经系统的影响。神经系统的可塑性决定了机体对内、外环境刺激发生行为改变的反应能力以及功能的代偿。

1. 大脑的可塑性

大脑的可塑性是指神经元之间的相互联系可以在内、外环境因子的作用下发生改变，这种改变可能与脑组织新联系的形成或与现有的神经联系效率的增强有关。神经系统结构和功能的可塑性是神经系统的重要特性。各种可塑性变化既可以在神经发育期出现，也可在成年期和老年期出现。神经系统可塑性突出表现在以下几个方面：胚胎发育阶段神经网络形成的诸多变化；后天发育过程中功能依赖性神经回路的突触形成；神经损伤与再生；脑老化过程中神经元和突触的各种代偿性改变等。

（1）发育期可塑性

发育期可塑性	中枢神经系统在发育阶段如果受到外来的干预（如感受器、外周神经或中枢通路的损伤），相关部位的神经联系将会发生明显的异常改变
	中枢神经系统的损伤如果发生在发育期或幼年，功能恢复情况要比同样的损伤发生在成年时好
	研究表明，中枢神经的可塑性有一个关键时期，在这一关键时期以前，神经对各种因素都敏感，但这一时期之后，神经组织可变化的程度大大降低
	各种动物的神经发育和可塑性的关键时期出现早晚不同、持续时间长短也有差异
	胚胎发育期脑内神经回路的形成一般来说是由基因控制的，但这一时期神经回路的联系处于相对过量，胚胎期这种过量的神经连接在形成成熟的神经网络之前，必须经过功能依赖性与刺激依赖性调整和修饰过程
	即使在发育期，环境因素与基因因素同样对神经系统的可塑性起决定性影响

（2）成年人神经系统损伤后的可塑性

```
                  ┌─── 在发育成熟的神经系统内，神经回路与突触结
                  │    构都能发生适应性变化，如突触更新和突触
                  │    重排
                  │
                  ├─── 突触更新和突触重排的许多实验证据来自神经
 成年人神经        │    切除或损伤诱发的可塑性变化
 系统损伤后 ──────┤
 的可塑性          ├─── 在神经损伤的反应中，既有现存的突触脱失现
                  │    象，又有神经发芽形成新的突触连接
                  │
                  │    神经损伤反应还可以跨突触地出现在远离损伤
                  │    的部位，如外周感觉或运动神经损伤可以引起
                  └─── 中枢感觉运动皮层内突触结构的变化和神经回
                       路的改造；一侧神经损伤也可以引起对侧相应
                       部位突触的重排或增减
```

（3）脑损伤可塑性

```
                  ┌─── 神经学家通过长期的临床实践发现：脑在损伤
                  │    后，功能是有可能或有条件恢复的。大脑皮质
                  │    具有重组能力，皮质的重组能力很可能是脑损
                  │    伤后功能恢复的神经基础
                  │
                  │    脑卒中后中枢神经的可塑性可能与下列因素
                  │    有关：①中枢神经的兴奋和抑制平衡被打
                  │    破，抑制解除；②神经元的联系远大于大脑
                  │    的实际功能联系；③原有的功能联系加强或
                  ├─── 减弱，如长时程增强和长时程抑制；④神经
 脑损伤           │    元的兴奋性改变，解剖结构的变化，此过程
 可塑性 ──────────┤    需较长时间，包括新的轴突末梢发芽和新突
                  │    触的形成
                  │
                  │    脑卒中后患者感觉和运动皮质定位域的功能重
                  │    组可能出现在数小时或数日之后。大多数研究
                  ├─── 者都致力于这些早期变化，认为是加强了已存
                  │    在的神经联系，这种解释似乎是可行的
                  │
                  │    有研究发现，去神经传入的皮质代表区域对邻
                  │    近的传入冲动可以发生兴奋性突触后电位增加
                  └─── 的变化，表明异位的传入可以加强皮质与皮质
                       之间的联络
```

（4）突触传递的可塑性

```
            ┌─ 遗传和后天环境因素共同决定了中枢神经系统结构的复
            │  杂性
            │
            ├─ 后天经验与学习等非病理因素能够影响神经元和突触的
            │  组织结构和生理效能
            │
            ├─ 神经元损伤后，突触在形态和功能上的改变称为突触的
            │  可塑性，具有可塑性潜力的突触多数为化学性突触
┌────────┐  │
│突触传递│  ├─ 突触的可塑性表现为突触结合的可塑性和突触传递的可
│的可塑性├──┤  塑性，突触结合的可塑性是指突触形态的改变，及新的
└────────┘  │  突触联系的形成和传递功能的建立，是一种持续时间较
            │  长的可塑性
            │
            ├─ 突触传递的可塑性是指突触的反复活动引起突触传递效
            │  率的增加（易化）或降低（抑制）。这种活动依赖性的
            │  突触传递效率的增强和抑制可以发生在同一突触或不同
            │  突触之间，大致可分为5种
            │
            └─ ①同突触增强，如长时程突触传递增强；②异突触增
               强，如敏感化；③联合型突触增强，强刺激和弱刺激分
               别通过两个输入通路传至同一神经元，强刺激的突触传
               入可以引起弱刺激的突触传入增强；④同突触抑制，如
               习惯化；⑤异突触抑制，如长时程突触传递抑制
```

（5）神经损伤后的功能代偿

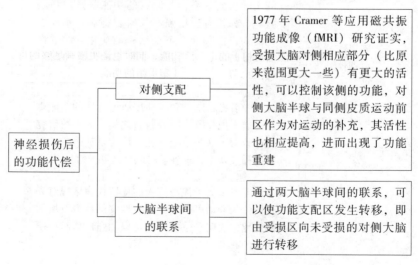

```
┌──────────┐   ┌────────┐   1977年Cramer等应用磁共振
│神经损伤后│   │对侧支配│   功能成像（fMRI）研究证实，
│的功能代偿├─┬─┤        ├── 受损大脑对侧相应部分（比原
└──────────┘ │ └────────┘   来范围更大一些）有更大的活
             │              性，可以控制该侧的功能，对
             │              侧大脑半球与同侧皮质运动前
             │              区作为对运动的补充，其活性
             │              也相应提高，进而出现了功能
             │              重建
             │ ┌────────┐
             │ │大脑半球间│  通过两大脑半球间的联系，可
             └─┤  的联系 ├── 以使功能支配区发生转移，即
               └────────┘   由受损区向未受损的对侧大脑
                            进行转移
```

续流程

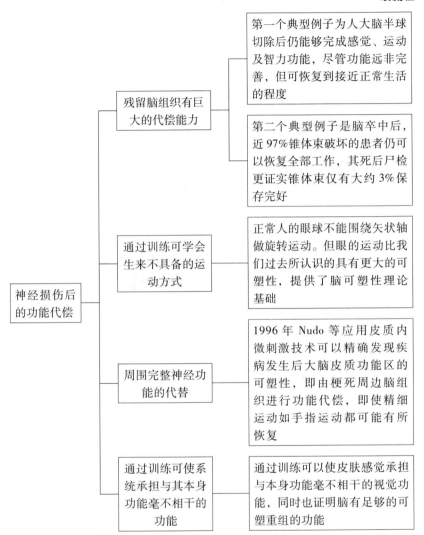

2. 脊髓的可塑性

脊髓为中枢神经的低级部位，与大脑一样也具有可塑性。脊髓损伤后轴突的出芽主要包括三种变化：再生性出芽、侧支出芽和代偿性出芽。

脊髓可塑性变化的一般表现形式：主要为附近未受损伤神经元轴突的侧支先出芽，以增加其在去传入靶区的投射密度，随后与靶细胞建立突触性联系。在这一过程中，突触性终末除了发生数量的变化外，还出现终末增大、突触后致密区扩大的结构变化和一般生理生化改变。

　　脊髓的可塑性对于脊髓损伤患者的康复治疗具有重要意义。为使脊髓损伤患者获得最大限度的功能恢复，以适应社会的需要，应在早期进行康复治疗。因脊髓损伤导致截瘫的患者由于一部分肌肉已经瘫痪，皮肤的各种感觉也不正常，每个反射或动作的完成有赖于现存的神经肌肉系统，因此需经过长时间的重新训练才能完成。例如，第6颈髓损伤，患者尺神经与正中神经支配的肌肉瘫痪，患者要完成捏持笔的动作，只有靠指屈肌牵拉拇指与示指桡侧对捏完成，并且示指的稳定是被动的，通过神经系统指令控制的重复训练，患者可以慢慢达到其功能的要求。

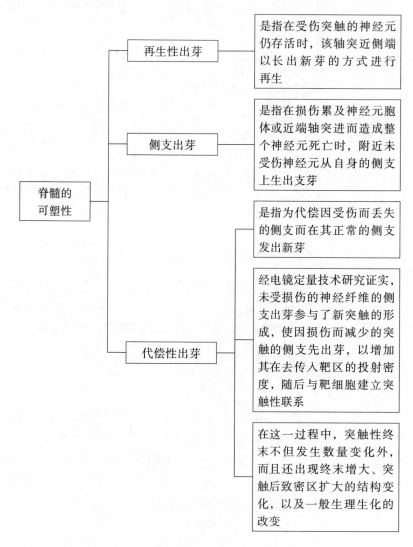

3. 影响中枢神经系统可塑性的因素

影响中枢神经系统可塑性因素

内在因素

- 主要包括脑损伤的程度、时间、速度与部位及认知功能

- 一般来说脑损伤的体积越大，残存的功能相似结构越少，其功能重组与代偿的潜力越小。脑损伤早期的可塑性强于后遗症期，儿童强于老人，故患者的康复训练越早介入效果越好

- 在脑损伤体积相同的情况下，缓慢或逐渐发生的脑损伤比快速发生的脑损伤代偿能力要强。脑损伤部位对脑功能重组与代偿能力也有明显的影响，如脑干的损伤比大脑皮质的损伤恢复差

- 认知功能：认知功能越差其学习能力越差，大脑接受外界刺激并进行相应的反应越少，脑的可塑性变化越少

各种干预因素

- 主要有运动与训练、学习与思考以及环境与感觉刺激

- 运动与训练：运动与训练是可引起脑可塑性变化的重要手段。如果规律性地进行一种技巧性很高的运动，则相关肌肉的皮质代表区就会扩大

- 有研究显示，大鼠单侧感觉运动损伤造成一侧肢体瘫痪后，其长时间地利用健侧前肢做复杂的运动，以改善全部活动质量，由于健侧前肢使用增多，健侧半球的树突分叉、树突棘密度、突触生成明显增多，如果限制单侧肢体活动，则对应半球的可塑性变化会受到抑制

- 学习与思考：大量的研究显示，学习可以引起多种可塑性相关物质的表达和突触生成，瘫痪后的康复训练是一种运动再学习的过程

- 环境与感觉刺激：环境对脑损伤后功能恢复及脑可塑性的影响越来越受到重视。有证据表明，与标准环境相比较，丰富环境更明显地引起缺血脑的脑内树突与树突可塑性地改变。视觉、听觉、深浅感觉刺激也可引起脑的可塑性变化

4. 神经干细胞

神经干细胞	近年来的研究显示，在成年哺乳动物和人类的海马及脑室下区存在极少量的神经干细胞，其正常情况下处于相对静息状态。当脑内出现某些病理变化或在外界细胞因子以及一些生理性刺激的作用下，这些区域的神经干细胞可以被激活，进而向病变部位发生迁徙，并增加分化
	但哺乳动物发育成熟的中枢神经系统产生新生神经元能力非常有限，这大大限制了受伤后机体的自我修复能力。由于脑内的自我修复机制远远不够，且功能的恢复也是不完全的
	人们开始不断地尝试利用神经干细胞移植治疗缺血缺氧性脑损伤，尽管科学的发展日新月异，人们对神经干细胞的认识也取得了引人注目的成绩，但目前利用神经干细胞移植治疗脑损伤仍存在较多困难
	内源性神经干细胞则具有明显优势，首先不存在伦理道德问题，也不存在免疫原性与致瘤性，其次通过激活内源性神经干细胞，具有一定的治疗潜能，并且干预措施简单易行

第三节　运动与制动对机体功能的影响

　　运动对机体各个系统都有较大的影响。运动可反射性引起大脑皮质和丘脑、下丘脑部位兴奋性的增高，而下丘脑是调节内脏、内分泌活动的较高级中枢，也参与躯干活动的调节作用。同时运动可提高机体的反应能力，可以更好地适应各种因素给机体所造成的应激状态，从而通过运动帮助恢复能力。

　　制动是指人体局部或全身保持固定或限制活动。由于疾病、损伤或临床保护性治疗措施的需要，迫使患者长期卧床或长期固定于某种姿势，长期制动可累及机体多系统功能，不仅影响疾病的康复过程，甚至增加失用综合征等新的功能障碍。

一、肌肉、骨、关节的变化

肌肉、骨、关节的变化	长期卧床后运动系统的功能变化最为明显，肌肉发生失用性萎缩，在股四头肌、背伸肌处尤为明显
	肌力和肌耐力均下降。在完全卧床休息的情况下，肌力每周下降10%~15%。3~5周可下降为原来的一半
	由于缺乏肌腱的牵拉和重力负荷作用，骨质脱钙，导致骨质疏松。关节软骨发生退行性变
	制动3周以上，关节周围疏松结缔组织变为致密结缔组织，发生关节挛缩

二、对心血管系统的影响

```
对心血管系统的影响
├── 运动时的生理效应
│   ├── 当持续运动数秒钟后，心血管系统会自动进行复杂的功能调节
│   ├── 运动时通过心率加快而增加心脏每搏量来满足机体的需要，从而保证肌肉、呼吸和全身脏器对氧的需求和废物清除的需要
│   └── 运动时由于心排血量增多和血管阻力因素会引起血压增高；运动时由于骨骼肌血管床扩张而引起大量血液灌注。当肌肉收缩时，静脉受挤压，使静脉血向心脏回流增多；当肌肉舒张时，静脉重新充盈，如此循环，防止血液淤滞
└── 长期制动时产生的影响
    ├── 直立性低血压：正常情况下，从卧位到坐位或站立时，由于血管内产生的静压，使血液大量流向下肢，足踝静脉压增加，但卧位后此静脉压解除，血液静压作用是通过神经血管系统反射调节的
    ├── 长期卧床的患者，此种适应能力减退或丧失，由卧位到坐位或站立时易发生直立性低血压，出现面色苍白、出汗、头晕、心率增加等症状，严重者产生晕厥
    ├── 基础心率增加：长期卧床患者由于躯体情况变化，基础心率增加。基础心率对保持一定水平的冠状动脉血流灌注量极其重要，因为冠状动脉血流灌注在心搏的舒张期
    ├── 基础心率加快，舒张期缩短，将减少冠状动脉血流灌注量，使心脏储备减少，心功能减退，所以，长期卧床者，即使从事轻微的体力活动，也可能导致心动过速
    └── 静脉血栓形成：长期卧床可引起血容量进行性减少，静脉回流减少，血黏稠度增高，易导致下肢血流淤滞，静脉血栓形成
```

三、对呼吸系统的影响

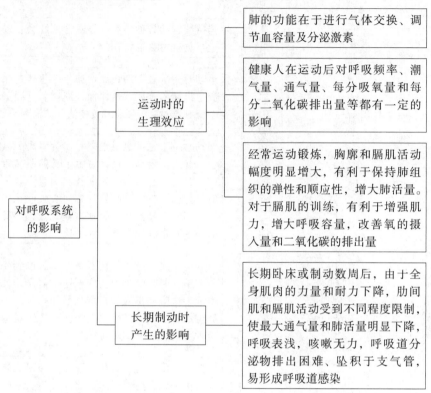

对呼吸系统的影响

- 运动时的生理效应
  - 肺的功能在于进行气体交换、调节血容量及分泌激素
  - 健康人在运动后对呼吸频率、潮气量、通气量、每分吸氧量和每分二氧化碳排出量等都有一定的影响
  - 经常运动锻炼，胸廓和膈肌活动幅度明显增大，有利于保持肺组织的弹性和顺应性，增大肺活量。对于膈肌的训练，有利于增强肌力，增大呼吸容量，改善氧的摄入量和二氧化碳的排出量
- 长期制动时产生的影响
  - 长期卧床或制动数周后，由于全身肌肉的力量和耐力下降，肋间肌和膈肌活动受到不同程度限制，使最大通气量和肺活量明显下降，呼吸表浅，咳嗽无力，呼吸道分泌物排出困难、坠积于支气管，易形成呼吸道感染

四、对消化系统的影响

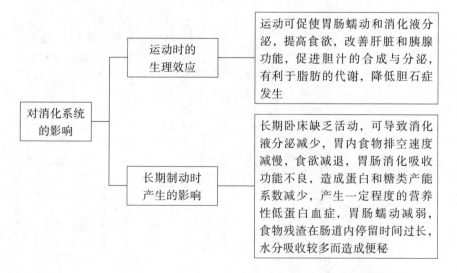

对消化系统的影响

- 运动时的生理效应
  - 运动可促使胃肠蠕动和消化液分泌，提高食欲，改善肝脏和胰腺功能，促进胆汁的合成与分泌，有利于脂肪的代谢，降低胆石症发生
- 长期制动时产生的影响
  - 长期卧床缺乏活动，可导致消化液分泌减少，胃内食物排空速度减慢，食欲减退，胃肠消化吸收功能不良，造成蛋白和糖类产能系数减少，产生一定程度的营养性低蛋白血症，胃肠蠕动减弱，食物残渣在肠道内停留时间过长，水分吸收较多而造成便秘

五、对中枢神经系统的影响

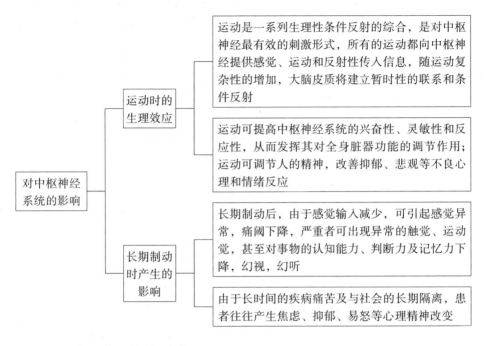

对中枢神经系统的影响
　运动时的生理效应
　　运动是一系列生理性条件反射的综合，是对中枢神经最有效的刺激形式，所有的运动都向中枢神经提供感觉、运动和反射性传入信息，随运动复杂性的增加，大脑皮质将建立暂时性的联系和条件反射
　　运动可提高中枢神经系统的兴奋性、灵敏性和反应性，从而发挥其对全身脏器功能的调节作用；运动可调节人的精神，改善抑郁、悲观等不良心理和情绪反应
　长期制动时产生的影响
　　长期制动后，由于感觉输入减少，可引起感觉异常，痛阈下降，严重者可出现异常的触觉、运动觉，甚至对事物的认知能力、判断力及记忆力下降，幻视，幻听
　　由于长时间的疾病痛苦及与社会的长期隔离，患者往往产生焦虑、抑郁、易怒等心理精神改变

六、对运动系统的影响

对运动系统的影响
　运动时的生理效应
　　维持骨骼肌的形态和功能：肌肉的运动是保持其功能的主要因素，经常进行肌肉的运动训练，可增强骨骼肌的肌力和耐力，改善主动运动能力，产生最大的张力和代谢率
　　延缓骨质疏松发生：在正常情况下，骨的代谢有赖于日常的加压和牵伸，运动时的应力负荷是维持骨骼正常代谢的重要因素，不仅可维持骨代谢的正平衡，还能够促进骨皮质增厚，减少骨的丢失，保持骨小梁的网状立体结构，可使骨胶原排列更加紧密、更有规则，因此，经常运动能够促进骨量增加，预防和延缓骨质疏松发生
　　改善软骨营养：软骨的营养主要来自软骨下骨组织的血液和关节液，关节的活动可对软骨起到挤压效应，从而保持关节液的营养成分，使软骨获得足够的营养

失用性肌萎缩人体的骨骼肌约占体重的40%。研究显示，在完全卧床的情况下，肌力每周下降10%~15%。如果卧床或制动3~5周，肌力可下降50%，由于肌肉不活动或活动减少而引起肌容积缩小、松弛，肌力和耐力的降低，即出现失用性肌萎缩

| 对运动系统的影响 | 长期制动时产生的影响 |

骨质疏松长期卧床或制动可因肌肉、韧带、关节囊等软组织缺乏牵拉和重力负荷作用，加之内分泌和代谢的异常，骨的形成与破坏平衡受到影响，从而导致骨质疏松

关节挛缩：当长期卧床或制动，关节不活动或活动不充分，肌肉、韧带、关节囊等软组织维持在短缩状态下5~7天时显示肌腹变短，3周后肌肉和关节周围疏松结缔组织被致密结缔组织取代，而致关节囊收缩，导致关节挛缩

七、对代谢系统的影响

糖类代谢：任何运动过程都需要大量的能量供应，运动中的能量来源于各种营养物质，食物中的能量最终以ATP的高能化合物形式为人体提供能量

研究证明，肌糖原是运动中的主要能源，在一定强度下，运动开始时肌糖原降解较快，以后随着运动持续时间的延长呈曲线相关，在任何时间内，运动强度越大，肌糖原利用越多

| 对代谢系统的影响 | 运动时的生理效应 |

脂肪代谢：脂肪酸是安静时以及中等强度以下运动后阶段ATP形成的主要能源，是肌肉做功时最重要的脂质原料

例如，在最大摄氧量为40%的强度下运动时，脂肪酸的氧化约占肌肉能量来源的60%。同时，运动可提高脂肪组织的脂蛋白脂酶活性，加速富含甘油三酯乳糜和极低密度脂蛋白的分解，因此，运动可降低血脂

续流程

```
                          ┌──────────────────────────────────────────┐
                          │ 蛋白质代谢：蛋白质一般在耐力性运动   │
                          │ 中发挥重要的作用，以脱氨基的形式进   │
                 ┌────────┤ 入能量释放通路，其产物参加三羧酸循   │
                 │        │ 环，提供 ATP，也可以通过糖异生作用   │
      ┌──────────┤        │ 形成葡萄糖，为运动提供能量支持       │
      │ 运动时的 │        └──────────────────────────────────────────┘
      │ 生理效应 ├
      └──────────┤        ┌──────────────────────────────────────────┐
                 │        │ 如系统参加速度性和力量性练习者，肌   │
                 └────────┤ 肉中蛋白质明显增加，表现为肌肉发达、 │
                          │ 刚劲有力、体态健美。而系统从事耐力   │
                          │ 运动训练者，肌肉中肌红蛋白和血红蛋   │
                          │ 白含量增加，肌肉中参与有氧代谢酶系   │
                          │ 统活性提高                           │
                          └──────────────────────────────────────────┘
```

对代谢系统的影响

运动时的生理效应

蛋白质代谢：蛋白质一般在耐力性运动中发挥重要的作用，以脱氨基的形式进入能量释放通路，其产物参加三羧酸循环，提供 ATP，也可以通过糖异生作用形成葡萄糖，为运动提供能量支持

如系统参加速度性和力量性练习者，肌肉中蛋白质明显增加，表现为肌肉发达、刚劲有力、体态健美。而系统从事耐力运动训练者，肌肉中肌红蛋白和血红蛋白含量增加，肌肉中参与有氧代谢酶系统活性提高

长期制动时产生的影响

负氮平衡：卧床不动的患者抗利尿激素分泌减少，排尿增多，尿氮排出明显增加，每日约损失 2g 氮，于卧床 2 周后达到高峰，同时由于食欲减退，蛋白质摄入减少，体内氮代谢发生变化而出现负氮平衡，表现为低蛋白血症，水肿、营养不良、体重下降等

负钙平衡：长期卧床或制动患者由于缺乏肌肉运动，骨应力降低，骨破坏大于骨形成，使血钙浓度增加，肠道钙吸收减少，尿钙排出增加，以致长骨的骺部和干骺端松质骨的钙大量丢失

糖耐量异常：因缺乏运动或胰岛素的生物利用下降，导致糖耐量降低

第三章
康复医学评定

第一节 概 述

一、康复护理评定的概念

康复护理评定的概念

> 康复评定是对患者的功能障碍和潜在能力的判断，也是对患者各方面情况的资料收集、量化、分析并与正常标准进行比较的综合判断的过程

> 康复医学的评定过程与一般临床医学的诊断过程是相对应的，一般临床诊断所针对的问题是做出与疾病或外伤相应的病名诊断，而康复评定寻求的目标则是疾病或外伤所造成的功能和能力障碍

> 康复护理评定又称康复护理评估，是对患者的功能状态及潜在能力的判断，是采集患者功能障碍的有关资料与正常标准进行比较、分析、解释检查结果并做出判断的过程

> 康复护理评定主要包括两方面的工作，即收集病史资料和整理分析资料。其中收集资料的方法包括观察、交谈、护理体格检查、阅读相关资料、填表等

二、康复护理评定的目的

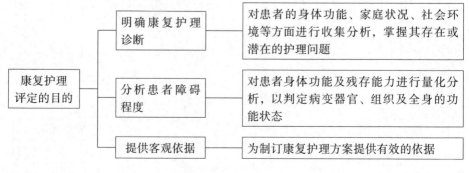

康复护理评定的目的

明确康复护理诊断	对患者的身体功能、家庭状况、社会环境等方面进行收集分析，掌握其存在或潜在的护理问题
分析患者障碍程度	对患者身体功能及残存能力进行量化分析，以判定病变器官、组织及全身的功能状态
提供客观依据	为制订康复护理方案提供有效的依据

三、康复护理评定的内容

1. 康复护理评定的项目

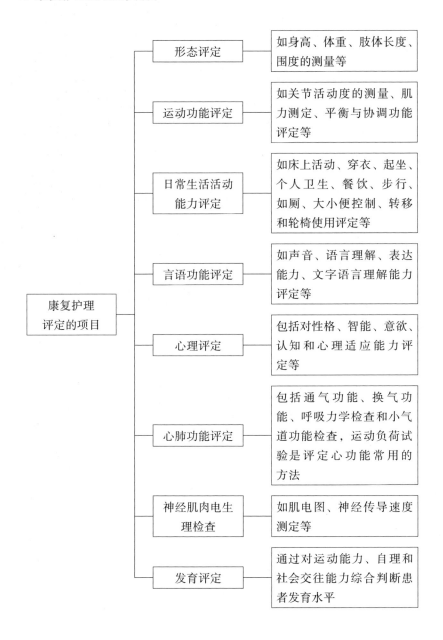

康复护理评定的项目

形态评定 —— 如身高、体重、肢体长度、围度的测量等

运动功能评定 —— 如关节活动度的测量、肌力测定、平衡与协调功能评定等

日常生活活动能力评定 —— 如床上活动、穿衣、起坐、个人卫生、餐饮、步行、如厕、大小便控制、转移和轮椅使用评定等

言语功能评定 —— 如声音、语言理解、表达能力、文字语言理解能力评定等

心理评定 —— 包括对性格、智能、意欲、认知和心理适应能力评定等

心肺功能评定 —— 包括通气功能、换气功能、呼吸力学检查和小气道功能检查，运动负荷试验是评定心功能常用的方法

神经肌肉电生理检查 —— 如肌电图、神经传导速度测定等

发育评定 —— 通过对运动能力、自理和社会交往能力综合判断患者发育水平

2. 康复护理评定的分期

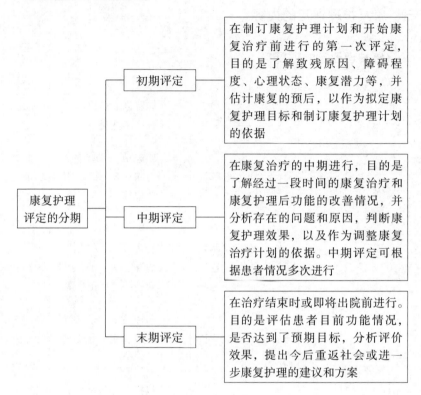

康复护理评定的分期

初期评定：在制订康复护理计划和开始康复治疗前进行的第一次评定，目的是了解致残原因、障碍程度、心理状态、康复潜力等，并估计康复的预后，以作为拟定康复护理目标和制订康复护理计划的依据

中期评定：在康复治疗的中期进行，目的是了解经过一段时间的康复治疗和康复护理后功能的改善情况，并分析存在的问题和原因，判断康复护理效果，以及作为调整康复治疗计划的依据。中期评定可根据患者情况多次进行

末期评定：在治疗结束时或即将出院前进行。目的是评估患者目前功能情况，是否达到了预期目标，分析评价效果，提出今后重返社会或进一步康复护理的建议和方案

3. 康复护理评定的手段

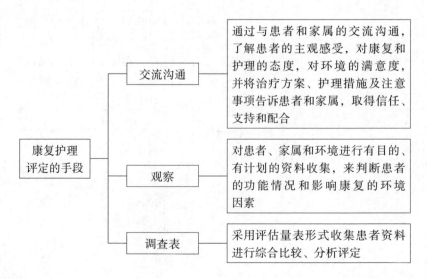

康复护理评定的手段

交流沟通：通过与患者和家属的交流沟通，了解患者的主观感受，对康复和护理的态度，对环境的满意度，并将治疗方案、护理措施及注意事项告诉患者和家属，取得信任、支持和配合

观察：对患者、家属和环境进行有目的、有计划的资料收集，来判断患者的功能情况和影响康复的环境因素

调查表：采用评估量表形式收集患者资料进行综合比较、分析评定

第二节 关节活动范围评定

一、定义与测定目的

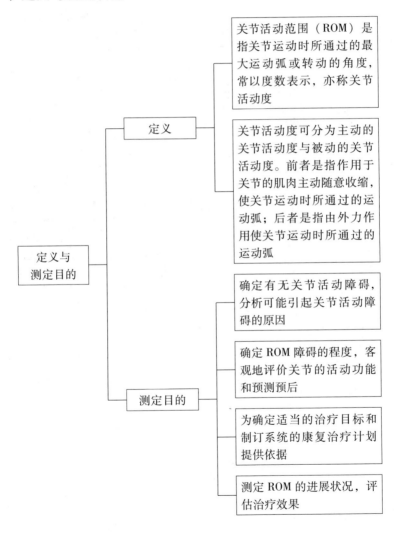

二、影响因素

人体的主动运动是在神经调节下由肌肉、肌腱带动关节活动来完成的。当上述的某个环节受到损害，都会导致关节活动度的异常。关节活动度的大小受以下因素的影响。

生理因素
- 限制关节活动度的生理因素主要包括骨性限制、软组织限制、韧带限制等
- 关节的解剖结构：构成关节的两个关节面的面积比例以及关节面之间的吻合程度影响着关节活动度的大小
- 两个关节面的面积差越大，活动度也越大，稳定性越低，例如肩关节；面积差越小，也就是两关节面越吻合，其活动度也就越小，例如椎间关节
- 关节周围软组织的性质：关节周围的关节囊薄而松弛，关节活动度就大，关节稳定性越低；关节韧带强度越高，关节处韧带数量越多，关节稳定性越高；关节周围的肌肉弹性越好，关节活动度也就越大

病理性因素
- 主要由于组织的挛缩、粘连和某些疾病等因素导致
- 挛缩：由于长期制动以及中枢神经系统损伤、创伤、烫伤等导致肌肉挛缩，而影响关节的主动和被动运动范围
- 粘连：关节本身疾病如骨性关节炎、类风湿关节炎、关节内骨折、积液等大量的炎性液体渗出，导致组织广泛粘连，造成关节活动受限
- 水肿：关节周围水肿也可导致关节活动度受限

影响关节活动范围的因素

— 66 —

三、测量工具

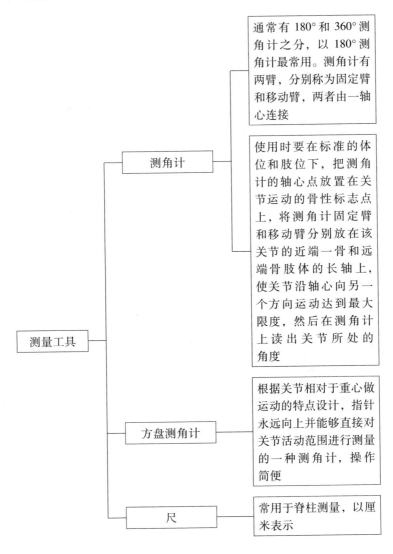

		通常有 180° 和 360° 测角计之分，以 180° 测角计最常用。测角计有两臂，分别称为固定臂和移动臂，两者由一轴心连接
测量工具	测角计	使用时要在标准的体位和肢位下，把测角计的轴心点放置在关节运动的骨性标志点上，将测角计固定臂和移动臂分别放在该关节的近端一骨和远端骨肢体的长轴上，使关节沿轴心向另一个方向运动达到最大限度，然后在测角计上读出关节所处的角度
	方盘测角计	根据关节相对于重心做运动的特点设计，指针永远向上并能够直接对关节活动范围进行测量的一种测角计，操作简便
	尺	常用于脊柱测量，以厘米表示

四、测量方法

关节运动	体位	关节活动测量表放置位置			正常值
		轴心	固定臂	移动臂	
（肩）屈曲 伸展	坐、立、卧位，臂置于体侧，肘伸直	肩峰	垂直线	肱骨纵轴	屈曲 0°~180° 伸展 0°~60°

续 表

关节运动	体位	关节活动测量表放置位置			正常值
		轴心	固定臂	移动臂	
（肩）外展	坐、立、卧位，臂置于体侧，肘伸直	肩峰	垂直线	肱骨纵轴	外展 0°～180°
（肩）内旋、外旋	坐、立、仰卧，肩关节外展90°，肘关节屈曲90°	尺骨鹰嘴	垂直线	尺骨纵轴	内旋 0°～90° 外旋 0°～90°
（肘）屈曲伸展	坐、立、仰卧位，臂取解剖位	肱骨外上髁	肱骨纵轴	桡骨纵轴	屈曲 0°～150° 伸展 0°～10°
（前臂）旋前旋后	坐、立位屈肘90°前臂中立位	垂直线	掌中指末端	平行掌心横纹	旋前 0°～90° 旋后 0°～90°
（腕）掌屈背伸	坐、立位或卧位，肘屈90°前臂中立	桡骨茎突	桡骨纵轴	第2掌骨纵轴	掌屈 0°～80° 背伸 0°～70°
（腕）尺偏桡偏	坐、立位或卧位，肘屈90°前臂中立	腕关节	前臂纵轴	第3掌骨纵轴	尺偏 0°～30° 桡偏 0°～20°
（髋）前屈	仰卧或侧卧，对侧下肢伸展	股骨大转子	躯干纵轴	股骨纵轴	前屈 0°～120°
（髋）后伸	侧卧，被侧下肢在上	股骨大转子	躯干纵轴	股骨纵轴	后伸 0°～20°
（髋）内收	仰卧，对侧下肢需伸直抬高	髂前上棘	两侧髂前上棘	股骨纵轴	内收 0°～30°
（髋）外展	仰卧，对侧下肢需伸直抬高	髂前上棘	两侧髂前上棘	股骨纵轴	外展 0°～45°
（髋）内旋、外旋	坐位或仰卧位，膝关节屈曲90°	髌骨	水平线	小腿纵轴	内旋 0°～45° 外旋 0°～35°
（膝）屈曲伸展	坐位或俯卧位	股骨外上髁	股骨纵轴	小腿纵轴	屈曲 0°～135° 伸展 0°～10°
（踝）背屈跖屈	坐位或仰卧位	外踝	小腿纵轴	足外缘	背屈 0°～20° 跖屈 0°～50°

五、评估分析与注意事项

```
                                    ┌─ 各关节都有正常的活动范围，但
                                    │  关节的活动范围可因年龄、性别、
                                    │  职业等因素的不同而有所差异
                                    │
                                    ├─ 各关节活动范围的正常值是平均值
                                    │  的近似值，不及或超过正常值范
                                    │  围，尤其是与健侧对应关节比较而
                                    │  存在差别时，才应考虑为异常
                                    │
                              评估   ├─ 关节主动活动不能而被动活动正
                              分析   │  常者，常为神经麻痹或肌肉、肌
                                    │  腱断裂所致
                                    │
                                    ├─ 关节主动活动和被动活动均部分
                                    │  受限者，常为关节僵硬，主要为
                                    │  关节内粘连、肌肉痉挛或挛缩、
                                    │  皮肤瘢痕挛缩及关节长时间固定
                                    │  等所致
                                    │
                                    └─ 关节主动活动与被动活动均不能
                                       者，常为关节强直，说明构成关
  评估分析与                            节的骨骼间已有骨性或牢固的纤
  注意事项                             维连接

                                    ┌─ 检查者采取正确的测试姿势，轴心
                                    │  要找准确，被检者按规定摆放合适
                                    │  的体位和肢位，并裸露待测关节
                                    │
                                    ├─ 关节的起始位一般以功能位为0°；
                                    │  允许测量误差为3°~5°
                                    │
                              注意   ├─ 先测量关节的主动活动范围，后
                              事项   │  测被动活动范围，并与对侧相应
                                    │  关节测量结果进行比较
                                    │
                                    ├─ 避免在按摩、锻炼及其他康复治
                                    │  疗后立即进行测量
                                    │
                                    └─ 先测量主动的，后测量被动的，
                                       以被动测量为准
```

六、影响测量准确的因素

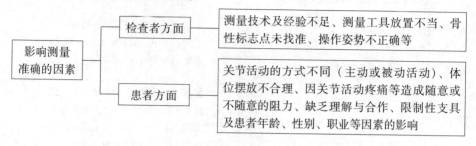

影响测量准确的因素
- 检查者方面：测量技术及经验不足、测量工具放置不当、骨性标志点未找准、操作姿势不正确等
- 患者方面：关节活动的方式不同（主动或被动活动）、体位摆放不合理、因关节活动疼痛等造成随意或不随意的阻力、缺乏理解与合作、限制性支具及患者年龄、性别、职业等因素的影响

第三节　肌力评定

一、概述

肌力是肌肉或肌群主动收缩时产生的最大力量，是指在肌肉骨骼系统负荷的情况下，肌肉为维持姿势、控制运动而产生一定张力的能力。肌肉力量的临床评定是在肌力明显减弱或者功能活动受到影响时，检查相关肌肉或者肌群的最大收缩力量。

物理疗法与作业疗法在肌力评定方面具有一定的共性，同时基于其自身专业特点，在评定的目的上又各有其特殊性。

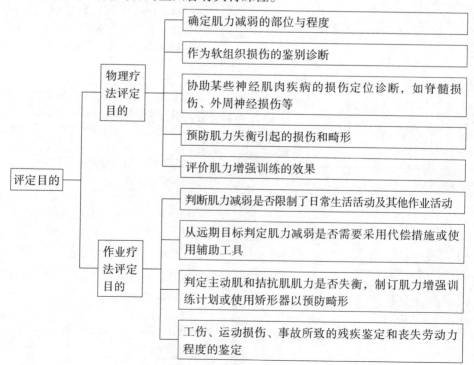

评定目的
- 物理疗法评定目的
  - 确定肌力减弱的部位与程度
  - 作为软组织损伤的鉴别诊断
  - 协助某些神经肌肉疾病的损伤定位诊断，如脊髓损伤、外周神经损伤等
  - 预防肌力失衡引起的损伤和畸形
  - 评价肌力增强训练的效果
- 作业疗法评定目的
  - 判断肌力减弱是否限制了日常生活活动及其他作业活动
  - 从远期目标判定肌力减弱是否需要采用代偿措施或使用辅助工具
  - 判定主动肌和拮抗肌肌力是否失衡，制订肌力增强训练计划或使用矫形器以预防畸形
  - 工伤、运动损伤、事故所致的残疾鉴定和丧失劳动力程度的鉴定

二、评定方法与评估

1．徒手肌力检查

徒手肌力检查（MMT）是检查者用自己的双手，按照肌力分级标准，通过感觉受检者肌肉收缩的力量或观察受检者肢体运动能力来判断肌力是否正常及其异常程度的一种检查方法。

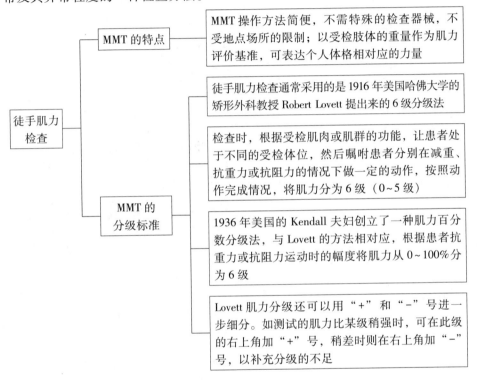

MMT 肌力分级标准

Lovett 分级	名称	标　　准	Kendall 分级（%）
5	正常（N）	能抗重力，抗充分阻力运动	100
4	良好（G）	能抗重力，仅能抗中等阻力运动	75
3	尚可（F）	能抗重力做关节全范围运动，但不能抗阻力	50
2	差（P）	在减重状态下能做关节全范围运动	25
1	微缩（T）	在轻微收缩，但不能引起关节运动	10
0	零（O）	无可测知的肌肉收缩	0

2. 器械肌力测试

当肌力超过 3 级时，为了进一步做较准确细致的定量评定，可利用专门的器械进行检测，目前临床上常用的器械测试有握力测试、捏力测试、背拉力测试、四肢肌力测试和等速肌力测试等。器械检测仅能用于少数部位，而且是对肌群的肌力进行评定，不能分别检查个别肌肉的肌力，尽管如此，这些客观的度量指标已经被越来越多的医疗单位所使用。

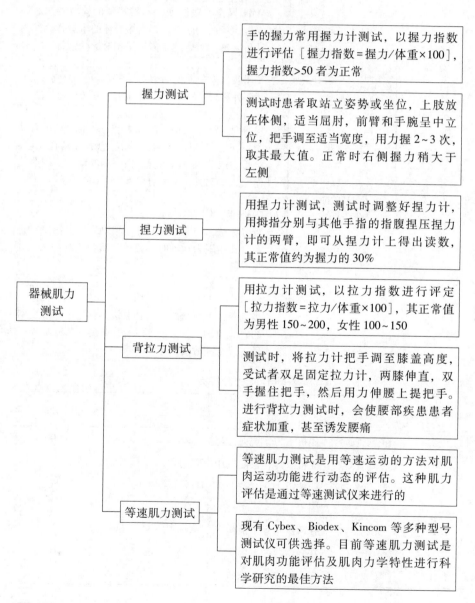

三、禁忌证

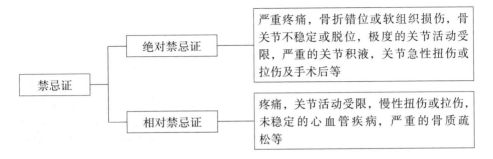

禁忌证 ┬ 绝对禁忌证 ── 严重疼痛，骨折错位或软组织损伤，骨关节不稳定或脱位，极度的关节活动受限，严重的关节积液，关节急性扭伤或拉伤及手术后等

└ 相对禁忌证 ── 疼痛，关节活动受限，慢性扭伤或拉伤，未稳定的心血管疾病，严重的骨质疏松等

四、注意事项

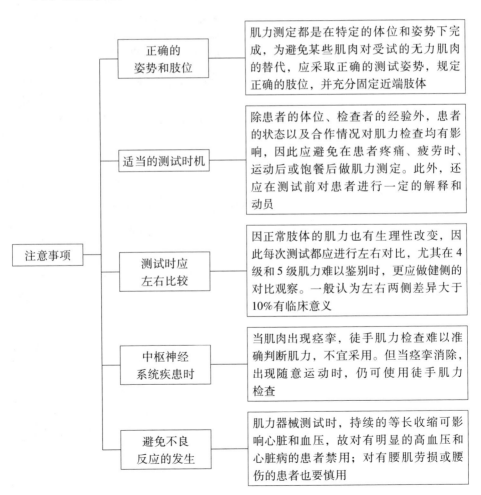

注意事项

正确的姿势和肢位 ── 肌力测定都是在特定的体位和姿势下完成，为避免某些肌肉对受试的无力肌肉的替代，应采取正确的测试姿势，规定正确的肢位，并充分固定近端肢体

适当的测试时机 ── 除患者的体位、检查者的经验外，患者的状态以及合作情况对肌力检查均有影响，因此应避免在患者疼痛、疲劳时、运动后或饱餐后做肌力测定。此外，还应在测试前对患者进行一定的解释和动员

测试时应左右比较 ── 因正常肢体的肌力也有生理性改变，因此每次测试都应进行左右对比，尤其在4级和5级肌力难以鉴别时，更应做健侧的对比观察。一般认为左右两侧差异大于10%有临床意义

中枢神经系统疾患时 ── 当肌肉出现痉挛，徒手肌力检查难以准确判断肌力，不宜采用。但当痉挛消除，出现随意运动时，仍可使用徒手肌力检查

避免不良反应的发生 ── 肌力器械测试时，持续的等长收缩可影响心脏和血压，故对有明显的高血压和心脏病的患者禁用；对有腰肌劳损或腰伤的患者也要慎用

第四节 肌张力评定

一、概述

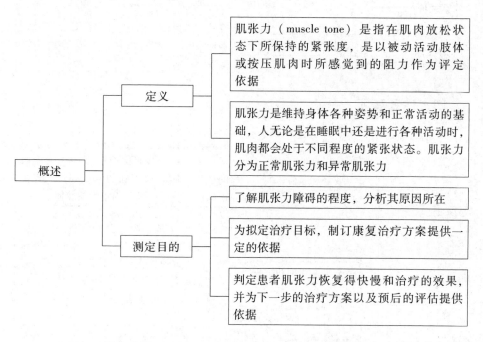

概述 —— 定义 ——
- 肌张力（muscle tone）是指在肌肉放松状态下所保持的紧张度，是以被动活动肢体或按压肌肉时所感觉到的阻力作为评定依据
- 肌张力是维持身体各种姿势和正常活动的基础，人无论是在睡眠中还是进行各种活动时，肌肉都会处于不同程度的紧张状态。肌张力分为正常肌张力和异常肌张力

概述 —— 测定目的 ——
- 了解肌张力障碍的程度，分析其原因所在
- 为拟定治疗目标，制订康复治疗方案提供一定的依据
- 判定患者肌张力恢复得快慢和治疗的效果，并为下一步的治疗方案以及预后的评估提供依据

二、肌张力分类

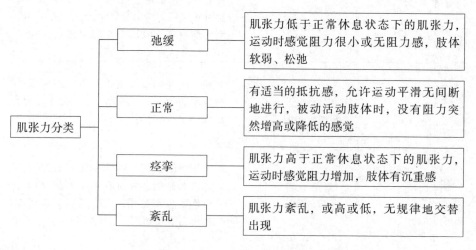

肌张力分类
- 弛缓：肌张力低于正常休息状态下的肌张力，运动时感觉阻力很小或无阻力感，肢体软弱、松弛
- 正常：有适当的抵抗感，允许运动平滑无间断地进行，被动活动肢体时，没有阻力突然增高或降低的感觉
- 痉挛：肌张力高于正常休息状态下的肌张力，运动时感觉阻力增加，肢体有沉重感
- 紊乱：肌张力紊乱，或高或低，无规律地交替出现

三、肌张力分级

1. 临床分级

临床分级为定量评定的方法，检查者根据被动活动肢体时所感觉到的肢体反应或阻力强弱将其分为 6 级（0~5 级）。

肌张力分级

等级	肌张力	主要表现
0	中重度低张力	被动活动肢体无反应
1	轻度低张力	被动活动肢体反应减弱
2	正常低张力	被动活动肢体反应正常
3	轻度增高（轻度痉挛）	被动活动肢体有轻度阻力反应
4	中度增高（轻度痉挛）	被动活动肢体有中度阻力反应
5	重度增高（轻度痉挛）	被动活动肢体有持续性阻力反应

2. 痉挛分级

（1）痉挛快速评估方法

痉挛快速 PROM 评定法

分级	标　准
轻度	在肌肉在最短位置上开始做 ROM，到 ROM 后 1/4 即位置接近最长附近，才出现抵抗和阻力
中度	在肌肉在最短位置上开始做 ROM，到 ROM 后 1/2 即位置接近最长附近，才出现抵抗和阻力
重度	在肌肉在最短位置上开始做 ROM，到 ROM 后 1/4 即位置接近最长附近，就出现明显抵抗和阻力

（2）Ashworth 痉挛量表法

Ashworth 痉挛量表法

等级	肌张力	评判标准
0	无痉挛	无肌张力的增加
I	肌张力轻微增加	进行被动关节活动范围检查时，在关节活动范围之末，出现突然卡住，然后释放或出现最小的阻力
I⁺	肌张力轻度增加	进行 PROM 检查时，在 ROM 之后 50%，出现突然卡住，当持续把 PROM 检查进行到底时，始终有小的阻力
II	肌张力增加较明显	在 PROM 检查的大部分范围内均觉肌张力增加，但受累部分的活动仍较容易
III	肌张力严重增加	进行 PROM 检查有困难
IV	僵直	僵直于屈或伸的某一位置上，不能活动

四、注意事项

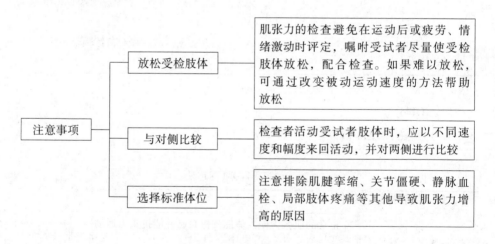

第五节　平衡功能评定

一、概述

1. 定义

平衡是指在不同的环境和情况下身体所处的一种姿势或稳定状态，并在运动或受到外力作用时，能自动调整并维持姿势的能力。姿势是指躯体的一种非强制性、无意识状态下的自然状态。一个人的平衡功能正常时，能够保持体位在随意运动中调整姿势以及安全有效地对外来干扰做出反应。

2. 平衡的分类

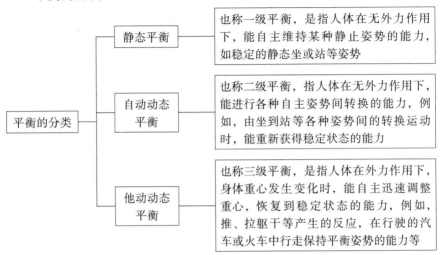

平衡的分类	静态平衡	也称一级平衡，是指人体在无外力作用下，能自主维持某种静止姿势的能力，如稳定的静态坐或站等姿势
	自动动态平衡	也称二级平衡，指人体在无外力作用下，能进行各种自主姿势间转换的能力，例如，由坐到站等各种姿势间的转换运动时，能重新获得稳定状态的能力
	他动动态平衡	也称三级平衡，是指人体在外力作用下，身体重心发生变化时，能自主迅速调整重心，恢复到稳定状态的能力，例如，推、拉躯干等产生的反应，在行驶的汽车或火车中行走保持平衡姿势的能力等

3. 测定的目的

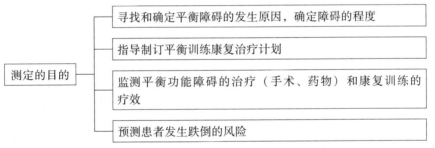

测定的目的	寻找和确定平衡障碍的发生原因，确定障碍的程度
	指导制订平衡训练康复治疗计划
	监测平衡功能障碍的治疗（手术、药物）和康复训练的疗效
	预测患者发生跌倒的风险

4. 维持平衡的条件

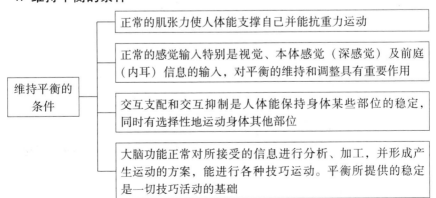

维持平衡的条件	正常的肌张力使人体能支撑自己并能抗重力运动
	正常的感觉输入特别是视觉、本体感觉（深感觉）及前庭（内耳）信息的输入，对平衡的维持和调整具有重要作用
	交互支配和交互抑制是人体能保持身体某些部位的稳定，同时有选择性地运动身体其他部位
	大脑功能正常对所接受的信息进行分析、加工，并形成产生运动的方案，能进行各种技巧运动。平衡所提供的稳定是一切技巧活动的基础

5. 平衡反应

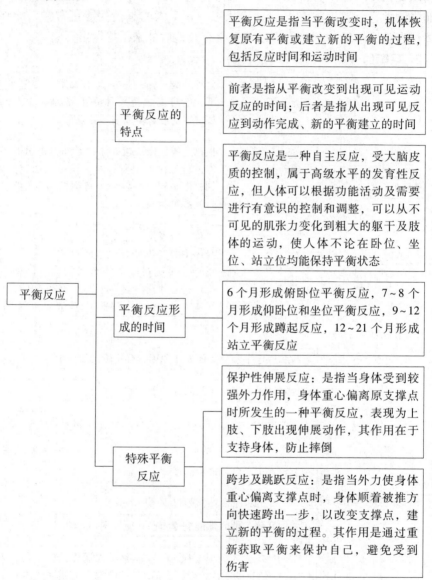

平衡反应 —

平衡反应的特点
- 平衡反应是指当平衡改变时，机体恢复原有平衡或建立新的平衡的过程，包括反应时间和运动时间
- 前者是指从平衡改变到出现可见运动反应的时间；后者是指从出现可见反应到动作完成、新的平衡建立的时间
- 平衡反应是一种自主反应，受大脑皮质的控制，属于高级水平的发育性反应，但人体可以根据功能活动及需要进行有意识的控制和调整，可以从不可见的肌张力变化到粗大的躯干及肢体的运动，使人体不论在卧位、坐位、站立位均能保持平衡状态

平衡反应形成的时间
- 6个月形成俯卧位平衡反应，7~8个月形成仰卧位和坐位平衡反应，9~12个月形成蹲起反应，12~21个月形成站立平衡反应

特殊平衡反应
- 保护性伸展反应：是指当身体受到较强外力作用，身体重心偏离原支撑点时所发生的一种平衡反应，表现为上肢、下肢出现伸展动作，其作用在于支持身体，防止摔倒
- 跨步及跳跃反应：是指当外力使身体重心偏离支撑点时，身体顺着被推方向快速跨出一步，以改变支撑点，建立新的平衡的过程。其作用是通过重新获取平衡来保护自己，避免受到伤害

二、评定方法

1. Fugl-Meyer 平衡功能评定法

此法包括从坐位到站位的量表式的平衡评定，内容比较全面，简单易行。共有七个项目的评定，每个检查项目分为 0~2 分，三个级别进行记分，最高分 14 分，最低分 0 分。少于 14 分，说明平衡功能有障碍，评分越低，说明平

衡功能障碍越严重。治疗前、后的评分结果可作为训练前后平衡能力变化的比较。

Fugl-Meyer 平衡功能评定量表

项目	评分标准
Ⅰ 无支撑坐位	0分：不能保持坐位
	1分：能坐，但少于5分钟
	2分：能坚持坐5分钟以上
Ⅱ 健侧展翅反应	0分：肩部无外展或肘关节无伸展
	1分：反应减弱
	2分：反应正常
Ⅲ 患侧展翅反应	0分：肩部无外展或肘关节无伸展
	1分：反应减弱
	2分：反应正常
Ⅳ 支撑下站立	0分：不能站立
	1分：在他人的最大支撑下可站立
	2分：由他人稍给支撑即能站立1分钟
Ⅴ 无支撑站立	0分：不能站立
	1分：不能站立1分钟以上
	2分：能平衡站立1分钟以上
Ⅵ 健侧站立	0分：不能维持1~2秒
	1分：平衡站稳4~9秒
	2分：平衡站立超过10秒
Ⅶ 患侧站立	0分：不能维持1~2秒
	1分：平衡站稳4~9秒
	2分：平衡站立超过10秒

注：无支撑坐位时双足应着地。检查"健侧展翅反应"时，检查者要从患侧向健侧轻推患者至接近失衡点，观察患者有无外展健侧上肢90°以伸手扶持支撑面的展翅反应。同理，检查患侧展翅反应时，要从健侧向患侧轻推

2. Berg 平衡功能评定法

Berg 平衡量表正式发表于1989年，由加拿大的 Berg 等设计。该量表为综

合性功能检查量表，它通过观察多种功能活动来评价患者重心主动转移的能力，对患者坐、站位下的动、静态平衡进行全面检查。Berg 平衡量表是一个标准化的评定方法，已广泛应用于临床，也是国际上评定脑卒中患者平衡功能最常用和最通用的评定量表，并显示出较好的信度、效度和敏感性。

Berg 平衡功能评定

项目	年　月　日	年　月　日	年　月　日
由坐到站	4/3/2/1	4/3/2/1	4/3/2/1
独立站立	4/3/2/1	4/3/2/1	4/3/2/1
独立坐	4/3/2/1	4/3/2/1	4/3/2/1
由站到坐	4/3/2/1	4/3/2/1	4/3/2/1
床—椅转移	4/3/2/1	4/3/2/1	4/3/2/1
闭眼站立	4/3/2/1	4/3/2/1	4/3/2/1
双足并拢站立	4/3/2/1	4/3/2/1	4/3/2/1
站立位上肢前伸	4/3/2/1	4/3/2/1	4/3/2/1
站立位从地上拾物	4/3/2/1	4/3/2/1	4/3/2/1
转身向后看	4/3/2/1	4/3/2/1	4/3/2/1
转身一周	4/3/2/1	4/3/2/1	4/3/2/1
双足交替踏台阶	4/3/2/1	4/3/2/1	4/3/2/1
双足前后站立	4/3/2/1	4/3/2/1	4/3/2/1
单腿站立	4/3/2/1	4/3/2/1	4/3/2/1
总分	/56	/56	/56

注：Berg 平衡量表包括 14 个动作项目，最低分为 0 分，最高分为 56 分。根据患者完成情况，可将每个评定项目分为 0、1、2、3、4 五个等级予以记分。Berg 平衡量表评定结果为 0～20 分，提示平衡能力差，患者需要矫形器或乘坐轮椅；21～40 分，提示有一定的平衡能力，患者可在辅助下步行；41～56 分，说明平衡功能较好，患者可以独立步行；<40 分，提示有跌倒的危险

3. 简易评定法

嘱患者在静止状态和运动状态下完成指定的动作，通过目测观察进行评定

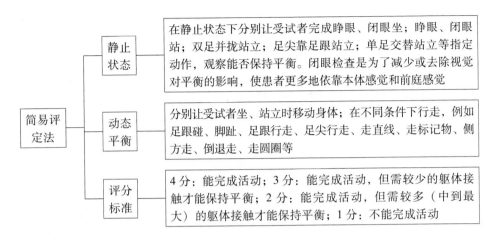

简易评定法

- **静止状态**：在静止状态下分别让受试者完成睁眼、闭眼坐；睁眼、闭眼站；双足并拢站立；足尖靠足跟站立；单足交替站立等指定动作，观察能否保持平衡。闭眼检查是为了减少或去除视觉对平衡的影响，使患者更多地依靠本体感觉和前庭感觉

- **动态平衡**：分别让受试者坐、站立时移动身体；在不同条件下行走，例如足跟碰、脚趾、足跟行走、足尖行走、走直线、走标记物、侧方走、倒退走、走圆圈等

- **评分标准**：4分：能完成活动；3分：能完成活动，但需较少的躯体接触才能保持平衡；2分：能完成活动，但需较多（中到最大）的躯体接触才能保持平衡；1分：不能完成活动

4. 平衡测试仪评定

人体平衡测试仪是近年来国际上发展较快的一种定量评定平衡能力的方法。该仪器采用高精度传感器和电子计算机技术，精确地测量人体重心位置、移动的面积和形态，以此评定平衡功能障碍或病变的部位和程度，评定平衡障碍康复治疗的效果。其主要性能包括以下几个方面。

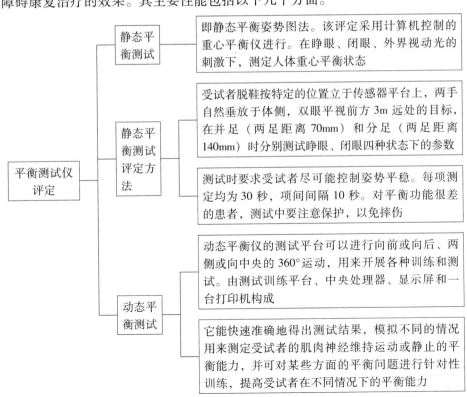

平衡测试仪评定

- **静态平衡测试**：即静态平衡姿势图法。该评定采用计算机控制的重心平衡仪进行。在睁眼、闭眼、外界视动光的刺激下，测定人体重心平衡状态

- **静态平衡测试评定方法**：
  - 受试者脱鞋按特定的位置立于传感器平台上，两手自然垂放于体侧，双眼平视前方3m远处的目标，在并足（两足距离70mm）和分足（两足距离140mm）时分别测试睁眼、闭眼四种状态下的参数
  - 测试时要求受试者尽可能控制姿势平稳。每项测定均为30秒，项间间隔10秒。对平衡功能很差的患者，测试中要注意保护，以免摔伤

- **动态平衡测试**：
  - 动态平衡仪的测试平台可以进行向前或向后、两侧或向中央的360°运动，用来开展各种训练和测试。由测试训练平台、中央处理器、显示屏和一台打印机构成
  - 它能快速准确地得出测试结果，模拟不同的情况用来测定受试者的肌肉神经维持运动或静止的平衡能力，并可对某些方面的平衡问题进行针对性训练，提高受试者在不同情况下的平衡能力

三、注意事项

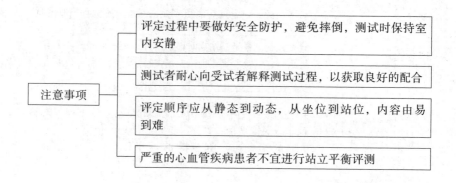

注意事项
- 评定过程中要做好安全防护，避免摔倒，测试时保持室内安静
- 测试者耐心向受试者解释测试过程，以获取良好的配合
- 评定顺序应从静态到动态，从坐位到站位，内容由易到难
- 严重的心血管疾病患者不宜进行站立平衡评测

第六节　协调功能评定

一、概述

协调是指人体产生平滑、准确、有控制的运动能力，应包括按照一定的方向和节奏，采用适当的力量和速度，达到准确的目标等几个方面。协调与平衡密切相关。中枢神经系统中参与协调控制的部位主要有小脑、基底核、脊髓后索。协调功能障碍又称为共济失调（dystaxia），当大脑和小脑发生病变时，四肢协调动作和行走时的身体平衡发生障碍。根据中枢神经系统中不同的病变部位分为小脑性共济失调、基底核共济失调和脊髓后索共济失调。

二、评定方法

协调功能评定实际上是对精细运动技能及能力的评价。临床上，通常从交互动作、协同性、准确性3方面对其进行评价。评定方法主要是观察受试者在完成指定的动作中有无异常。协调功能评定的目的是评价有无协调功能障碍，为康复计划制订和实施提供依据，对训练疗效进行评估。临床上常用的评定方法如下。

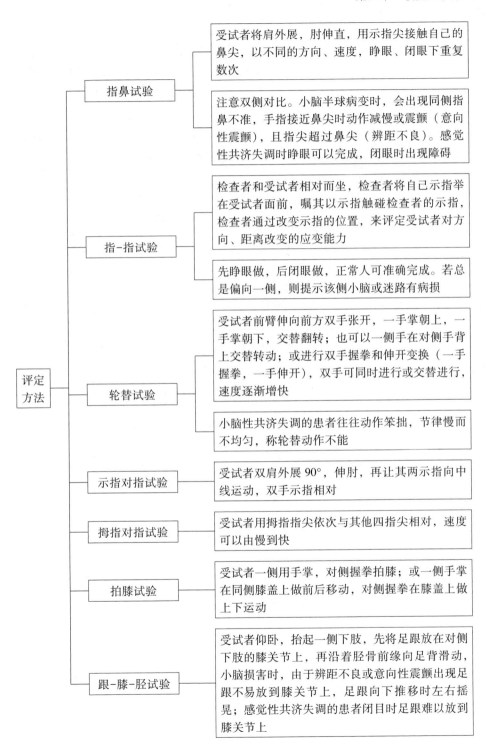

评定方法
├─ 指鼻试验
│   ├─ 受试者将肩外展，肘伸直，用示指尖接触自己的鼻尖，以不同的方向、速度，睁眼、闭眼下重复数次
│   └─ 注意双侧对比。小脑半球病变时，会出现同侧指鼻不准，手指接近鼻尖时动作减慢或震颤（意向性震颤），且指尖超过鼻尖（辨距不良）。感觉性共济失调时睁眼可以完成，闭眼时出现障碍
├─ 指-指试验
│   ├─ 检查者和受试者相对而坐，检查者将自己示指举在受试者面前，嘱其以示指触碰检查者的示指，检查者通过改变示指的位置，来评定受试者对方向、距离改变的应变能力
│   └─ 先睁眼做，后闭眼做，正常人可准确完成。若总是偏向一侧，则提示该侧小脑或迷路有病损
├─ 轮替试验
│   ├─ 受试者前臂伸向前方双手张开，一手掌朝上，一手掌朝下，交替翻转；也可以一侧手在对侧手背上交替转动；或进行双手握拳和伸开变换（一手握拳，一手伸开），双手可同时进行或交替进行，速度逐渐增快
│   └─ 小脑性共济失调的患者往往动作笨拙，节律慢而不均匀，称轮替动作不能
├─ 示指对指试验
│   └─ 受试者双肩外展 90°，伸肘，再让其两示指向中线运动，双手示指相对
├─ 拇指对指试验
│   └─ 受试者用拇指指尖依次与其他四指尖相对，速度可以由慢到快
├─ 拍膝试验
│   └─ 受试者一侧用手掌，对侧握拳拍膝；或一侧手掌在同侧膝盖上做前后移动，对侧握拳在膝盖上做上下运动
└─ 跟-膝-胫试验
    └─ 受试者仰卧，抬起一侧下肢，先将足跟放在对侧下肢的膝关节上，再沿着胫骨前缘向足背滑动，小脑损害时，由于辨距不良或意向性震颤出现足跟不易放到膝关节上，足跟向下推移时左右摇晃；感觉性共济失调的患者闭目时足跟难以放到膝关节上

续流程

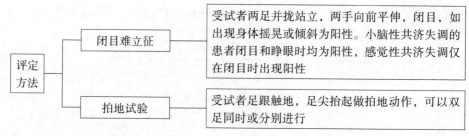

上述检查还需要注意观察：日常生活如吃饭、穿衣、系纽扣、书写、取物等活动中有无不自主运动；运动是否直接、精确、容易反向做；完成动作的时间是否正常，加快速度是否影响运动质量；进行活动时有无身体无关的运动；闭眼时是否影响活动质量；是否有身体的近侧、远侧或一侧更多地参与活动；是否很快感到疲劳。

三、注意事项

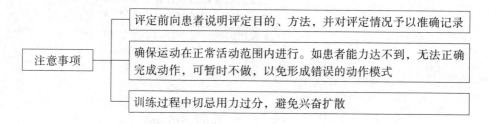

第七节　感觉功能评定

一、概述

躯体感觉是人体进行有效的功能活动的基本保证。躯体感觉受损将影响患者的躯体运动功能和日常生活活动能力。感觉分为躯体感觉和内脏感觉两大类，其中躯体感觉是康复评价中最重要的部分。

二、评定方法

感觉检查由两部分组成，即给予刺激和观察患者对于刺激的反应。如感觉有障碍，应注意感觉障碍的类型、部位、范围、程度及患者的主观感觉。

生理学将感觉分为一般感觉（浅感觉、深感觉和复合感觉）和特殊感觉（视觉、听觉、味觉、嗅觉等）。

　　根据病变性质，感觉障碍分为抑制性症状（感觉径路损害或功能受到抑制时出现的症状，如感觉缺失或感觉减退）和刺激性症状（当感觉径路受到刺激或兴奋性增高时出现的症状，如感觉过敏、感觉过度、感觉倒错、感觉异常或疼痛）两大类。

1. 浅感觉检查

　　浅感觉是指在受到外界环境的理化刺激而产生的感觉，其感受器位于皮肤、黏膜的表浅感觉，包括触觉、痛觉和温度觉。

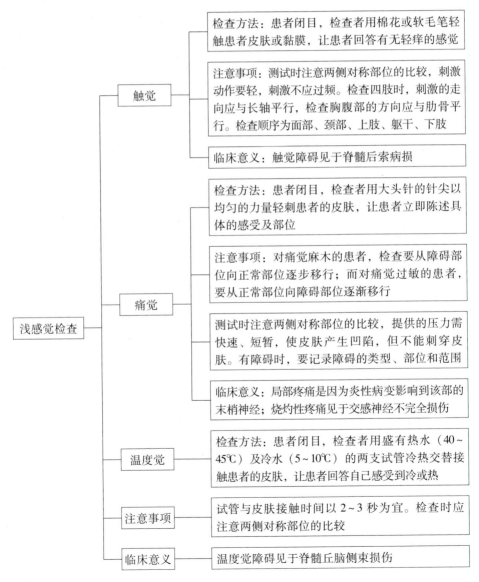

2. 深感觉检查

深感觉又称本体感觉，是指深部组织的感觉，是来自肌腱、肌肉、骨膜和关节的感觉，包括运动觉、振动觉、位置觉，是由于体内肌肉收缩，刺激了深部神经末梢而产生的感觉。

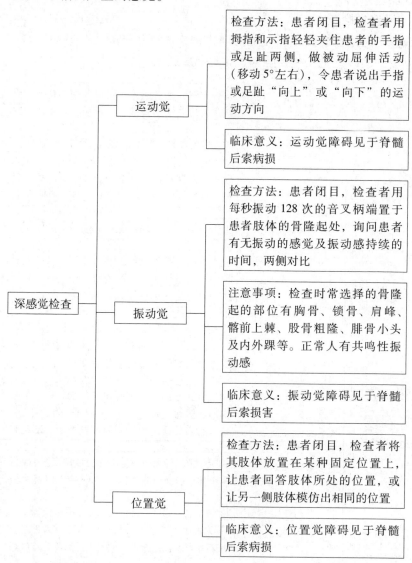

3. 复合感觉检查

复合感觉又称皮质感觉，是大脑顶叶皮质对深浅各种感觉进行分析、比较和综合而形成的感觉。必须在深、浅感觉均正常时检查才有意义，包括皮肤定位觉、两点辨别觉、体表图形觉、实体觉。

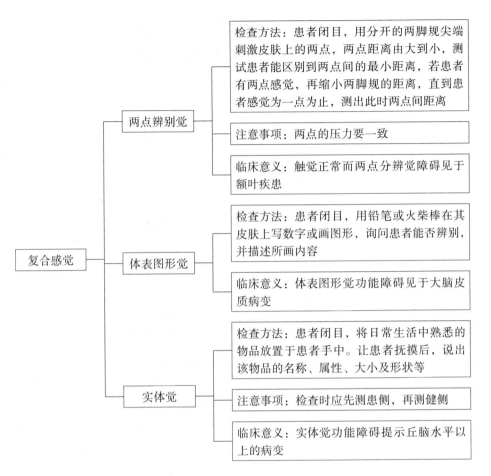

两点辨别觉
检查方法：患者闭目，用分开的两脚规尖端刺激皮肤上的两点，两点距离由大到小，测试患者能区别到两点间的最小距离，若患者有两点感觉，再缩小两脚规的距离，直到患者感觉为一点为止，测出此时两点间距离

注意事项：两点的压力要一致

临床意义：触觉正常而两点分辨觉障碍见于额叶疾患

复合感觉

体表图形觉
检查方法：患者闭目，用铅笔或火柴棒在其皮肤上写数字或画图形，询问患者能否辨别，并描述所画内容

临床意义：体表图形觉功能障碍见于大脑皮质病变

实体觉
检查方法：患者闭目，将日常生活中熟悉的物品放置于患者手中。让患者抚摸后，说出该物品的名称、属性、大小及形状等

注意事项：检查时应先测患侧，再测健侧

临床意义：实体觉功能障碍提示丘脑水平以上的病变

三、注意事项

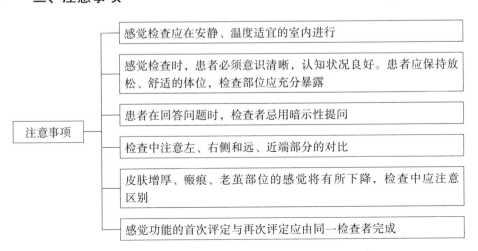

注意事项
感觉检查应在安静、温度适宜的室内进行

感觉检查时，患者必须意识清晰，认知状况良好。患者应保持放松、舒适的体位，检查部位应充分暴露

患者在回答问题时，检查者忌用暗示性提问

检查中注意左、右侧和远、近端部分的对比

皮肤增厚、瘢痕、老茧部位的感觉将有所下降，检查中应注意区别

感觉功能的首次评定与再次评定应由同一检查者完成

第八节 步态评定

一、概述

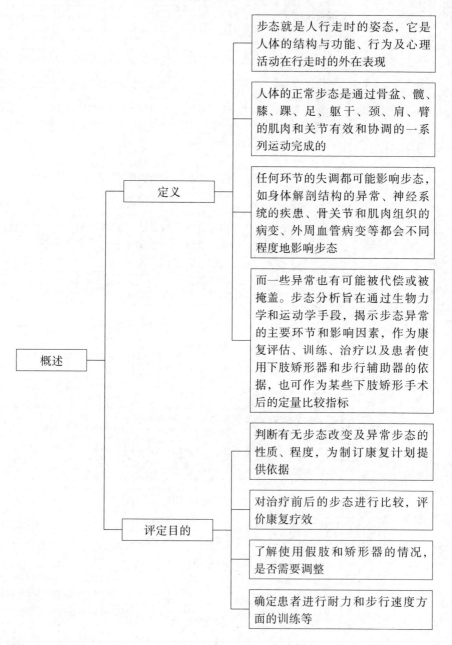

概述
- 定义
  - 步态就是人行走时的姿态，它是人体的结构与功能、行为及心理活动在行走时的外在表现
  - 人体的正常步态是通过骨盆、髋、膝、踝、足、躯干、颈、肩、臂的肌肉和关节有效和协调的一系列运动完成的
  - 任何环节的失调都可能影响步态，如身体解剖结构的异常、神经系统的疾患、骨关节和肌肉组织的病变、外周血管病变等都会不同程度地影响步态
  - 而一些异常也有可能被代偿或被掩盖。步态分析旨在通过生物力学和运动学手段，揭示步态异常的主要环节和影响因素，作为康复评估、训练、治疗以及患者使用下肢矫形器和步行辅助器的依据，也可作为某些下肢矫形手术后的定量比较指标
- 评定目的
  - 判断有无步态改变及异常步态的性质、程度，为制订康复计划提供依据
  - 对治疗前后的步态进行比较，评价康复疗效
  - 了解使用假肢和矫形器的情况，是否需要调整
  - 确定患者进行耐力和步行速度方面的训练等

二、步态的相关术语

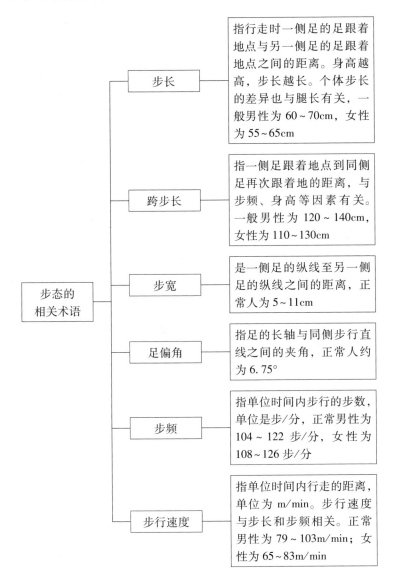

步态的相关术语

- 步长：指行走时一侧足的足跟着地点与另一侧足的足跟着地点之间的距离。身高越高，步长越长。个体步长的差异也与腿长有关，一般男性为 60~70cm，女性为 55~65cm
- 跨步长：指一侧足跟着地点到同侧足再次跟着地的距离，与步频、身高等因素有关。一般男性为 120~140cm，女性为 110~130cm
- 步宽：是一侧足的纵线至另一侧足的纵线之间的距离，正常人为 5~11cm
- 足偏角：指足的长轴与同侧步行直线之间的夹角，正常人约为 6.75°
- 步频：指单位时间内步行的步数，单位是步/分，正常男性为 104~122 步/分，女性为 108~126 步/分
- 步行速度：指单位时间内行走的距离，单位为 m/min。步行速度与步长和步频相关。正常男性为 79~103m/min；女性为 65~83m/min

三、步行周期

步行周期指行走时从一侧足跟着地，到此侧足跟再次着地为止，这一过程所经历的时间，称为一个步行周期，相当于支撑相与摆动相之和。正常男性为 0.97~1.15 秒，女性为 0.95~1.11 秒。

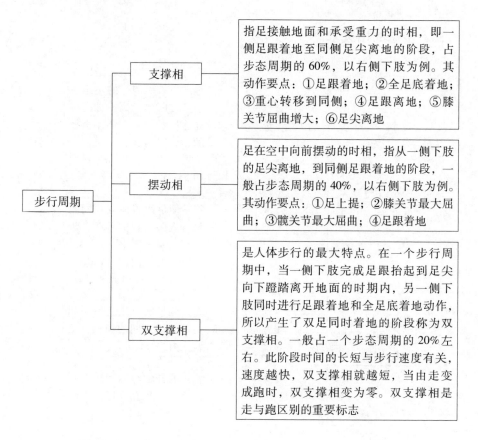

步行周期

支撑相：指足接触地面和承受重力的时相，即一侧足跟着地至同侧足尖离地的阶段，占步态周期的60%，以右侧下肢为例。其动作要点：①足跟着地；②全足底着地；③重心转移到同侧；④足跟离地；⑤膝关节屈曲增大；⑥足尖离地

摆动相：足在空中向前摆动的时相，指从一侧下肢的足尖离地，到同侧足跟着地的阶段，一般占步态周期的40%，以右侧下肢为例。其动作要点：①足上提；②膝关节最大屈曲；③髋关节最大屈曲；④足跟着地

双支撑相：是人体步行的最大特点。在一个步行周期中，当一侧下肢完成足跟抬起到足尖向下蹬踏离开地面的时期内，另一侧下肢同时进行足跟着地和全足底着地动作，所以产生了双足同时着地的阶段称为双支撑相。一般占一个步态周期的20%左右。此阶段时间的长短与步行速度有关，速度越快，双支撑相就越短，当由走变成跑时，双支撑相变为零。双支撑相是走与跑区别的重要标志

四、评定方法

定量分析是借助专门的仪器设备来观察行走过程的步态，从而得出可记录并可量化的资料来分析步态的方法。

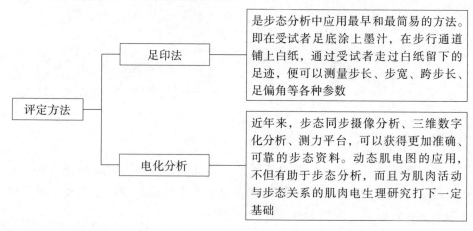

评定方法

足印法：是步态分析中应用最早和最简易的方法。即在受试者足底涂上墨汁，在步行通道铺上白纸，通过受试者走过白纸留下的足迹，便可以测量步长、步宽、跨步长、足偏角等各种参数

电化分析：近年来，步态同步摄像分析、三维数字化分析、测力平台，可以获得更加准确、可靠的步态资料。动态肌电图的应用，不但有助于步态分析，而且为肌肉活动与步态关系的肌肉电生理研究打下一定基础

五、常见的异常步态

步态异常可由多种原因引起，如骨关节挛缩、肌肉无力、截肢、感觉障碍、协调功能丧失等。

步态异常
- 短腿步态
  - 短腿步态也叫坠落性步态。如患肢缩短 2.5cm 以内，由于代偿外观无明显异常；超过 2.5cm 以上者就会出现骨盆摇摆，患侧肩倾斜下沉，腿摇摆，出现斜肩步。如缩短超过 4cm 则出现患肢足尖着地以代偿的异常步态
- 肌痉挛步态
  - 偏瘫步态：常有患足下垂内翻，下肢外旋或内旋，膝不能屈曲。为避免足部拖地，摆动腿向前迈步时患腿常经外侧回旋向前，故又称回旋步或划圈步。上肢常出现屈曲内收，停止摆动
  - 截瘫步态：又称交叉步和剪刀步态。因下肢内收肌痉挛，步行时双侧髋内收，双膝互相摩擦，步态不稳。如果内收肌严重痉挛，可使双下肢交叉难分，无法行走。这种步态也见于脑瘫患者
- 肌无力步态
  - 臀大肌步态伸髋肌群无力。患者行走时常使躯干用力后仰，使重力线通过髋关节后方，以维持被动伸髋，并控制躯干的惯性向前，形成挺胸凸腹的姿态
  - 臀中肌步态髋外展肌群无力，由于不能控制维持髋的侧向稳定，故患者在支撑期使上身向患侧弯曲，重力线通过髋关节外侧，以便依靠内收肌来保持侧方稳定，并防止对侧髋下沉，带动对侧下肢摆动。如果对侧臀中肌均无力，步行时上身左右摇摆，形如鸭子走步，又称鸭步
  - 股四头肌步：伸膝肌无力。由于患腿在支撑期不能保持伸膝稳定，患者常表现为上身前倾，重力线通过膝关节的前方，使膝关节被动伸直
  - 有时，患者通过稍屈髋来加强臀肌及股后肌群的张力，使股骨下端后摆，帮助被动伸膝。如果同时合并伸髋肌无力，患者则需要俯身向前，用手按压股使膝伸直
  - 胫前肌步态：踝背伸肌无力。表现为足下垂，患者在摆动期常需增加屈髋和屈膝以防止足尖拖地，又称跨门槛或跨栏步

续流程

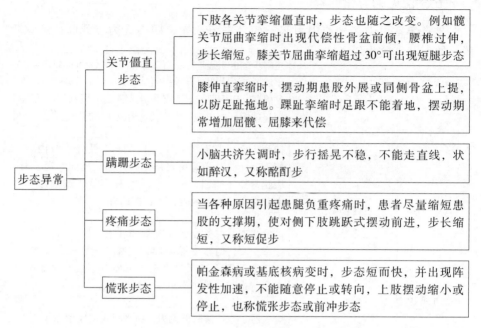

下肢各关节挛缩僵直时，步态也随之改变。例如髋关节屈曲挛缩时出现代偿性骨盆前倾，腰椎过伸，步长缩短。膝关节屈曲挛缩超过30°可出现短腿步态

膝伸直挛缩时，摆动期患股外展或同侧骨盆上提，以防足趾拖地。踝趾挛缩时足跟不能着地，摆动期常增加屈髋、屈膝来代偿

小脑共济失调时，步行摇晃不稳，不能走直线，状如醉汉，又称酩酊步

当各种原因引起患腿负重疼痛时，患者尽量缩短患股的支撑期，使对侧下肢跳跃式摆动前进，步长缩短，又称短促步

帕金森病或基底核病变时，步态短而快，并出现阵发性加速，不能随意停止或转向，上肢摆动缩小或停止，也称慌张步态或前冲步态

关节僵直步态 / 蹒跚步态 / 疼痛步态 / 慌张步态 / 步态异常

六、周围神经系统损害所致异常步态

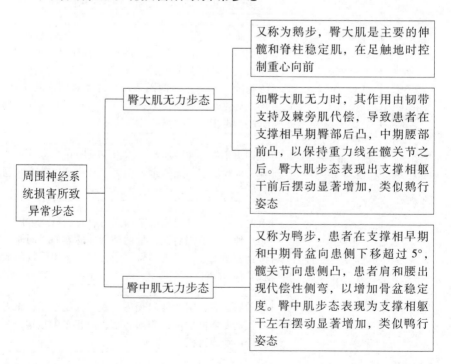

又称为鹅步，臀大肌是主要的伸髋和脊柱稳定肌，在足触地时控制重心向前

如臀大肌无力时，其作用由韧带支持及棘旁肌代偿，导致患者在支撑相早期臀部后凸，中期腰部前凸，以保持重力线在髋关节之后。臀大肌步态表现出支撑相躯干前后摆动显著增加，类似鹅行姿态

又称为鸭步，患者在支撑相早期和中期骨盆向患侧下移超过5°，髋关节向患侧凸，患者肩和腰出现代偿性侧弯，以增加骨盆稳定度。臀中肌步态表现为支撑相躯干左右摆动显著增加，类似鸭行姿态

臀大肌无力步态 / 臀中肌无力步态 / 周围神经系统损害所致异常步态

续流程

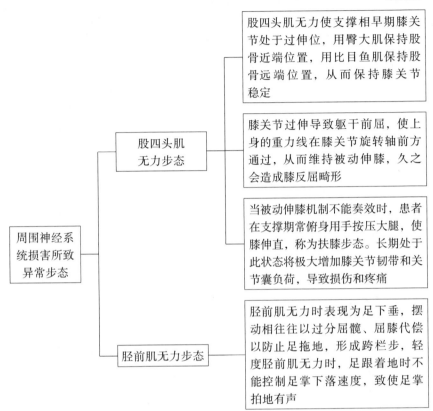

股四头肌无力使支撑相早期膝关节处于过伸位，用臀大肌保持股骨近端位置，用比目鱼肌保持股骨远端位置，从而保持膝关节稳定

膝关节过伸导致躯干前屈，使上身的重力线在膝关节旋转轴前方通过，从而维持被动伸膝，久之会造成膝反屈畸形

当被动伸膝机制不能奏效时，患者在支撑期常俯身用手按压大腿，使膝伸直，称为扶膝步态。长期处于此状态将极大增加膝关节韧带和关节囊负荷，导致损伤和疼痛

胫前肌无力时表现为足下垂，摆动相往往以过分屈髋、屈膝代偿以防止足拖地，形成跨栏步，轻度胫前肌无力时，足跟着地时不能控制足掌下落速度，致使足掌拍地有声

七、注意事项

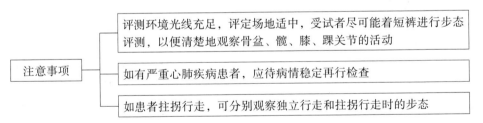

评测环境光线充足，评定场地适中，受试者尽可能着短裤进行步态评测，以便清楚地观察骨盆、髋、膝、踝关节的活动

如有严重心肺疾病患者，应待病情稳定再行检查

如患者拄拐行走，可分别观察独立行走和拄拐行走时的步态

第九节 日常生活活动能力评定

一、概述

日常生活活动（ADL）是人类生活中必要的、反复进行的基本活动，其

能力反映了人们在家庭、社区等活动范围的最基本能力。对健康人来说是简单易行的，但对于康复患者来讲，有可能变得相当困难。日常生活活动能力受挫，可损害个体形象，导致自尊心和自信心丧失，进而加重生活能力的丧失，影响患者与家庭成员以及社会的联系。

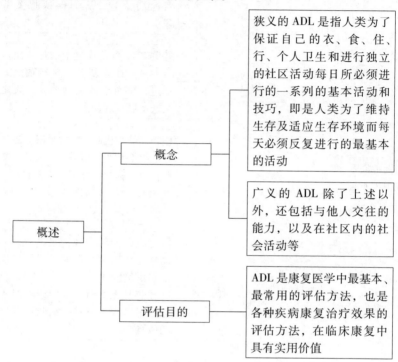

二、评定量表

1. Barthel 指数评定量表

Barthel 指数（ADL）评定量表是 1965 年由 Dorothea Barthel 和 Florence Mahoney 制订的，该评估量表简单，可信度及灵敏度高。它不仅能用来评定治疗前后的功能状况，还能预测治疗效果、住院时间及预后，是目前临床使用最广、研究最多的一种 ADL 能力的评估量表。

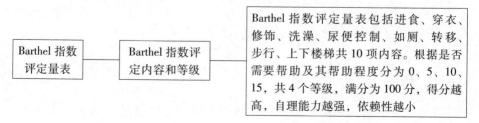

续流程

Barthel 指数评定量表 — 评估结果评价

- 100 分表示患者 ADL 活动功能良好，在无他人照顾与帮助的情况下，能自行进食、穿衣、修饰、洗澡、控制尿便、如厕，并能进行之后的穿衣、冲厕，进行床椅转移，行走一个街区，可上下楼梯等，即日常生活可以自理

- 大于 60 分表示患者有轻度功能障碍，在他人部分帮助情况下能完成日常生活活动，生活基本自理

- 41~60 分表示患者有中度功能障碍，需要很大帮助才能完成日常生活活动，其康复效果较佳

- 得分≤40 分表示患者有重度功能障碍，多数日常生活活动不能完成，甚至需要依赖他人的照料。其康复效果较差，小于 20 分死亡率较高

- 0 分表示患者日常生活活动功能很差，所有日常生活都需要他人照顾，没有自理能力

Barthel 指数评定量表

活动项目	完全需要帮助	需极大帮助	需部分帮助	不需帮助	评定记录
进食		0	5	10	
穿衣（包括系鞋带、纽扣等）		0	5	10	
修饰（刷牙、洗脸、梳头）			0	5	
洗澡			0	5	
大便控制		0（失禁或昏迷）	5（偶尔控制）	10	
小便控制		0（失禁或昏迷）	5（偶尔控制）	10	
如厕（包括便后清洁等）		0	5	10	
转移（床椅转换）	0	5	10	15	
步行		0	5	10	
上下楼梯（用手杖也算独立）	0	0	5	10	
总分	0	10	50	100	

2. 功能独立性评估评定量表

功能独立性评估（FIM）是1987年由美国纽约州功能评估研究中心人员提出的，包括认知和社会功能部分，能较全面、客观地反映患者的日常生活活动能力。可用来评定患者所需要的护理量，帮助选择治疗方案，预测康复效果，验证治疗的有效性，确定出院的时间。还可用于各类残疾的横向比较，是全面、简单、有效的一种评定方法。

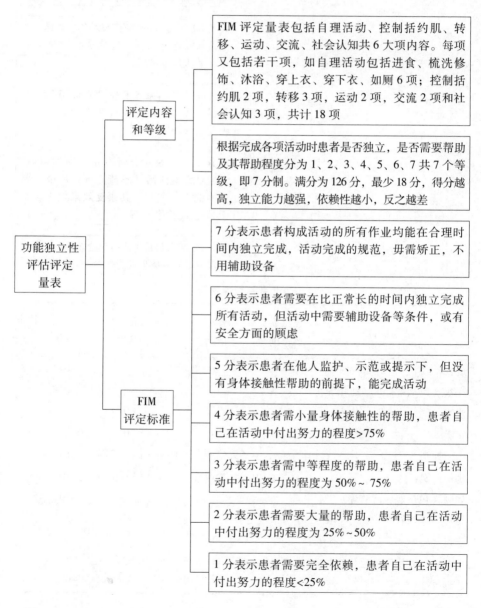

功能独立性评估评定量表

评定内容和等级

FIM评定量表包括自理活动、控制括约肌、转移、运动、交流、社会认知共6大项内容。每项又包括若干项，如自理活动包括进食、梳洗修饰、沐浴、穿上衣、穿下衣、如厕6项；控制括约肌2项，转移3项，运动2项，交流2项和社会认知3项，共计18项

根据完成各项活动时患者是否独立，是否需要帮助及其帮助程度分为1、2、3、4、5、6、7共7个等级，即7分制。满分为126分，最少18分，得分越高，独立能力越强，依赖性越小，反之越差

FIM评定标准

7分表示患者构成活动的所有作业均能在合理时间内独立完成，活动完成的规范，毋需矫正，不用辅助设备

6分表示患者需要在比正常长的时间内独立完成所有活动，但活动中需要辅助设备等条件，或有安全方面的顾虑

5分表示患者在他人监护、示范或提示下，但没有身体接触性帮助的前提下，能完成活动

4分表示患者需小量身体接触性的帮助，患者自己在活动中付出努力的程度>75%

3分表示患者需中等程度的帮助，患者自己在活动中付出努力的程度为50%～75%

2分表示患者需要大量的帮助，患者自己在活动中付出努力的程度为25%～50%

1分表示患者需要完全依赖，患者自己在活动中付出努力的程度<25%

续流程

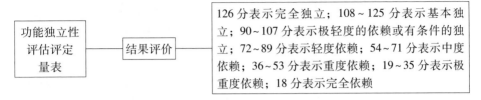

功能独立性评估评定量表 —— 结果评价 —— 126 分表示完全独立；108 ~ 125 分表示基本独立；90~107 分表示极轻度的依赖或有条件的独立；72~89 分表示轻度依赖；54~71 分表示中度依赖；36~53 分表示重度依赖；19~35 分表示极重度依赖；18 分表示完全依赖

三、评定方法

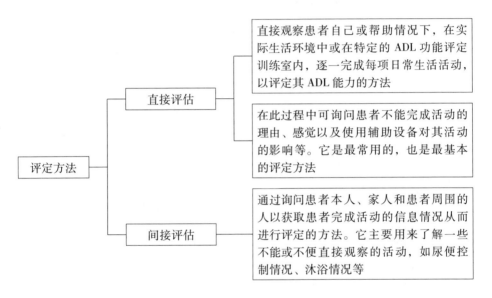

评定方法 —— 直接评估 —— 直接观察患者自己或帮助情况下，在实际生活环境中或在特定的 ADL 功能评定训练室内，逐一完成每项日常生活活动，以评定其 ADL 能力的方法

—— 在此过程中可询问患者不能完成活动的理由、感觉以及使用辅助设备对其活动的影响等。它是最常用的，也是最基本的评定方法

—— 间接评估 —— 通过询问患者本人、家人和患者周围的人以获取患者完成活动的信息情况从而进行评定的方法。它主要用来了解一些不能或不便直接观察的活动，如尿便控制情况、沐浴情况等

四、注意事项

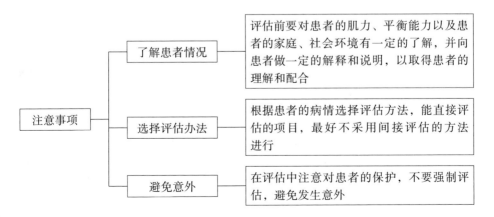

注意事项 —— 了解患者情况 —— 评估前要对患者的肌力、平衡能力以及患者的家庭、社会环境有一定的了解，并向患者做一定的解释和说明，以取得患者的理解和配合

—— 选择评估办法 —— 根据患者的病情选择评估方法，能直接评估的项目，最好不采用间接评估的方法进行

—— 避免意外 —— 在评估中注意对患者的保护，不要强制评估，避免发生意外

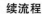

续流程

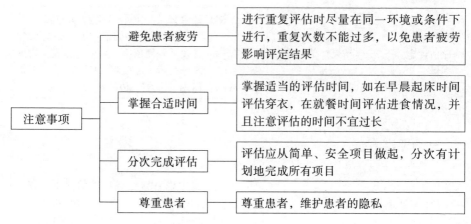

	避免患者疲劳	进行重复评估时尽量在同一环境或条件下进行，重复次数不能过多，以免患者疲劳影响评定结果
注意事项	掌握合适时间	掌握适当的评估时间，如在早晨起床时间评估穿衣，在就餐时间评估进食情况，并且注意评估的时间不宜过长
	分次完成评估	评估应从简单、安全项目做起，分次有计划地完成所有项目
	尊重患者	尊重患者，维护患者的隐私

第十节 言语评定

一、概述

在学习言语评估之前，必须明确两个概念：言语和语言。言语是人们运用音声语言（口语）的机械过程或者说是个体运用语言的机械过程，是语言的实践。为使口语表达声音响亮、发音清晰，需要有与言语产生有关的神经和肌肉参与活动，如唇、舌、软腭、下颌、声带……当这些神经或者肌肉发生病变时，就会出现说话费力或发声不清，代表性的言语障碍为构音障碍，临床上最多见的是假性延髓性麻痹所致的构音障碍。语言是指以语音和形为物质外壳，以词汇为建筑材料，以语法结构为规律所形成的系统，即人类社会中约定俗成的符号系统。代表性的语言障碍是失语症和语言发育迟缓。

只有明确了"言语""语言"的区别，才能使言语评定治疗人员对各种言语和语言障碍有正确理解并对患者进行康复治疗。

二、言语–语言障碍的分类

正常人的言语–语言处理过程可分为4步：①听觉传入；②记号的解释；③记号的记起；④构音运动。

根据以上处理过程可将言语–语言障碍分为以下类型。

言语-语言障碍分类

	听觉传入	记号的解释	记号的记起	构音运动
	①	②	③	④
听觉障碍（获得语言之前）	×	○	○	○
听觉障碍（获得语言之后）	×	□	□	□
语言发育迟缓	○	×	×	□
失语症	○	×	×	□
运动性构音障碍	○	○	○	×
器质性构音障碍	○	○	○	×
功能性构音障碍	○	○	○	×
发声障碍	○	○	○	×
口吃	○	○	○	×

注：○：没有障碍；×：直接受到损害；□：继发性障碍或存在继发性障碍可能

三、评定方法

1. 失语症

（1）概述

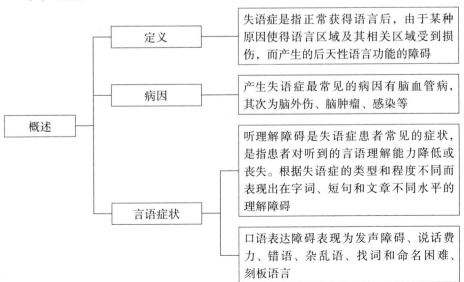

概述 — 定义：失语症是指正常获得语言后，由于某种原因使得语言区域及其相关区域受到损伤，而产生的后天性语言功能的障碍

病因：产生失语症最常见的病因有脑血管病，其次为脑外伤、脑肿瘤、感染等

言语症状：听理解障碍是失语症患者常见的症状，是指患者对听到的言语理解能力降低或丧失。根据失语症的类型和程度不同而表现出在字词、短句和文章不同水平的理解障碍

口语表达障碍表现为发声障碍、说话费力、错语、杂乱语、找词和命名困难、刻板语

概述 —— 言语症状

因大脑病变致阅读能力受损称失读症。阅读包括朗读和对文字的理解，两者可以出现分离现象

书写不仅涉及语言本身，而且还有视觉、听觉、运动觉、视空间功能和运动参与其中，所以在分析书写障碍时，要判断书写障碍是否是失语性质的，检查项目包括自发性书写、分类书写、看图书写、写句、描述书写、听写和抄写

（2）Broca 失语

Broca 失语

表现为表达障碍明显于理解障碍。自发性言语呈非流畅性，说话量少，费力，语言贫乏和缺乏语词而呈电报式言语。严重时呈无言状态，有命名和找词困难，但给予词头音提示，常可以引出正确反应

有复述障碍，特别是在较长句子复述时更加突出

有错语，特别是语音性错语较多，还有韵律失常

理解障碍较轻，可以理解简单词语，常在长句和执行口头指令时有困难

听觉把握能力下降，对文字的理解和音读也可有不同程度的困难。较复杂的语句理解有困难

文字的书写也受到损害，语法严重错误

常伴有口颜面失用，当患者仅出现口语障碍，而言语、文字的理解，书写，智力，计算正常时称纯词哑

从整体看，Broca 失语的预后比其他类型好，但因程度不同个体差异也较大

病灶位于优势半球额下回后部 1/3 的 Broca 区。此类患者多伴有右侧偏瘫

（3）经皮质运动性失语

经皮质运动性失语 ——
- 口语表现为非流畅性，自发言语少，对刺激往往会做出相应简单的反应，音读、命名能力有个体差异，复述较好
- 在理解方面，对口语和文字语言理解均较好
- 部分患者书写有障碍
- 与 Broca 失语的主要区别在于此类患者可复述较长的句子。总体来看这类失语的预后较好
- 病灶在 Broca 区的前方及上方。多数病因为大脑中动脉梗死和脑外伤

（4）感觉性失语

感觉性失语 ——
- 理解障碍明显重于表达障碍。Wernicke 失语在表达方面表现为言语流畅，大量错语、新造词混合在一起使言语呈现出杂乱的语句，称为杂乱语或奇特语
- 有词语的持续现象，命名和找词也有明显障碍。患者自己可以很流畅地说，但不知自己在说什么，缺乏表达的核心内容，语言空洞
- 在理解方面，以言语的理解障碍为主要特征，往往是语音的理解和语意的理解都受到损害，由于轻重程度的不同，理解能力也有不同程度的保留。文字语言的理解也受到损害，可读字，但多为错读
- 书写时常有字形，但错写较多
- Wernicke 失语患者往往缺乏对疾病的自我意识，从整体上看此类失语往往预后不佳
- 病灶主要位于大脑优势半球颞上回后部 1/3 的 Wernicke 区或在大脑外侧裂的后下缘，以颞上回、颞中回的后半部分为中心区域

（5）经皮质感觉性失语

经皮质感觉性失语

在表达方面，自发言语流畅，但错语较多，命名有严重障碍，复述能力较好，但有学语现象，即虽然不知道对方在说什么，却反复重复对方所说的话

在理解方面表现为语言理解和文字语言理解都有障碍，可以出声读词，但往往不理解其意思

听写能力较差

在 Wernicke 失语的恢复过程中，往往向这一类型转化。与 Wernicke 失语最大不同点是复述保留

病灶一般认为是大脑优势半球外侧裂言语中枢周围的广泛病变，但局限于后部的损伤也会出现同样的症状

（6）传导性失语

传导性失语

在表达方面，自发言语流畅，但多伴有音素性错语，以复述障碍为其特征。传导性失语在自发语、命名、复述和读词均表现为错语

在理解方面，不论是文字还是音声语言的理解都较好，多数有书写障碍。传导性失语一般预后较好

对于传导性失语病灶目前还有争议，一般认为病变主要位于联系 Wernicke 区和 Broca 区之间的弓状束，使 Wernicke 区的言语信息不能很好地传导到 Broca 区，从而导致严重的复述障碍

（7）命名性失语

命名性失语

又名失名词性失语和健忘性失语，是以命名障碍为主的流畅性失语，自发性找词困难，对人的名字等也有严重的命名困难，有错语，常常为迂回语言、说话内容空洞

其他能力如理解、复述、书写能力均保留。命名性失语的预后较好

一般认为病灶在左大脑半球的角回和颞中回的后部，但目前发现很难找出单一的病灶，该类失语多为散在性损伤引起

（8）评估方法

评估方法

失语症评估总的目的是通过系统全面的语言评定发现患者是否患有失语症及其程度，鉴别各类失语症，了解各种影响患者交流能力的因素，评估患者残存的交流能力并制订治疗计划。听理解和口语表达是语言最重要的方面，应视为评估的重点

目前常用的失语症评估方法为汉语标准失语症检查法。此检查方法是中国康复研究中心听力语言科以日本的标准失语症检查（SLTA）为基础，同时借鉴其他国家有影响的失语症评定量表的优点，按照汉语的语言特点和中国人的文化习惯编制而成，亦称中国康复研究中心失语症检查法（CRRCAE）

本检查方法适用于我国不同地区使用汉语的成人失语症患者，此检查包括两部分内容，第一部分是通过患者回答 12 个问题了解其言语的一般情况，第二部分由 30 个分测验组成，分为 9 个大项目，包括听理解、复述、说、出声读、阅读理解、抄写、描写、听写和计算

使用此检查以前必须掌握正确的检查方法，因此应该由参加过培训或熟悉检查内容的检查者来进行检查

目前，失语症严重程度的评估多采用波士顿诊断性失语症检查法（BDAE）中的失语症严重程度分级

2. **构音障碍**

（1）定义及病因

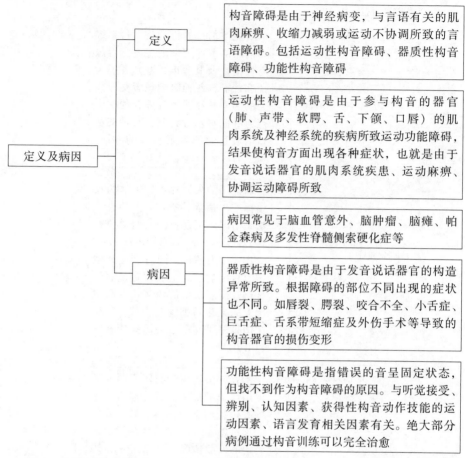

（2）分类及言语症状：根据神经解剖和言语声学、知觉特点，构音障碍分为以下类型。

儿童患者比成人患者较容易治愈，随着他们年龄的增长，症状常有所减轻，单纯的构音障碍患者比合并失语症、听力障碍或智力障碍的患者好恢复。

构音障碍分类

名称	病因	言语症状
痉挛型构音障碍	脑血管病、假性延髓性麻痹、脑瘫、脑外伤、脑肿瘤、多发性硬化	说话困难，音拖长，不自然的中断，音量、音调急剧变化，粗糙音、费力音、元音和辅音歪曲，鼻音过重

续　表

名称	病因	言语症状
弛缓型构音障碍	脑神经麻痹、假性延髓性麻痹、肌肉本身障碍、进行性肌营养不良、外伤、感染、循环障碍、代谢性疾病	不适宜的停顿，气息重，辅音错误，鼻音减落
失调型构音障碍	肿瘤、多发性硬化、酒精中毒、外伤	元音和辅音歪曲较轻，主要以韵律失常为主，声音的高低强弱、呆板、震颤，初始发音困难，声音大，重音和语调异常，发音中断明显
运动过强型构音障碍	舞蹈病、肌震挛、手足徐动	构音器官的不随意运动破坏了有目的运动而造成元音和辅音的歪曲，失重音，不适宜的停顿，费力音，发音强弱急剧变化，鼻音过重
运动过弱型构音障碍	帕金森病	由于运动范围和速度受限，发音为单一音量，单一音调，重音减少，有呼吸音或失声现象
混合型构音障碍	威尔逊病，多发性硬化，肌萎缩性侧索硬化症	各种症状的混合

（3）评估方法

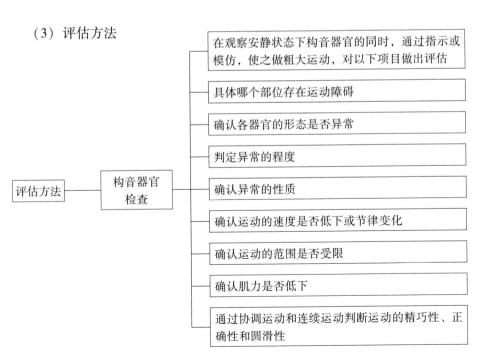

续流程

评估方法	构音检查	首先要通过询问患者的姓名、年龄职业、发病情况等，观察是否可以说，观察音量、音调变化是否清楚，有无气息音、粗糙声、鼻音化、震颤等
		然后依次对患者进行：①单词检查；②音节复述检查；③文章水平检查；④构音类似运动检查。最后进行结果分析，把患者的构音障碍特点归纳分析，结合构音运动进行总结，以指导训练

第十一节　生活质量评定

一、概述

概述	定义	生活质量（QOL）也译为生存质量、生命质量等
		按照世界卫生组织生活质量研究组的定义，生存质量是指不同文化和价值体系中的个体对与他们的目标、期望、标准以及所关心的事情有关的生活状况的体验，即对人生和生活的个人满意度，由生活者自身的质量和生活者周围环境质量两大方面构成
		在医学领域中，生活质量是指个体生存的水平和体验，这种水平和体验反映了病、伤、残者在不同的伤残情况下，维持自身躯体、精神以及社会活动处于一种良好状态的能力和素质，即与健康相关的生活质量
		对生活影响少而患者较满意者，为生活质量较高；对生活影响大而患者不满意者，为生活质量低

续流程

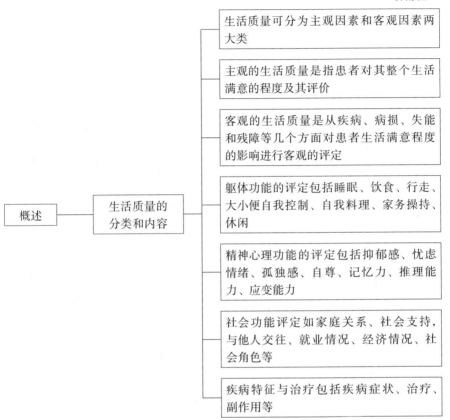

概述 —— 生活质量的分类和内容
- 生活质量可分为主观因素和客观因素两大类
- 主观的生活质量是指患者对其整个生活满意的程度及其评价
- 客观的生活质量是从疾病、病损、失能和残障等几个方面对患者生活满意程度的影响进行客观的评定
- 躯体功能的评定包括睡眠、饮食、行走、大小便自我控制、自我料理、家务操持、休闲
- 精神心理功能的评定包括抑郁感、忧虑情绪、孤独感、自尊、记忆力、推理能力、应变能力
- 社会功能评定如家庭关系、社会支持，与他人交往、就业情况、经济情况、社会角色等
- 疾病特征与治疗包括疾病症状、治疗、副作用等

二、评定方法

按照不同的评定目的和内容，生存质量有不同的评定方法。常见的方法有以下几种。

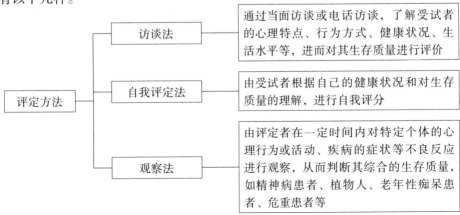

评定方法
- 访谈法：通过当面访谈或电话访谈，了解受试者的心理特点、行为方式、健康状况、生活水平等，进而对其生存质量进行评价
- 自我评定法：由受试者根据自己的健康状况和对生存质量的理解，进行自我评分
- 观察法：由评定者在一定时间内对特定个体的心理行为或活动、疾病的症状等不良反应进行观察，从而判断其综合的生存质量，如精神病患者、植物人、老年性痴呆患者、危重患者等

续流程

生活质量的评定量表种类繁多，其适应的对象、范围和特点也各不相同。在此，仅介绍常用的世界卫生组织生活质量评定量表、生活满意指数和 Spitzer 生活质量指数

WHO 生存质量测定量表（WHOQOL-100）：包括 100 条评价项目，包含设计生存质量的 24 个方面。在 WHOQOL-100 的基础上推出了 WHOQOL 简化版（WHOQOL-BREF）。该简表包括躯体功能、心理状况、社会生活、环境条件及综合等 5 个领域的 26 个项目

评定方法 —— 量表评定法

生活满意指数（LSIA）：该量表属于主观的生活质量评定内容，用于测量受试者对于生活的满意程度，具有良好的信度与效度

相对客观的生活质量评定该指数是最早开发应用于测量患者活动水平、社会支持和精神健康状况的量表之一，共有五个方面的内容

其中相当一部分由医务人员根据患者过去 1 周的情况进行评分。由于很难做到客观，所以只能称为相对客观的生活质量评定，常用的评定方法有生活质量指数（QOU）的评定，评分最高为 10 分，分数越高生活质量越佳

三、注意事项

注意事项

评定时应根据测试对象、测试目的及量表本身特点选择适宜量表

生活质量主要为主观体验，会受经济文化背景和价值观的强烈影响

通常生活质量的结果仅仅反映近期内被测个体或群体的情况

第十二节　认知知觉功能评定

一、概述

认知是人类认识客观事物并从周围世界获得知识及使用知识的活动，是人的大脑对外界信息进行积极的加工、处理和操作的过程。它包括知觉、注意、记忆、学习、言语、思维及问题解决等方面。人们通过感知觉、记忆、思维、推理、想象等，将从外界获得的信息在大脑中加工储存，并在需要时提取，与当前信息进行比较，以进行判断、推理，得出评价的过程，叫认知过程。它反映了人类对现实认识的心理过程。常见引起认知障碍的疾病有脑血管意外、脑外伤、痴呆、脑性瘫痪、乙醇中毒、药物中毒等。

二、认知功能评定

认知功能的评估主要是对患者的记忆、注意及综合思维等方面的能力进行测评。在进行认知功能评估时，首先应从询问病史及临床观察开始，然后再选择评定量表。

1. 痴呆筛查——简明精神状态检查法

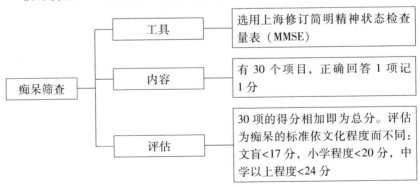

2. 记忆力评估

记忆是人对过去经历过的事物的一种反映，可分为长时记忆、短时记忆和瞬时记忆三种。记忆功能是人脑的基本认知功能之一。脑损伤及情绪或人格障碍患者常出现记忆功能障碍。

（1）韦氏记忆测验：韦氏记忆测验是应用较广的成套记忆测验，也是神经心理测验之一。中国的标准化量表已由龚耀先等再次修订，可用于7岁以上儿童及成人。

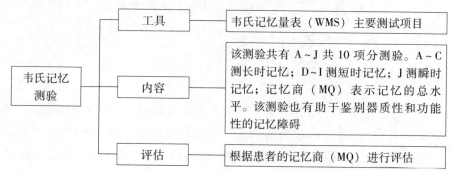

（2）临床记忆测验：根据国外单项测验编制的成套记忆量表，用于成人（20~90岁），有甲、乙两套。由于临床所见记忆障碍以近事记忆障碍或学习新事物困难为多见，故该量表各个分测验都是检查持续数分钟的一次性记忆或学习能力。分测验B为语文测验，可以检查学习能力，并与思维有关；D为非语文测验，因图形是无意义的，不通过词再认；C、E是介于语文和非语文之间的测验，通过词来识记和回忆。本测试可以鉴别不同类型的记忆障碍，如词语记忆障碍或视觉记忆障碍，并对大脑功能障碍评定提供参考数据。

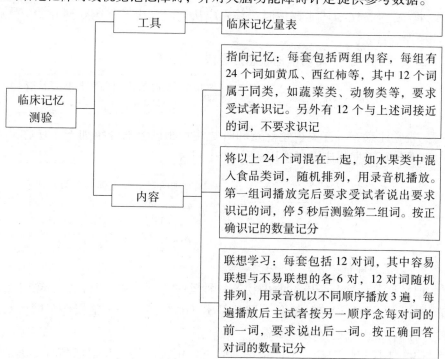

续流程

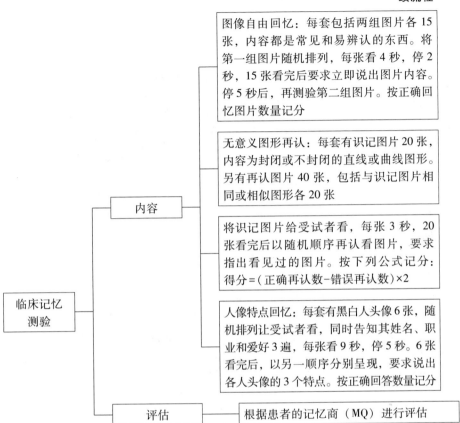

图像自由回忆：每套包括两组图片各 15 张，内容都是常见和易辨认的东西。将第一组图片随机排列，每张看 4 秒，停 2 秒，15 张看完后要求立即说出图片内容。停 5 秒后，再测验第二组图片。按正确回忆图片数量记分

无意义图形再认：每套有识记图片 20 张，内容为封闭或不封闭的直线或曲线图形。另有再认图片 40 张，包括与识记图片相同或相似图形各 20 张

将识记图片给受试者看，每张 3 秒，20 张看完后以随机顺序再认看图片，要求指出看见过的图片。按下列公式记分：得分＝（正确再认数－错误再认数）×2

人像特点回忆：每套有黑白人头像 6 张，随机排列让受试者看，同时告知其姓名、职业和爱好 3 遍，每张看 9 秒，停 5 秒。6 张看完后，以另一顺序分别呈现，要求说出各人头像的 3 个特点。按正确回答数量记分

临床记忆测验 ─ 内容

临床记忆测验 ─ 评估 ─ 根据患者的记忆商（MQ）进行评估

3. 注意力评估

注意是对事物的一种选择性反应。根据参与器官的不同，可以分为听觉注意、视觉注意等。有关视觉注意和听觉注意测试方法介绍如下。它们不是成套测验，可根据临床需要选用。

（1）视跟踪和辨认测试

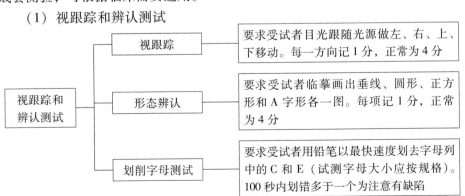

视跟踪和辨认测试 ─ 视跟踪 ─ 要求受试者目光跟随光源做左、右、上、下移动。每一方向记 1 分，正常为 4 分

视跟踪和辨认测试 ─ 形态辨认 ─ 要求受试者临摹画出垂线、圆形、正方形和 A 字形各一图。每项记 1 分，正常为 4 分

视跟踪和辨认测试 ─ 划削字母测试 ─ 要求受试者用铅笔以最快速度划去字母列中的 C 和 E（试测字母大小应按规格）。100 秒内划错多于一个为注意有缺陷

（2）数或词的辨别注意测试

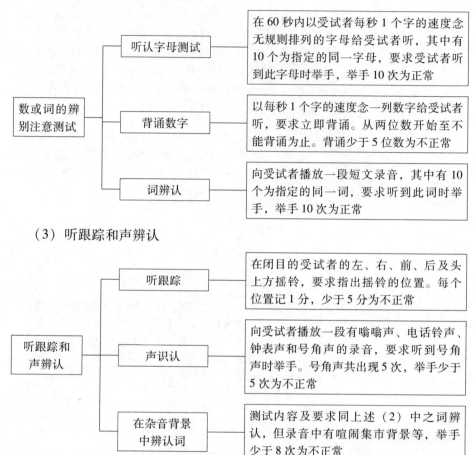

（3）听跟踪和声辨认

三、知觉功能评定

知觉功能的评估包括精细运动，感觉区分，运动速度与耐力，双侧感官同时接受刺激时双侧触觉、听觉、视觉等方面的功能。目前国际上还没有比较统一的评定量表，大多数评估是选择性针对某个症状的。如在临床中常常出现的失认症和失用症。

1. 失认症

失认症是指由于大脑半球中某些部位的损害，使患者对来自感觉通路中的一些信息丧失正确的分析和鉴别的一种症状。可见于视觉和触觉，但常见的失认症是单侧空间失认，又称视觉单侧忽略，即患者大脑一侧损害后对对侧的一半的空间内的物体不能感知。病灶常位于右侧顶叶、丘脑。

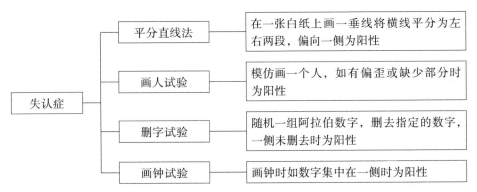

2. 失用症

失用症是在运动、感觉、反射均无异常的情况下，患者由于脑部损伤而不能按指令完成以前所能完成的有目的的动作。

（1）结构性失用：结构性失用患者表现为不能描绘或拼接简单的图形。检查方法有如下几点。

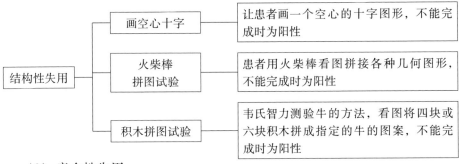

（2）意念性失用

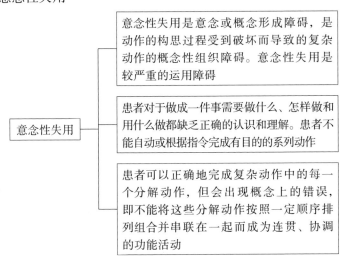

续流程

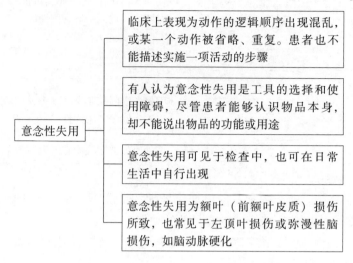

（3）意念运动性失用

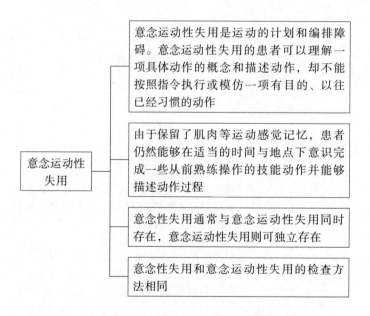

（4）意念性失用和意念运动性失用的鉴别：鉴别两者的关键在于患者对于检查的反应。意念性失用患者既不能按指令也不能自动地完成。意念运动性失用的患者不能按指令做动作，但在恰当的时间和地点就能够自动地完成该动作。根据从难到易的原则，评价分三个步骤或用三种方式进行。

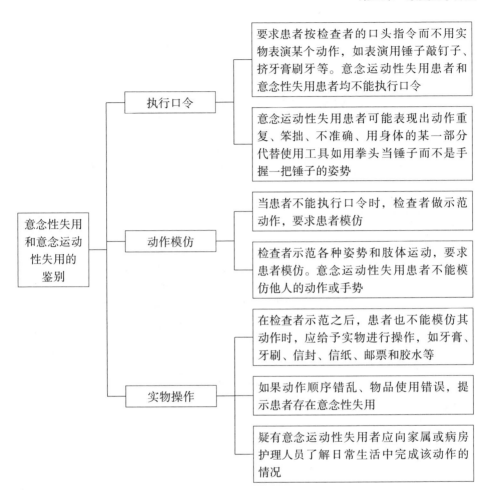

意念性失用和意念运动性失用的鉴别

执行口令
- 要求患者按检查者的口头指令而不用实物表演某个动作，如表演用锤子敲钉子、挤牙膏刷牙等。意念运动性失用患者和意念性失用患者均不能执行口令
- 意念运动性失用患者可能表现出动作重复、笨拙、不准确、用身体的某一部分代替使用工具如用拳头当锤子而不是手握一把锤子的姿势

动作模仿
- 当患者不能执行口令时，检查者做示范动作，要求患者模仿
- 检查者示范各种姿势和肢体运动，要求患者模仿。意念运动性失用患者不能模仿他人的动作或手势

实物操作
- 在检查者示范之后，患者也不能模仿其动作时，应给予实物进行操作，如牙膏、牙刷、信封、信纸、邮票和胶水等
- 如果动作顺序错乱、物品使用错误，提示患者存在意念性失用
- 疑有意念运动性失用者应向家属或病房护理人员了解日常生活中完成该动作的情况

第四章
康复治疗技术及护理

第一节　运动治疗及护理

一、肌力训练

1. 概述

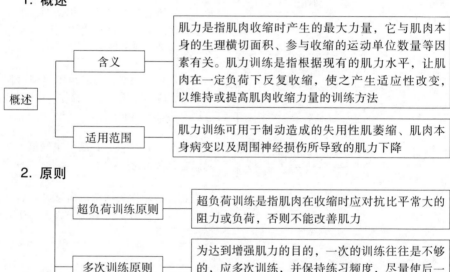

概述	含义	肌力是指肌肉收缩时产生的最大力量,它与肌肉本身的生理横切面积、参与收缩的运动单位数量等因素有关。肌力训练是指根据现有的肌力水平,让肌肉在一定负荷下反复收缩,使之产生适应性改变,以维持或提高肌肉收缩力量的训练方法
	适用范围	肌力训练可用于制动造成的失用性肌萎缩、肌肉本身病变以及周围神经损伤所导致的肌力下降

2. 原则

原则	超负荷训练原则	超负荷训练是指肌肉在收缩时应对抗比平常大的阻力或负荷,否则不能改善肌力
	多次训练原则	为达到增强肌力的目的,一次的训练往往是不够的,应多次训练,并保持练习频度,尽量使后一次练习在前一次练习后的超量恢复阶段内进行
	训练的疲劳度原则	训练时让肌肉感到疲劳但不应过度疲劳。为了肌肉训练出现超量恢复,肌力训练应引起一定的疲劳
	循序渐进的原则	肌肉的力量训练在超负荷下最为有效,但负荷增加过快反而不利于肌力的恢复。因此,训练中应根据肌力增加的动态变化逐渐增加负荷
	自主用力收缩的原则	在肌力训练中应强调肌肉的自主收缩,即使在需要外力辅助训练时,也应当尽可能少地给予帮助。在练习时,肌肉自主收缩强度越大,参与收缩的运动单位数量也就越多,对增强肌力越有效

3. 主动用力的方法

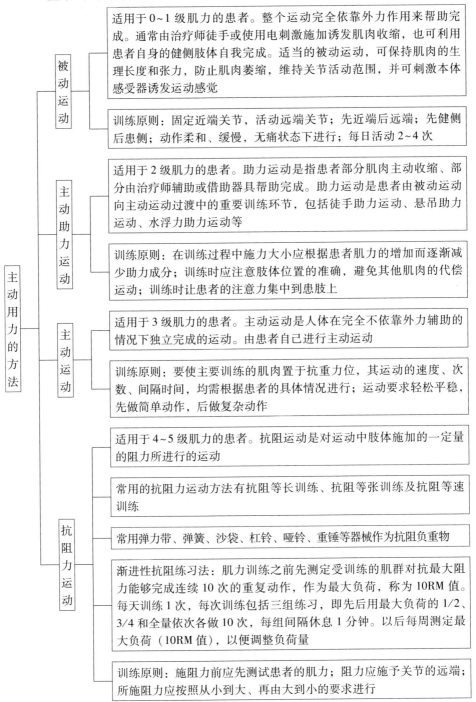

主动用力的方法

被动运动

适用于0~1级肌力的患者。整个运动完全依靠外力作用来帮助完成。通常由治疗师徒手或使用电刺激施加诱发肌肉收缩，也可利用患者自身的健侧肢体自我完成。适当的被动运动，可保持肌肉的生理长度和张力，防止肌肉萎缩，维持关节活动范围，并可刺激本体感受器诱发运动感觉

训练原则：固定近端关节，活动远端关节；先近端后远端；先健侧后患侧；动作柔和、缓慢，无痛状态下进行；每日活动2~4次

主动助力运动

适用于2级肌力的患者。助力运动是指患者部分肌肉主动收缩、部分由治疗师辅助或借助器具帮助完成。助力运动是患者由被动运动向主动运动过渡中的重要训练环节，包括徒手助力运动、悬吊助力运动、水浮力助力运动等

训练原则：在训练过程中施力大小应根据患者肌力的增加而逐渐减少助力成分；训练时应注意肢体位置的准确，避免其他肌肉的代偿运动；训练时让患者的注意力集中到患肢上

主动运动

适用于3级肌力的患者。主动运动是人体在完全不依靠外力辅助的情况下独立完成的运动。由患者自己进行主动运动

训练原则：要使主要训练的肌肉置于抗重力位，其运动的速度、次数、间隔时间，均需根据患者的具体情况进行；运动要求轻松平稳，先做简单动作，后做复杂动作

抗阻力运动

适用于4~5级肌力的患者。抗阻运动是对运动中肢体施加的一定量的阻力所进行的运动

常用的抗阻力运动方法有抗阻等长训练、抗阻等张训练及抗阻等速训练

常用弹力带、弹簧、沙袋、杠铃、哑铃、重锤等器械作为抗阻负重物

渐进性抗阻练习法：肌力训练之前先测定受训练的肌群对抗最大阻力能够完成连续10次的重复动作，作为最大负荷，称为10RM值。每天训练1次，每次训练包括三组练习，即先后用最大负荷的1/2、3/4和全量依次各做10次，每组间隔休息1分钟。以后每周测定最大负荷（10RM值），以便调整负荷量

训练原则：施予阻力前应先测试患者的肌力；阻力应施予关节的远端；所施阻力应按照从小到大、再由大到小的要求进行

4. 肌肉收缩的方法

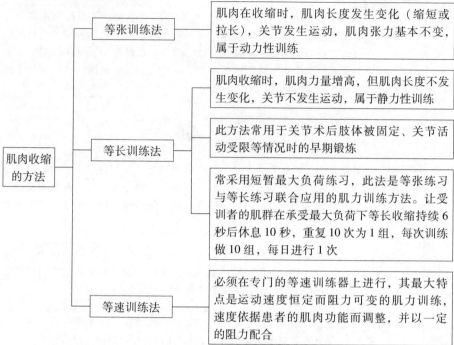

肌肉收缩的方法
- 等张训练法 —— 肌肉在收缩时，肌肉长度发生变化（缩短或拉长），关节发生运动，肌肉张力基本不变，属于动力性训练
- 等长训练法
  - 肌肉收缩时，肌肉力量增高，但肌肉长度不发生变化，关节不发生运动，属于静力性训练
  - 此方法常用于关节术后肢体被固定、关节活动受限等情况时的早期锻炼
  - 常采用短暂最大负荷练习，此法是等张练习与等长练习联合应用的肌力训练方法。让受训者的肌群在承受最大负荷下等长收缩持续 6 秒后休息 10 秒，重复 10 次为 1 组，每次训练做 10 组，每日进行 1 次
- 等速训练法 —— 必须在专门的等速训练器上进行，其最大特点是运动速度恒定而阻力可变的肌力训练，速度依据患者的肌肉功能而调整，并以一定的阻力配合

5. 注意事项

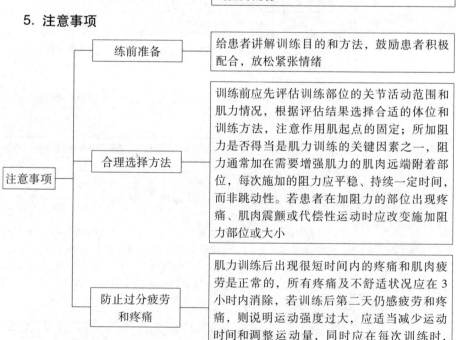

注意事项
- 练前准备 —— 给患者讲解训练目的和方法，鼓励患者积极配合，放松紧张情绪
- 合理选择方法 —— 训练前应先评估训练部位的关节活动范围和肌力情况，根据评估结果选择合适的体位和训练方法，注意作用肌起点的固定；所加阻力是否得当是肌力训练的关键因素之一，阻力通常加在需要增强肌力的肌肉远端附着部位，每次施加的阻力应平稳、持续一定时间，而非跳动性。若患者在加阻力的部位出现疼痛、肌肉震颤或代偿性运动时应改变施加阻力部位或大小
- 防止过分疲劳和疼痛 —— 肌力训练后出现很短时间内的疼痛和肌肉疲劳是正常的，所有疼痛及不舒适状况应在 3 小时内消除，若训练后第二天仍感疲劳和疼痛，则说明运动强度过大，应适当减少运动时间和调整运动量，同时应在每次训练时，要充分做好准备活动和放松活动

续流程

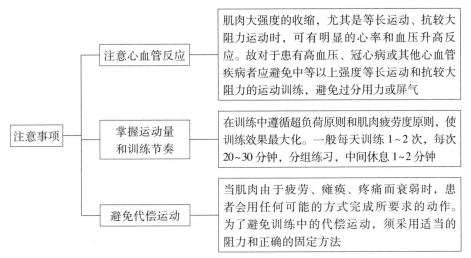

注意事项	注意心血管反应	肌肉大强度的收缩，尤其是等长运动、抗较大阻力运动时，可有明显的心率和血压升高反应。故对于患有高血压、冠心病或其他心血管疾病者应避免中等以上强度等长运动和抗较大阻力的运动训练，避免过分用力或屏气
	掌握运动量和训练节奏	在训练中遵循超负荷原则和肌肉疲劳度原则，使训练效果最大化。一般每天训练1~2次，每次20~30分钟，分组练习，中间休息1~2分钟
	避免代偿运动	当肌肉由于疲劳、瘫痪、疼痛而衰弱时，患者会用任何可能的方式完成所要求的动作。为了避免训练中的代偿运动，须采用适当的阻力和正确的固定方法

二、关节活动范围训练

1. 基本概念

关节活动范围即关节所能达到的活动范围。关节活动范围训练是指利用各种方法来维持和恢复因组织粘连或肌肉痉挛等多种因素所导致的关节功能障碍的运动治疗技术。根据是否借助外力分为被动运动、主动助力运动、主动运动；根据是否使用器械分为徒手运动和器械运动。关节活动范围训练是运动改善的前提和关键，是恢复肌力、耐力、平衡以及协调等运动因素的基本条件，也是进行日常生活活动训练，职业训练，使用各种矫形器、假肢、轮椅的必需条件。

2. 活动范围受限原因

活动范围受限原因	关节长时间制动	关节制动将使关节周围的疏松网状组织变为致密的网状组织。受伤后的关节固定两个星期后就会导致结缔组织纤维融合，造成关节运动功能受限
	神经性肌肉挛缩	反射性挛缩：为减少疼痛而长时间将肢体置于某一种强迫体位造成的挛缩
		痉挛性挛缩：因中枢神经系统病损导致肌张力亢进、肌肉力量不均衡造成的挛缩
		失神经支配性挛缩：因肌肉失去外周神经支配所致的弛缓性瘫痪造成的挛缩

续流程

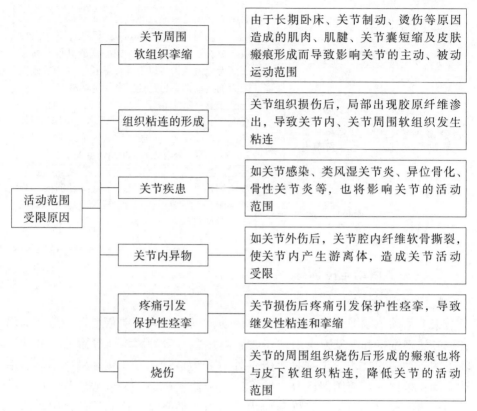

活动范围受限原因

关节周围软组织挛缩：由于长期卧床、关节制动、烫伤等原因造成的肌肉、肌腱、关节囊短缩及皮肤瘢痕形成而导致影响关节的主动、被动运动范围

组织粘连的形成：关节组织损伤后，局部出现胶原纤维渗出，导致关节内、关节周围软组织发生粘连

关节疾患：如关节感染、类风湿关节炎、异位骨化、骨性关节炎等，也将影响关节的活动范围

关节内异物：如关节外伤后，关节腔内纤维软骨撕裂，使关节内产生游离体，造成关节活动受限

疼痛引发保护性痉挛：关节损伤后疼痛引发保护性痉挛，导致继发性粘连和挛缩

烧伤：关节的周围组织烧伤后形成的瘢痕也将与皮下软组织粘连，降低关节的活动范围

3. 主动运动

当患者能主动活动时应以主动锻炼为主。最常用的是各种徒手体操，一般根据患者关节活动受限的方向和程度，设计一些有针对性的动作，内容可简可繁。运动时用力要均匀缓慢，循序渐进，幅度从小至大。可以个人练习，也可将有相同疾患的患者分组集体练习。

4. 主动助力运动

主动助力运动对患肢的主动运动施加辅助力量，外力重点加在运动的始末部分。常用人力导引、器械训练、悬吊训练、滑轮训练和水中运动。

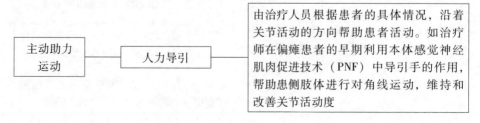

主动助力运动

人力导引：由治疗人员根据患者的具体情况，沿着关节活动的方向帮助患者活动。如治疗师在偏瘫患者的早期利用本体感觉神经肌肉促进技术（PNF）中导引手的作用，帮助患侧肢体进行对角线运动，维持和改善关节活动度

续流程

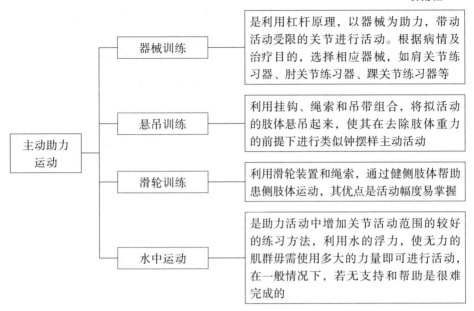

主动助力运动	器械训练	是利用杠杆原理，以器械为助力，带动活动受限的关节进行活动。根据病情及治疗目的，选择相应器械，如肩关节练习器、肘关节练习器、踝关节练习器等
	悬吊训练	利用挂钩、绳索和吊带组合，将拟活动的肢体悬吊起来，使其在去除肢体重力的前提下进行类似钟摆样主动活动
	滑轮训练	利用滑轮装置和绳索，通过健侧肢体帮助患侧肢体运动，其优点是活动幅度易掌握
	水中运动	是助力活动中增加关节活动范围的较好的练习方法，利用水的浮力，使无力的肌群毋需使用多大的力量即可进行活动，在一般情况下，若无支持和帮助是很难完成的

5. 被动运动

被动运动当患者不能进行主动肌肉收缩时采用，完全由外力进行的运动方法。外力可来自他人（康复治疗人员、家属或患者的健肢帮助）或机械力。具体方法如下。

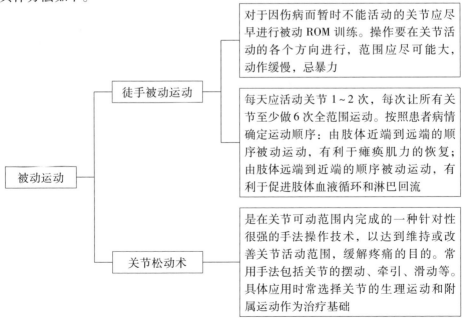

被动运动	徒手被动运动	对于因伤病而暂时不能活动的关节应尽早进行被动 ROM 训练。操作要在关节活动的各个方向进行，范围应尽可能大，动作缓慢，忌暴力
		每天应活动关节 1~2 次，每次让所有关节至少做 6 次全范围运动。按照患者病情确定运动顺序：由肢体近端到远端的顺序被动运动，有利于瘫痪肌力的恢复；由肢体远端到近端的顺序被动运动，有利于促进肢体血液循环和淋巴回流
	关节松动术	是在关节可动范围内完成的一种针对性很强的手法操作技术，以达到维持或改善关节活动范围，缓解疼痛的目的。常用手法包括关节的摆动、牵引、滑动等。具体应用时常选择关节的生理运动和附属运动作为治疗基础

续流程

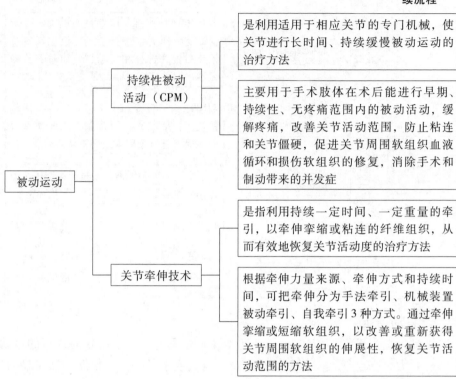

被动运动
- 持续性被动活动（CPM）
  - 是利用适用于相应关节的专门机械，使关节进行长时间、持续缓慢被动运动的治疗方法
  - 主要用于手术肢体在术后能进行早期、持续性、无疼痛范围内的被动活动，缓解疼痛，改善关节活动范围，防止粘连和关节僵硬，促进关节周围软组织血液循环和损伤软组织的修复，消除手术和制动带来的并发症
- 关节牵伸技术
  - 是指利用持续一定时间、一定重量的牵引，以牵伸挛缩或粘连的纤维组织，从而有效地恢复关节活动度的治疗方法
  - 根据牵伸力量来源、牵伸方式和持续时间，可把牵伸分为手法牵引、机械装置被动牵引、自我牵引3种方式。通过牵伸挛缩或短缩软组织，以改善或重新获得关节周围软组织的伸展性，恢复关节活动范围的方法

6. 注意事项

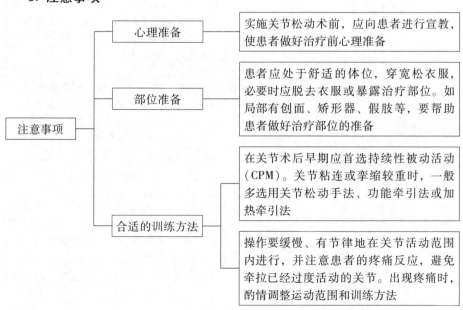

注意事项
- 心理准备
  - 实施关节松动术前，应向患者进行宣教，使患者做好治疗前心理准备
- 部位准备
  - 患者应处于舒适的体位，穿宽松衣服，必要时应脱去衣服或暴露治疗部位。如局部有创面、矫形器、假肢等，要帮助患者做好治疗部位的准备
- 合适的训练方法
  - 在关节术后早期应首选持续性被动活动（CPM）。关节粘连或挛缩较重时，一般多选用关节松动手法、功能牵引法或加热牵引法
  - 操作要缓慢、有节律地在关节活动范围内进行，并注意患者的疼痛反应，避免牵拉已经过度活动的关节。出现疼痛时，酌情调整运动范围和训练方法

续流程

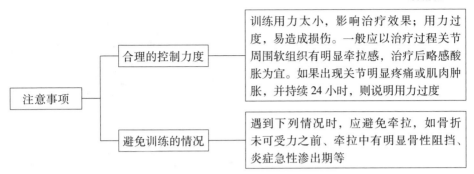

| 注意事项 | 合理的控制力度 | 训练用力太小，影响治疗效果；用力过度，易造成损伤。一般应以治疗过程关节周围软组织有明显牵拉感，治疗后略感酸胀为宜。如果出现关节明显疼痛或肌肉肿胀，并持续24小时，则说明用力过度 |
| 避免训练的情况 | 遇到下列情况时，应避免牵拉，如骨折未可受力之前、牵拉中有明显骨性阻挡、炎症急性渗出期等 |

三、耐力训练

1. 概述

耐力是指人持续运动的能力。增强耐力训练又称为有氧训练。是采用全身大肌群参与的、以发展体力为主的一种节律性、周期性运动。对增强心血管和呼吸功能、改善新陈代谢具有良好的作用。运动通常为中等强度、且持续时间较长的耐力运动（为60%~90%的最大心率，每次运动时间15~60分钟，每周训练3次以上），广泛用于各种心血管疾病康复、呼吸、代谢等系统疾患康复以及一般的健体强身锻炼。

2. 耐力训练的原则

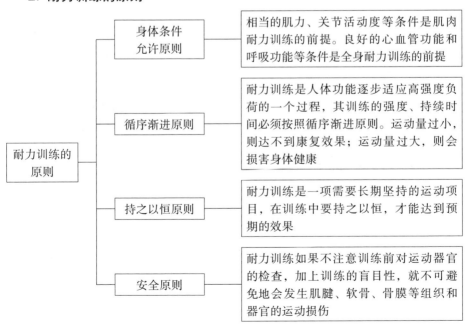

耐力训练的原则	身体条件允许原则	相当的肌力、关节活动度等条件是肌肉耐力训练的前提。良好的心血管功能和呼吸功能等条件是全身耐力训练的前提
循序渐进原则	耐力训练是人体功能逐步适应高强度负荷的一个过程，其训练的强度、持续时间必须按照循序渐进原则。运动量过小，则达不到康复效果；运动量过大，则会损害身体健康
持之以恒原则	耐力训练是一项需要长期坚持的运动项目，在训练中要持之以恒，才能达到预期的效果
安全原则	耐力训练如果不注意训练前对运动器官的检查，加上训练的盲目性，就不可避免地会发生肌腱、软骨、骨膜等组织和器官的运动损伤

3. 肌肉耐力训练的方法

肌肉耐力训练与肌力训练有不少共同之处，主要表现在肌肉运动形式上。

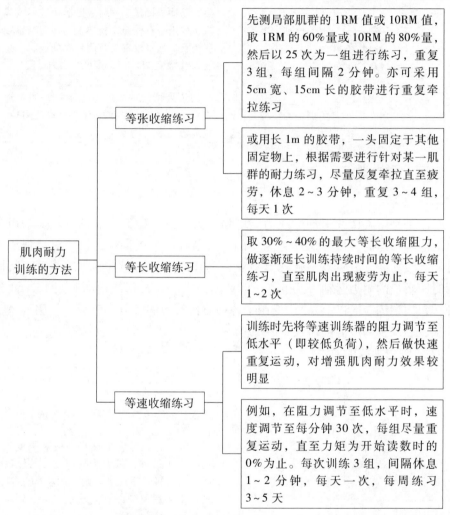

肌肉耐力训练的方法

等张收缩练习

先测局部肌群的 1RM 值或 10RM 值，取 1RM 的 60%量或 10RM 的 80%量，然后以 25 次为一组进行练习，重复 3 组，每组间隔 2 分钟。亦可采用 5cm 宽、15cm 长的胶带进行重复牵拉练习

或用长 1m 的胶带，一头固定于其他固定物上，根据需要进行针对某一肌群的耐力练习，尽量反复牵拉直至疲劳，休息 2~3 分钟，重复 3~4 组，每天 1 次

等长收缩练习

取 30%~40%的最大等长收缩阻力，做逐渐延长训练持续时间的等长收缩练习，直至肌肉出现疲劳为止，每天 1~2 次

等速收缩练习

训练时先将等速训练器的阻力调节至低水平（即较低负荷），然后做快速重复运动，对增强肌肉耐力效果较明显

例如，在阻力调节至低水平时，速度调节至每分钟 30 次，每组尽量重复运动，直至力矩为开始读数时的 0%为止。每次训练 3 组，间隔休息 1~2 分钟，每天一次，每周练习 3~5 天

4. 全身耐力训练的方法

全身耐力训练的方法

散步

速度缓慢，全身放松，每次持续时间 10~30 分钟，运动强度小，目的在于精神和躯体的放松性锻炼。有增强心肺功能、调节代谢、促进体内糖代谢的正常化、改善睡眠的作用，并可延缓和防止骨质疏松的发生。常用于高血压、溃疡病、神经衰弱和年老体弱、肥胖及其他慢性病患者

续流程

```
                                    ┌─────────────────────────────────┐
                                    │ 在平地或适当的坡道上做定距离、定   │
                                    │ 速度的步行，中途做必要的休息。按   │
                                    │ 计划逐渐延长距离。中间可加爬坡或   │
                                    │ 登台阶，每日或隔日进行1次         │
                  ┌─────────┐       └─────────────────────────────────┘
                  │ 医疗步行 │
                  └─────────┘       ┌─────────────────────────────────┐
                                    │ 可根据环境条件设计不同运动量的     │
                                    │ 几条路线，根据患者的功能情况选     │
                                    │ 用。运动强度一般属于中等，适用     │
                                    │ 于冠心病、慢性心功能不全、糖尿     │
                                    │ 病、肥胖、慢性支气管炎、肺气肿     │
                                    │ 等疾病                           │
                                    └─────────────────────────────────┘

                                    ┌─────────────────────────────────┐
                                    │ 属中等强度运动，适用于中老年健康   │
                                    │ 者或有较好锻炼基础的慢性病患者，   │
                                    │ 经心电运动试验无异常反应者。首先   │
                                    │ 决定运动量大小，即选择合适的运动   │
                  ┌─────────┐       │ 强度和持续时间                   │
                  │ 健身跑   │       └─────────────────────────────────┘
                  └─────────┘
                                    ┌─────────────────────────────────┐
                                    │ 开始练习健身跑者可进行间歇跑或短   │
                                    │ 程跑，以后改为常规健身跑。一般     │
 ┌─────────┐                        │ 说，年龄较轻、体质较好者，宜选强   │
 │ 全身耐力 │                        │ 度加大、持续时间较短的方案；中老   │
 │ 训练的方法│                       │ 年及体弱者，宜用强度较小而持续时   │
 └─────────┘                        │ 间较长的方案                     │
                                    └─────────────────────────────────┘

                                    ┌─────────────────────────────────┐
                                    │ 可以分为室内和室外两种。室内主     │
                                    │ 要采用蹬骑固定功率车。可根据需     │
                                    │ 要调节蹬车速度、阻力及时间，使     │
                                    │ 用方便                           │
                  ┌─────────┐       └─────────────────────────────────┘
                  │ 骑车     │
                  └─────────┘       ┌─────────────────────────────────┐
                                    │ 室外无负重的骑车运动强度较低，训   │
                                    │ 练时往往需要增加负重，以增加运动   │
                                    │ 强度。骑车运动对提高心肺功能、锻   │
                                    │ 炼下肢肌力、协调能力及增强全身耐   │
                                    │ 力均十分有益                     │
                                    └─────────────────────────────────┘

                                    ┌─────────────────────────────────┐
                                    │ 运动时水的浮力对皮肤、肌肉、关节   │
                  ┌─────────┐       │ 均有安抚作用，有利于骨关节疾病患   │
                  │ 游泳     │       │ 者的锻炼，对肢体痉挛患者有良好的   │
                  └─────────┘       │ 解痉作用                         │
                                    └─────────────────────────────────┘
```

5. 注意事项

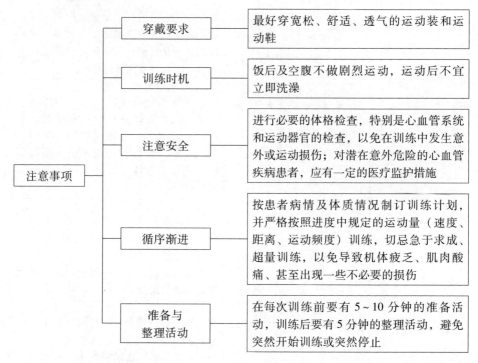

注意事项	穿戴要求	最好穿宽松、舒适、透气的运动装和运动鞋
	训练时机	饭后及空腹不做剧烈运动，运动后不宜立即洗澡
	注意安全	进行必要的体格检查，特别是心血管系统和运动器官的检查，以免在训练中发生意外或运动损伤；对潜在意外危险的心血管疾病患者，应有一定的医疗监护措施
	循序渐进	按患者病情及体质情况制订训练计划，并严格按照进度中规定的运动量（速度、距离、运动频度）训练，切忌急于求成、超量训练，以免导致机体疲乏、肌肉酸痛、甚至出现一些不必要的损伤
	准备与整理活动	在每次训练前要有 5~10 分钟的准备活动，训练后要有 5 分钟的整理活动，避免突然开始训练或突然停止

四、平衡与协调能力训练

1. 平衡训练的概述

平衡功能是指人体在突然受到外力的干扰，使身体重心偏离稳定位置时，四肢、躯干通过反射性的或随意的运动以恢复稳定的能力。视觉功能、前庭功能、本体感觉、小脑功能以及肌力、耐力、关节灵活性的下降都会影响到平衡功能。

平衡能力训练就是指为提高患者维持身体平衡能力所采取的各种训练措施。平衡能力的好坏影响到患者对运动的控制和日常生活活动能力。

2. 平衡训练的基本原则

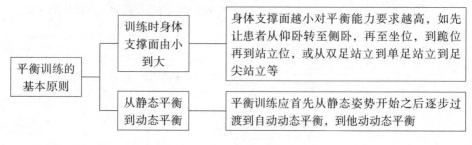

平衡训练的基本原则	训练时身体支撑面由小到大	身体支撑面越小对平衡能力要求越高，如先让患者从仰卧转至侧卧，再至坐位，到跪位再到站立位，或从双足站立到单足站立到足尖站立等
	从静态平衡到动态平衡	平衡训练应首先从静态姿势开始之后逐步过渡到自动动态平衡，到他动动态平衡

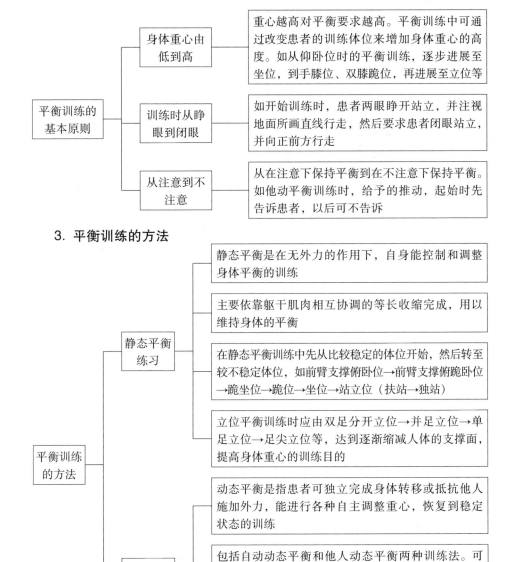

3. 平衡训练的方法

— 127 —

4. 平衡训练的注意事项

平衡训练的注意事项	训练前向患者解释说明训练目的、方法，使患者消除紧张及恐惧心理
	平衡练习要由易到难，要注意保护患者，防止跌倒，确保安全
	注意观察患者反应，避免训练疲劳

5. 协调训练的概述

协调训练的概述	协调是指人体产生平滑、准确、有控制运动的能力
	协调性练习是为改善患者对主动运动的控制能力，恢复动作的协调性和精确性，提高动作质量
	已广泛用于深部感觉障碍、小脑性、前庭迷路性和大脑性运动失调，以及一系列因不随意运动所致的协调运动障碍
	协调性包括运动中原动肌与拮抗肌、协同肌之间的协调，上下肢的运动协调，四肢和躯干、两侧肢体对称或不对称的协调，眼和手的协调等
	协调性练习的基础是利用残存部分的感觉系统以及利用视觉、听觉和触觉来管理随意运动
	训练的种类大体分为：对上肢的训练；对躯干和下肢的训练，包括卧位的训练、坐位的训练、立位的训练、步行时的训练和附加重量的步行训练

6. 协调训练的基本方法

协调训练的基本方法	上肢和手的协调训练应重点练习动作的准确性、反应速度快慢、动作节奏性等方面
	以手的抓握训练为例，训练时要使患者手指有众多肌肉的协调，拇指与其他四指的协调，注意把训练动作加以分解，在正确的运动形式下反复训练，为防止训练的单调，可将协调训练寓于具体的作业治疗中，以便增加患者对重复训练的兴趣
	如积木、钉木板、玩扑克牌、打麻将、下棋、打字等
	下肢的协调训练，重点练习下肢各方向的运动和各种正确的行走步态，训练中不断纠正患者错误的姿势，通过反复多次的训练，逐渐提高动作之间的协调性

7. 协调训练的注意事项

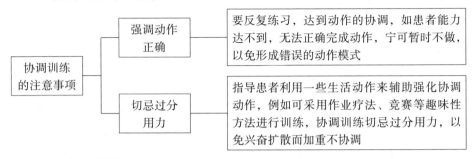

	强调动作正确	要反复练习，达到动作的协调，如患者能力达不到，无法正确完成动作，宁可暂时不做，以免形成错误的动作模式
协调训练的注意事项		
	切忌过分用力	指导患者利用一些生活动作来辅助强化协调动作，例如可采用作业疗法、竞赛等趣味性方法进行训练，协调训练切忌过分用力，以免兴奋扩散而加重不协调

五、步行训练

1. 步行训练的准备

步行需要下肢具有足够的肌力和关节活动度，同时需要良好的平衡与协调功能。因此，下肢肌力训练、关节活动度训练，以及良好的站立平衡训练、协调功能训练是步行训练前必须进行的训练与准备。

2. 持手杖步行训练

持手杖步行训练往往是在持双拐步行后向独立步行过渡时运用，主要有两种方式。

	三点步	健手持杖：先伸出手杖，后迈出患肢，最后迈出健肢。脑卒中偏瘫患者多取这种步行方式
持手杖步行训练		
	两点步	健手持杖：行进时手杖与患足同时迈出，然后迈出健足。此步态行走时比三点步快，多在轻病例或恢复后期应用

3. 持拐步行训练

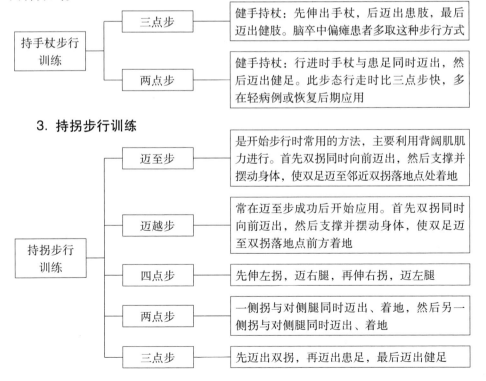

	迈至步	是开始步行时常用的方法，主要利用背阔肌肌力进行。首先双拐同时向前迈出，然后支撑并摆近身体，使双足迈至邻近双拐落地点处着地
	迈越步	常在迈至步成功后开始应用。首先双拐同时向前迈出，然后支撑并摆动身体，使双足迈至双拐落地点前方着地
持拐步行训练	四点步	先伸左拐，迈右腿，再伸右拐，迈左腿
	两点步	一侧拐与对侧腿同时迈出、着地，然后另一侧拐与对侧腿同时迈出、着地
	三点步	先迈出双拐，再迈出患足，最后迈出健足

4. 平行杠内步行训练

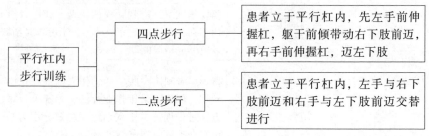

5. 注意事项

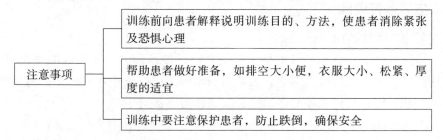

六、神经肌肉促进技术

1. 概述

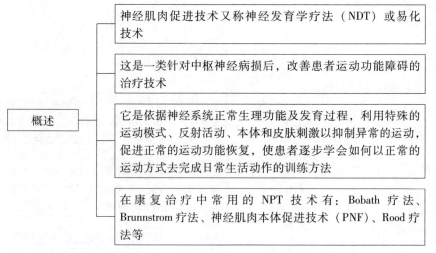

2. Bobath 疗法

Bobath 疗法是英国的物理治疗师 Berta Bobath 夫妇在 20 世纪 40~50 年代创立的用于小儿脑瘫和成人脑卒中后偏瘫的治疗方法。

当中枢神经系统受损后，患者丧失了正常运动功能，出现异常姿势反射，

Bobath 主张首先避免异常姿势发生，或者以反射性抑制加以改善。Bobath 疗法的要点是，通过关键点的控制及其设计的反射抑制模式（RIP）和肢位的恰当摆放来抑制肢体痉挛，待痉挛缓解之后，通过反射、体位平衡诱发其平衡反应，再让患者进行主动的、小范围的、不引起联合反应和异常运动模式的关节运动，然后再进行各种运动控制训练，逐步过渡到日常生活动作的训练而取得康复效果。常用的治疗技术如下。

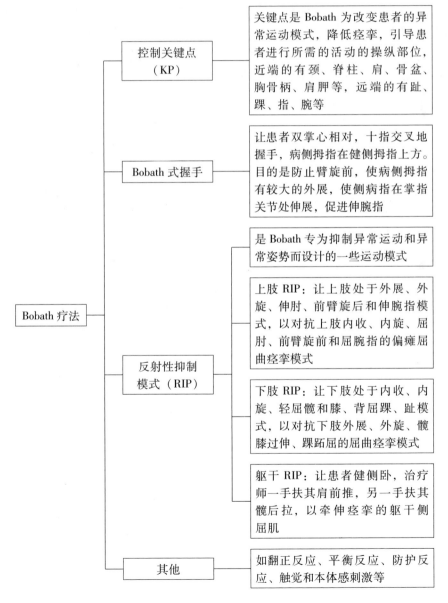

3. Rood 疗法

Rood 疗法是 20 世纪 50 年代美国物理治疗和作业治疗师 Margret Rood 提出的，又称多感觉刺激疗法。其特征是通过感觉刺激诱发出特定的运动反应。

Rood 疗法的基本观点是：运动模式是从出生时就已存在的、基本的反射模式中发展出来的，这些模式不断地被利用和通过感觉刺激不断地被修正，直到在大脑皮质意识水平上获得高级的控制，产生运动记忆。因此，按照正常人体发育顺序对适当的感受器施加正确的刺激，就有可能加速诱发运动反应，并且可以通过反复的感觉刺激而诱导出正确的运动模式。Rood 疗法在治疗中有 4 个内容：皮肤刺激、负重、运动、按发育顺序的运动控制。

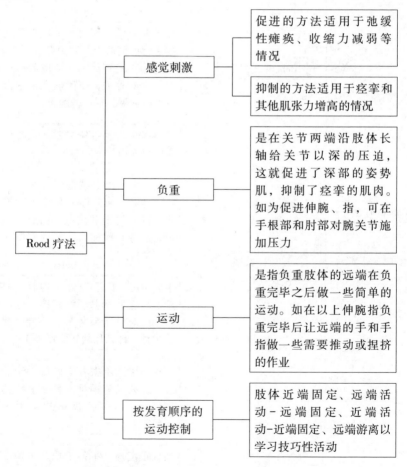

感觉刺激方法：

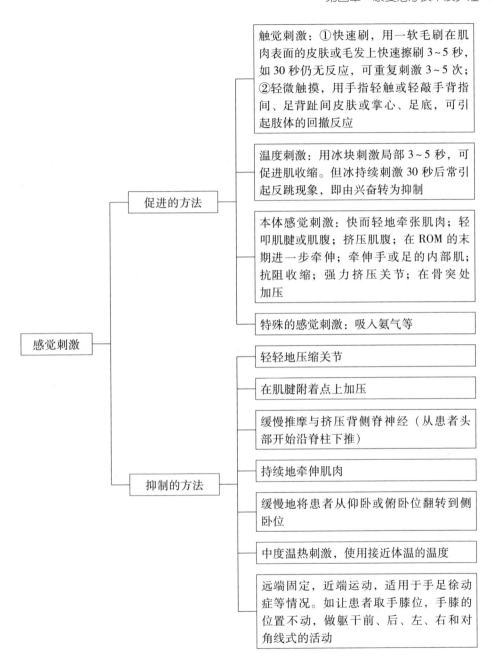

触觉刺激：①快速刷，用一软毛刷在肌肉表面的皮肤或毛发上快速擦刷 3~5 秒，如 30 秒仍无反应，可重复刺激 3~5 次；②轻微触摸，用手指轻触或轻敲手背指间、足背趾间皮肤或掌心、足底，可引起肢体的回撤反应

温度刺激：用冰块刺激局部 3~5 秒，可促进肌收缩。但冰持续刺激 30 秒后常引起反跳现象，即由兴奋转为抑制

本体感觉刺激：快而轻地牵张肌肉；轻叩肌腱或肌腹；挤压肌腹；在 ROM 的末期进一步牵伸；牵伸手或足的内部肌；抗阻收缩；强力挤压关节；在骨突处加压

特殊的感觉刺激：吸入氨气等

轻轻地压缩关节

在肌腱附着点上加压

缓慢推摩与挤压背侧脊神经（从患者头部开始沿脊柱下推）

持续地牵伸肌肉

缓慢地将患者从仰卧或俯卧位翻转到侧卧位

中度温热刺激，使用接近体温的温度

远端固定，近端运动，适用于手足徐动症等情况。如让患者取手膝位，手膝的位置不动，做躯干前、后、左、右和对角线式的活动

感觉刺激

促进的方法

抑制的方法

4. 神经肌肉本体促进疗法

神经肌肉本体促进疗法（PNF）由美国康复医师 Herman Kabat 于 20 世纪 40 年代提出，以后由其同事 Margaret Knott 和 Dorothy Voss 于 20 世纪 50 年代

正式发表。该疗法是利用牵张、关节压缩和牵引、施加阻力等方法刺激本体感受器和应用螺旋、对角线状运动模式来促进运动功能恢复的一种治疗方法。它以各种运动模式或姿势作为载体，通过治疗师的口令（听觉）、手法（触觉）及给予患者视觉刺激，来强化本体感觉性刺激所产生的肌肉反应，促进患者学习和掌握正确的运动功能。螺旋、对角线的运动模式是 PNF 技术的基本特征。

（1）基本运动模式：根据运动模式的发生部位，可以分为上肢模式、下肢模式、颈部模式；根据肢体的相互运动，可以分为单侧模式、双侧模式。

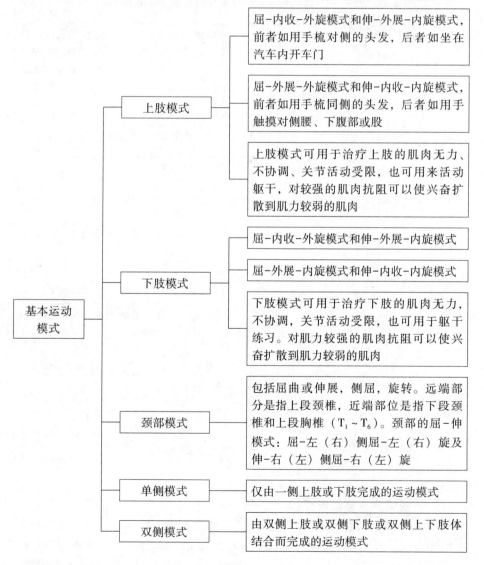

基本运动模式

- 上肢模式
  - 屈-内收-外旋模式和伸-外展-内旋模式，前者如用手梳对侧的头发，后者如坐在汽车内开车门
  - 屈-外展-外旋模式和伸-内收-内旋模式，前者如用手梳同侧的头发，后者如用手触摸对侧腰、下腹部或股
  - 上肢模式可用于治疗上肢的肌肉无力、不协调、关节活动受限，也可用来活动躯干，对较强的肌肉抗阻可以使兴奋扩散到肌力较弱的肌肉
- 下肢模式
  - 屈-内收-外旋模式和伸-外展-内旋模式
  - 屈-外展-内旋模式和伸-内收-内旋模式
  - 下肢模式可用于治疗下肢的肌肉无力，不协调，关节活动受限，也可用于躯干练习。对肌力较强的肌肉抗阻可以使兴奋扩散到肌力较弱的肌肉
- 颈部模式
  - 包括屈曲或伸展，侧屈，旋转。远端部分是指上段颈椎，近端部位是指下段颈椎和上段胸椎（$T_1 \sim T_6$）。颈部的屈-伸模式：屈-左（右）侧屈-左（右）旋及伸-右（左）侧屈-右（左）旋
- 单侧模式
  - 仅由一侧上肢或下肢完成的运动模式
- 双侧模式
  - 由双侧上肢或双侧下肢或双侧上下肢体结合而完成的运动模式

（2）手法治疗：PNF 除了运用上述基本运动模式之外，还有以下几种常用的基本技术。

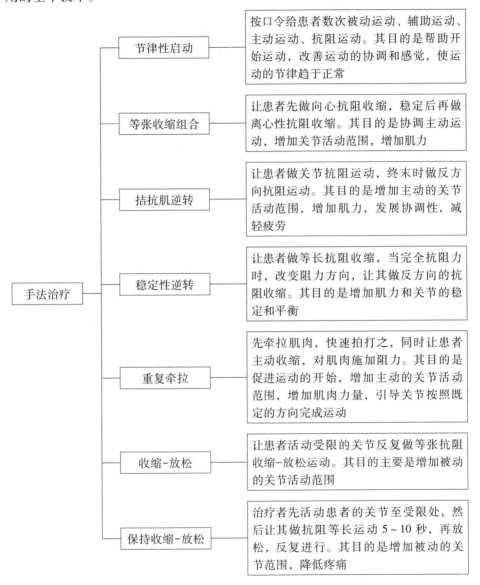

手法治疗	节律性启动	按口令给患者数次被动运动、辅助运动、主动运动、抗阻运动。其目的是帮助开始运动，改善运动的协调和感觉，使运动的节律趋于正常
	等张收缩组合	让患者先做向心抗阻收缩，稳定后再做离心性抗阻收缩。其目的是协调主动运动，增加关节活动范围，增加肌力
	拮抗肌逆转	让患者做关节抗阻运动，终末时做反方向抗阻运动。其目的是增加主动的关节活动范围，增加肌力，发展协调性，减轻疲劳
	稳定性逆转	让患者做等长抗阻收缩，当完全抗阻力时，改变阻力方向，让其做反方向的抗阻收缩。其目的是增加肌力和关节的稳定和平衡
	重复牵拉	先牵拉肌肉，快速拍打之，同时让患者主动收缩，对肌肉施加阻力。其目的是促进运动的开始，增加主动的关节活动范围，增加肌肉力量，引导关节按照既定的方向完成运动
	收缩-放松	让患者活动受限的关节反复做等张抗阻收缩-放松运动。其目的主要是增加被动的关节活动范围
	保持收缩-放松	治疗者先活动患者的关节至受限处，然后让其做抗阻等长运动 5~10 秒，再放松，反复进行。其目的是增加被动的关节范围，降低疼痛

5. Brunnstrom 疗法

Brunnstrom 疗法是原籍瑞典后移居美国的物理治疗师 Signe Brunnstrom 于 20 世纪 50 年代提出的。主要用于脑卒中后偏瘫的评定和治疗。

Brunnstrom 将脑卒中后偏瘫患者的恢复过程划分为 6 个阶段。认为脑卒中后出现的刻板的协同动作、联合反应、原始姿势反射等在运动发育早期是正常存在的，对偏瘫患者而言，这些异常模式是恢复早期的一个必然阶段，它出现在正常随意运动恢复之前，在偏瘫治疗过程中应该加以促进和利用，以诱发一些运动反应。并认为，一旦这些协同动作能较随意和自由地进行，就要训练患者修正、摆脱这些模式，最终恢复独立的、随意的分离运动。

基本的治疗技术举例（以上肢为例）：

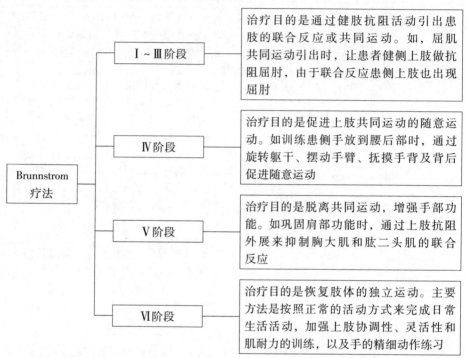

Brunnstrom 疗法	Ⅰ~Ⅲ阶段	治疗目的是通过健肢抗阻活动引出患肢的联合反应或共同运动。如，屈肌共同运动引出时，让患者健侧上肢做抗阻屈肘，由于联合反应患侧上肢也出现屈肘
	Ⅳ阶段	治疗目的是促进上肢共同运动的随意运动。如训练患侧手放到腰后部时，通过旋转躯干、摆动手臂、抚摸手背及背后促进随意运动
	Ⅴ阶段	治疗目的是脱离共同运动，增强手部功能。如巩固肩部功能时，通过上肢抗阻外展来抑制胸大肌和肱二头肌的联合反应
	Ⅵ阶段	治疗目的是恢复肢体的独立运动。主要方法是按照正常的活动方式来完成日常生活活动，加强上肢协调性、灵活性和肌耐力的训练，以及手的精细动作练习

6. 注意事项

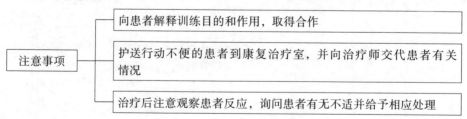

注意事项	向患者解释训练目的和作用，取得合作
	护送行动不便的患者到康复治疗室，并向治疗师交代患者有关情况
	治疗后注意观察患者反应，询问患者有无不适并给予相应处理

七、牵伸技术

1. 概述

牵伸技术是应用力学中作用力与反作用力的原理，通过手法、自身体重、器械，对身体某一部位或关节施行的牵引、拉伸技术。主要目的是改善或恢复关节周围软组织的伸展性，降低肌张力，增加或恢复关节的活动范围，防止发生不可逆的组织挛缩。通常结合按摩、医疗体操、热疗进行。

2. 基本方法

根据牵引力量来源：分为手法牵伸、器械装置牵伸、自我重量牵伸。

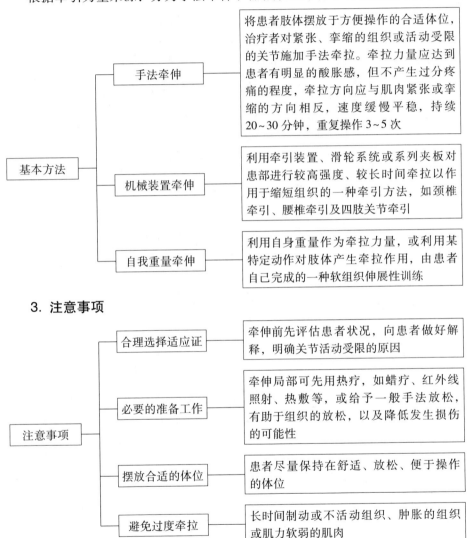

3. 注意事项

八、运动再学习技术

1. 概述

运动再学习技术是把中枢神经系统损伤后运动功能训练的恢复训练视为

一种再学习或再训练的过程。主要强调在生物力学、运动学、神经生理学和行为学理论的指导下，以任务或功能活动为导向，强调患者主动参与和认知的重要性，按照科学的运动学习方法对患者进行再教育，以恢复其运动功能。

2. 基本技术

运动再学习技术包含了7个部分，分别为面部功能、上肢功能、仰卧到床边坐起、坐位平衡、站立与坐下、站立平衡和步行。治疗时根据患者的功能障碍选择最适合的部分开始训练，每一部分训练分为四个步骤。

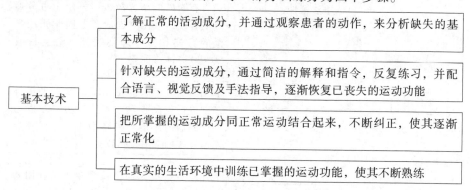

基本技术
- 了解正常的活动成分，并通过观察患者的动作，来分析缺失的基本成分
- 针对缺失的运动成分，通过简洁的解释和指令，反复练习，并配合语言、视觉反馈及手法指导，逐渐恢复已丧失的运动功能
- 把所掌握的运动成分同正常运动结合起来，不断纠正，使其逐渐正常化
- 在真实的生活环境中训练已掌握的运动功能，使其不断熟练

第二节　物理疗法及护理

一、电疗法及护理

电疗法是指应用各种电流或电磁场治疗或预防疾病的方法。根据电流频率不同，临床常用电疗法分为直流电、直流电药物离子导入疗法、低频电疗法、中频电疗法及高频电疗法。作为护理人员需要熟悉每种疗法的基本原理、治疗作用、适应证和禁忌证，以便为接受电疗的患者做好各项护理。

1. 直流电疗法及护理

（1）概述：在导体中，电荷流动方向不随时间的改变而变化的电流叫直流电。直流电疗法是使用低电压（50～80V）、小强度（<50mA）的平稳直流电通过人体一定部位，使人体内发生一系列物理和化学变化，来改善人体生理病理过程，达到治疗疾病的方法，称为直流电疗法，是最早应用的电疗方法之一。目前，单纯应用直流电疗法较少。但它是离子导入疗法和低频电疗法的基础。

（2）治疗作用

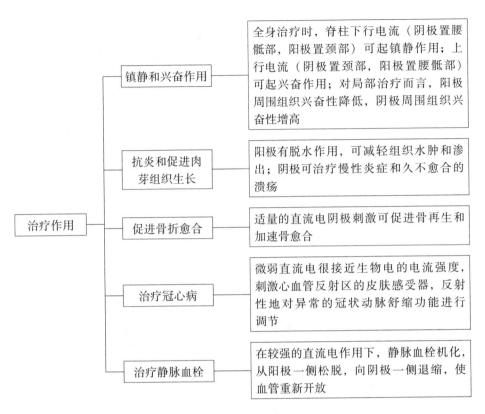

（3）操作技术：临床上有衬垫法、电水浴法、眼杯法、电化学疗法。在此主要介绍体表电极衬垫法。

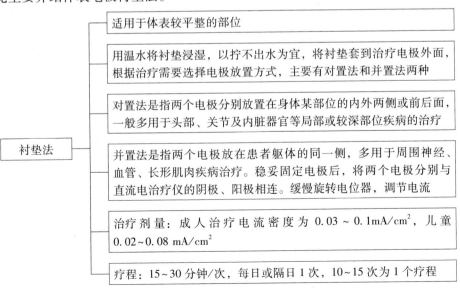

（4）护理

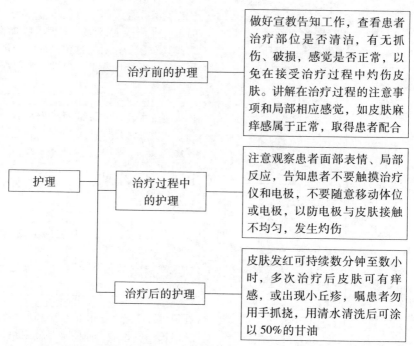

治疗前的护理：做好宣教告知工作，查看患者治疗部位是否清洁，有无抓伤、破损，感觉是否正常，以免在接受治疗过程中灼伤皮肤。讲解在治疗过程的注意事项和局部相应感觉，如皮肤麻痒感属于正常，取得患者配合

治疗过程中的护理：注意观察患者面部表情、局部反应，告知患者不要触摸治疗仪和电极，不要随意移动体位或电极，以防电极与皮肤接触不均匀，发生灼伤

治疗后的护理：皮肤发红可持续数分钟至数小时，多次治疗后皮肤可有痒感，或出现小丘疹，嘱患者勿用手抓挠，用清水清洗后可涂以50%的甘油

2. 直流电药物离子导入疗法及护理

（1）概述：利用直流电将药物离子通过皮肤或黏膜导入体内的治疗方法。根据直流电场内电荷"同性相斥，异性相吸"的原理，将能在水中电离的药物经皮肤汗腺管口、皮脂腺管口、毛孔或黏膜、伤口上皮细胞间隙的途径导入机体。

（2）治疗作用

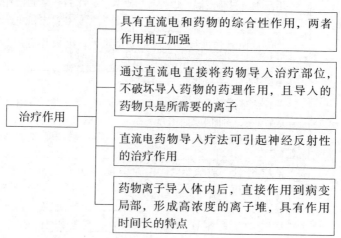

治疗作用：
具有直流电和药物的综合性作用，两者作用相互加强

通过直流电直接将药物导入治疗部位，不破坏导入药物的药理作用，且导入的药物只是所需要的离子

直流电药物导入疗法可引起神经反射性的治疗作用

药物离子导入体内后，直接作用到病变局部，形成高浓度的离子堆，具有作用时间长的特点

（3）操作技术

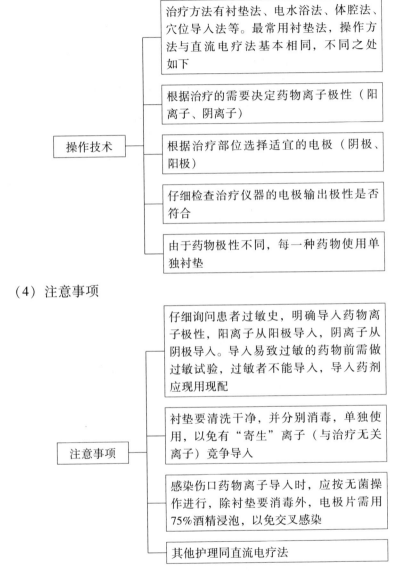

操作技术

治疗方法有衬垫法、电水浴法、体腔法、穴位导入法等。最常用衬垫法，操作方法与直流电疗法基本相同，不同之处如下

根据治疗的需要决定药物离子极性（阳离子、阴离子）

根据治疗部位选择适宜的电极（阴极、阳极）

仔细检查治疗仪器的电极输出极性是否符合

由于药物极性不同，每一种药物使用单独衬垫

（4）注意事项

注意事项

仔细询问患者过敏史，明确导入药物离子极性，阳离子从阳极导入，阴离子从阴极导入。导入易致过敏的药物前需做过敏试验，过敏者不能导入，导入药剂应现用现配

衬垫要清洗干净，并分别消毒，单独使用，以免有"寄生"离子（与治疗无关离子）竞争导入

感染伤口药物离子导入时，应按无菌操作进行，除衬垫要消毒外，电极片需用75%酒精浸泡，以免交叉感染

其他护理同直流电疗法

3. 低频电疗法及护理

（1）概述：低频电疗法是指应用频率在1000Hz以下的脉冲电流治疗疾病的方法。临床常用的低频电疗法包括直流电疗法、直流电药物离子导入疗法、神经肌肉电刺激疗法（NMES）、感应电疗法、温热功能性电刺激疗法、经皮神经电刺激疗法（TENS）、功能性电刺激疗法（FES）、痉挛肌电刺激疗法等。低频电疗法临床特点为低压、低频；无明显的电解作用；对感觉、运动

神经都有强的刺激作用；有镇痛但无热的作用。低频电疗法的治疗作用主要是兴奋神经肌肉组织，促进局部血液循环及镇痛。

（2）治疗作用

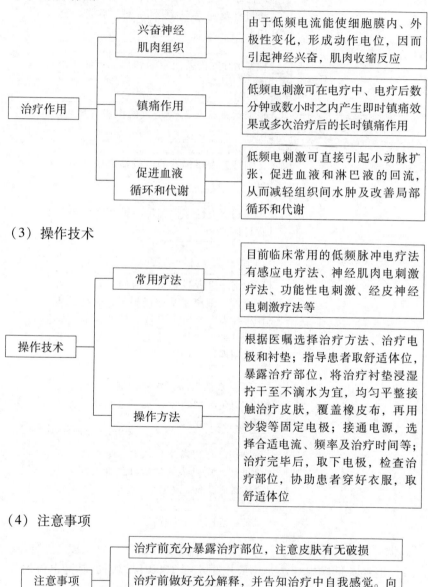

治疗作用 —— 兴奋神经肌肉组织 —— 由于低频电流能使细胞膜内、外极性变化，形成动作电位，因而引起神经兴奋，肌肉收缩反应

镇痛作用 —— 低频电刺激可在电疗中、电疗后数分钟或数小时之内产生即时镇痛效果或多次治疗后的长时镇痛作用

促进血液循环和代谢 —— 低频电刺激可直接引起小动脉扩张，促进血液和淋巴液的回流，从而减轻组织间水肿及改善局部循环和代谢

（3）操作技术

操作技术 —— 常用疗法 —— 目前临床常用的低频脉冲电疗法有感应电疗法、神经肌肉电刺激疗法、功能性电刺激、经皮神经电刺激疗法等

操作方法 —— 根据医嘱选择治疗方法、治疗电极和衬垫；指导患者取舒适体位，暴露治疗部位，将治疗衬垫浸湿拧干至不滴水为宜，均匀平整接触治疗皮肤，覆盖橡皮布，再用沙袋等固定电极；接通电源，选择合适电流、频率及治疗时间等；治疗完毕后，取下电极，检查治疗部位，协助患者穿好衣服，取舒适体位

（4）注意事项

注意事项 —— 治疗前充分暴露治疗部位，注意皮肤有无破损

治疗前做好充分解释，并告知治疗中自我感觉。向患者交代治疗时有轻微的针刺感、紧束感、蚁走感为正常反应，咽部治疗可出现闪光感，头部治疗时口腔可有金属味。若有烧灼或疼痛感为异常反应，应立即告知工作人员查明原因处理

续流程

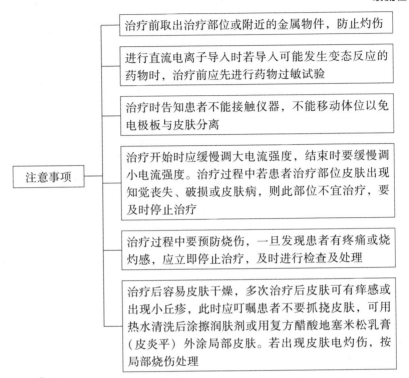

注意事项
- 治疗前取出治疗部位或附近的金属物件，防止灼伤
- 进行直流电离子导入时若导入可能发生变态反应的药物时，治疗前应先进行药物过敏试验
- 治疗时告知患者不能接触仪器，不能移动体位以免电极板与皮肤分离
- 治疗开始时应缓慢调大电流强度，结束时要缓慢调小电流强度。治疗过程中若患者治疗部位皮肤出现知觉丧失、破损或皮肤病，则此部位不宜治疗，要及时停止治疗
- 治疗过程中要预防烧伤，一旦发现患者有疼痛或烧灼感，应立即停止治疗，及时进行检查及处理
- 治疗后容易皮肤干燥，多次治疗后皮肤可有痒感或出现小丘疹，此时应叮嘱患者不要抓挠皮肤，可用热水清洗后涂擦润肤剂或用复方醋酸地塞米松乳膏（皮炎平）外涂局部皮肤。若出现皮肤电灼伤，按局部烧伤处理

4. 中频电疗法及护理

（1）概述：中频电疗法是应用频率在 1000~100 000Hz 的脉冲电流治疗疾病的方法。目前临床上常用的中频电疗法有音频电疗法、调制中频电疗法、干扰电疗法。中频电疗法的临床特点为收效快，不良反应少，无痛苦，疗效持久。中频电疗法的治疗作用为镇痛、促进局部血液循环、锻炼骨骼肌、软化瘢痕。

（2）治疗作用

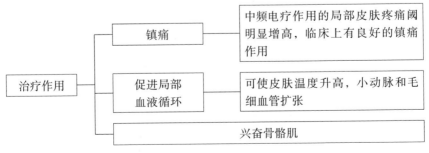

治疗作用
- 镇痛 —— 中频电疗作用的局部皮肤疼痛阈明显增高，临床上有良好的镇痛作用
- 促进局部血液循环 —— 可使皮肤温度升高，小动脉和毛细血管扩张
- 兴奋骨骼肌

（3）操作技术

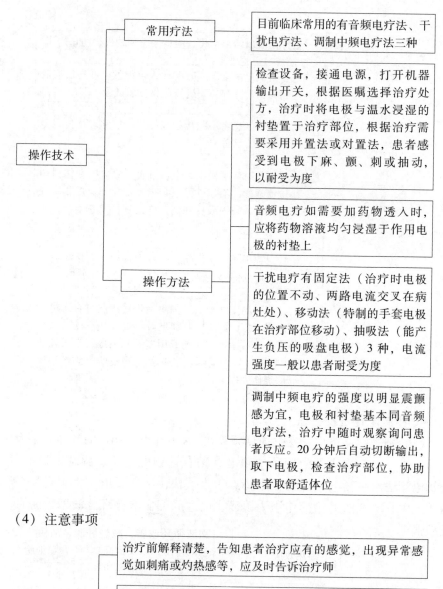

常用疗法 —— 目前临床常用的有音频电疗法、干扰电疗法、调制中频电疗法三种

操作技术

检查设备，接通电源，打开机器输出开关，根据医嘱选择治疗处方，治疗时将电极与温水浸湿的衬垫置于治疗部位，根据治疗需要采用并置法或对置法，患者感受到电极下麻、颤、刺或抽动，以耐受为度

音频电疗如需要加药物透入时，应将药物溶液均匀浸湿于作用电极的衬垫上

操作方法

干扰电疗有固定法（治疗时电极的位置不动、两路电流交叉在病灶处）、移动法（特制的手套电极在治疗部位移动）、抽吸法（能产生负压的吸盘电极）3 种，电流强度一般以患者耐受为度

调制中频电疗的强度以明显震颤感为宜，电极和衬垫基本同音频电疗法，治疗中随时观察询问患者反应。20 分钟后自动切断输出，取下电极，检查治疗部位，协助患者取舒适体位

（4）注意事项

治疗前解释清楚，告知患者治疗应有的感觉，出现异常感觉如刺痛或灼热感等，应及时告诉治疗师

有类似心脏起搏器等体内植入型医用电子仪器的患者禁止使用

注意事项

充分暴露治疗部位，注意皮肤有无破损，如治疗部位有皮肤破损，应避开或处理后进行治疗

治疗前取出治疗部位或附近的金属物件，注意有类似心脏起搏器等体内植入型医用电子仪器的患者禁止使用

续流程

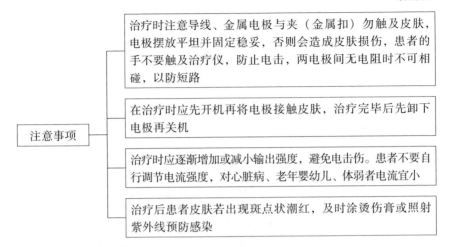

注意事项
- 治疗时注意导线、金属电极与夹（金属扣）勿触及皮肤，电极摆放平坦并固定稳妥，否则会造成皮肤损伤，患者的手不要触及治疗仪，防止电击，两电极间无电阻时不可相碰，以防短路
- 在治疗时应先开机再将电极接触皮肤，治疗完毕后先卸下电极再关机
- 治疗时应逐渐增加或减小输出强度，避免电击伤。患者不要自行调节电流强度，对心脏病、老年婴幼儿、体弱者电流宜小
- 治疗后患者皮肤若出现斑点状潮红，及时涂烫伤膏或照射紫外线预防感染

5. 高频电疗法及护理

高频电疗法是指频率在 10 万 Hz 以上的电疗方法。高频电根据波长分为短波、超短波、微波，其中超短波应用最为广泛。高频电疗法在临床上主要作用是消除炎症，使局部组织血管扩张，血液循环加快，改善局部组织的营养和代谢；使血管扩张，血管通透性增高，有利于炎症消除，并促进渗出液和漏出液的吸收；可抑制感觉神经的传导，提高痛阈。

（1）治疗作用

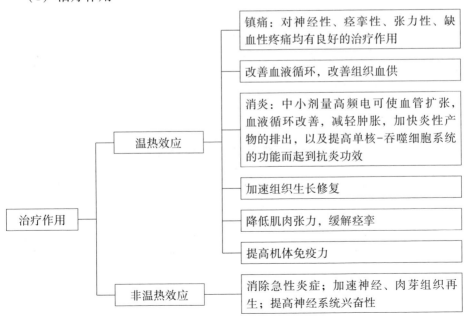

治疗作用
- 温热效应
  - 镇痛：对神经性、痉挛性、张力性、缺血性疼痛均有良好的治疗作用
  - 改善血液循环，改善组织血供
  - 消炎：中小剂量高频电可使血管扩张，血液循环改善，减轻肿胀，加快炎性产物的排出，以及提高单核-吞噬细胞系统的功能而起到抗炎功效
  - 加速组织生长修复
  - 降低肌肉张力，缓解痉挛
  - 提高机体免疫力
- 非温热效应
  - 消除急性炎症；加速神经、肉芽组织再生；提高神经系统兴奋性

（2）操作技术

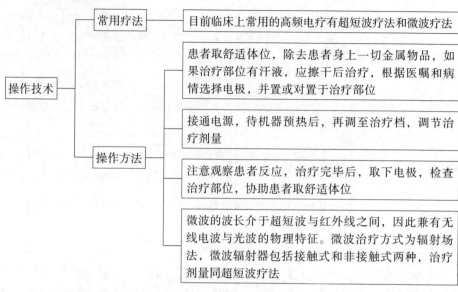

（3）注意事项

治疗前给患者讲解本治疗的适应证、禁忌证

衣服和皮肤保持干燥，穿吸汗、不含金属的衣服。截瘫、偏瘫及昏迷患者要注意防止呕吐物或尿液流至治疗部位

治疗前叮嘱患者取下身上的一切金属物品。手表、助听器、手机应远离高频电疗机，禁止对植入心脏起搏器的患者进行治疗，对体内有植入金属物（气管导管、骨科固定钢锭、金属节育器等）的部位应慎用

婴幼儿治疗时应有人看护，当日行 X 线检查的部位不宜行高频治疗

女性患者经期不宜行高频电疗

治疗期间患者不可睡觉、闲聊、随意挪动、触摸电极、仪器、墙体及接地的金属物。若有不适感及时告诉工作人员处理，切勿在未关机的状态下擅自离开否则易发生触电及火灾事故

慢性炎症及粘连患者不宜进行过长疗程的超短波治疗，以免引起结缔组织过度增生而使局部组织变硬粘连加重。进行微波治疗时应给患者戴防辐射护目镜，避免对眼、睾丸、小儿骨骺端使用微波，小儿慎用微波治疗

治疗结束后注意观察皮肤反应，若剂量过大引起皮肤疼痛或斑状潮红，立即涂烫伤膏进行处理

二、光疗法及护理

光疗法是指利用日光或人工光线治疗疾病的方法。主要借助光的热和化学作用来促进机体功能的恢复。包括红外线疗法、激光疗法、紫外线疗法、可见光疗法。光疗作用的主要包括改善血液循环、减轻水肿、解痉、杀菌、消炎、镇痛、脱敏、促进伤口愈合等。

1. 红外线疗法及护理

红外线是波长为 1mm～760nm 的一段光谱，因光谱位于可见光的红光之外而得名。用红外线照射人体治疗疾病的方法，称为红外线疗法。

（1）治疗作用：红外线治疗作用的基础是温热效应。

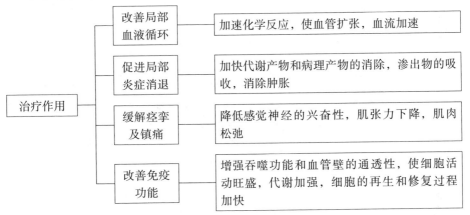

（2）操作技术：治疗时，患者取适当体位，裸露照射部位，将灯头对准治疗部位，距离 30～60cm，以操作者手感温热或患者对温热的感觉为宜。每次照射 20～30 分钟，治疗结束，擦干照射部位汗液，患者在室内休息 10～15 分钟后方可外出。

（3）注意事项

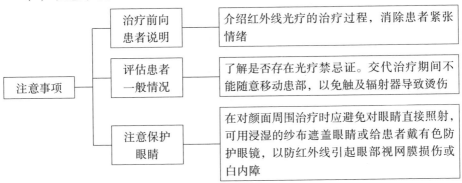

续流程

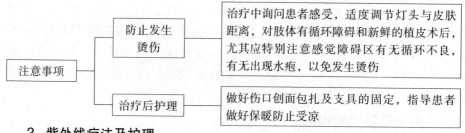

注意事项	防止发生烫伤	治疗中询问患者感受,适度调节灯头与皮肤距离,对肢体有循环障碍和新鲜的植皮术后,尤其应特别注意感觉障碍区有无循环不良,有无出现水疱,以免发生烫伤
	治疗后护理	做好伤口创面包扎及支具的固定,指导患者做好保暖防止受凉

2. 紫外线疗法及护理

利用电磁波谱中波长在 180~400nm 的紫外光线治疗疾病的方法,称为紫外线疗法。因光谱位于紫光之外而得名。常分为 3 段:长波紫外线(波长为 320~400nm);中波紫外线(波长为 280~320nm);短波紫外线(波长为 180~280nm)。

(1)治疗作用

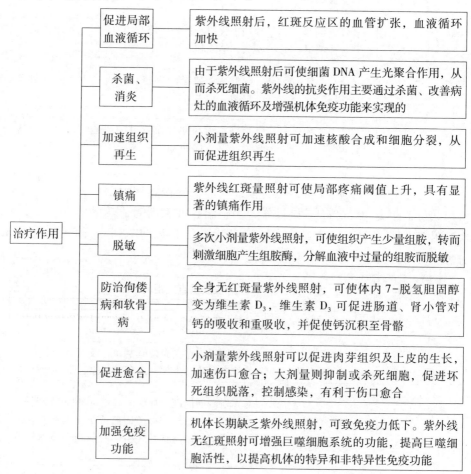

治疗作用	促进局部血液循环	紫外线照射后,红斑反应区的血管扩张,血液循环加快
	杀菌、消炎	由于紫外线照射后可使细菌 DNA 产生光聚合作用,从而杀死细菌。紫外线的抗炎作用主要通过杀菌、改善病灶的血液循环及增强机体免疫功能来实现的
	加速组织再生	小剂量紫外线照射可加速核酸合成和细胞分裂,从而促进组织再生
	镇痛	紫外线红斑量照射可使局部疼痛阈值上升,具有显著的镇痛作用
	脱敏	多次小剂量紫外线照射,可使组织产生少量组胺,转而刺激细胞产生组胺酶,分解血液中过量的组胺而脱敏
	防治佝偻病和软骨病	全身无红斑量紫外线照射,可使体内 7-脱氢胆固醇变为维生素 D_3,维生素 D_3 可促进肠道、肾小管对钙的吸收和重吸收,并促使钙沉积至骨骼
	促进愈合	小剂量紫外线照射可以促进肉芽组织及上皮的生长,加速伤口愈合;大剂量则抑制或杀死细胞,促进坏死组织脱落,控制感染,有利于伤口愈合
	加强免疫功能	机体长期缺乏紫外线照射,可致免疫力低下。紫外线无红斑照射可增强巨噬细胞系统的功能,提高巨噬细胞活性,以提高机体的特异和非特异性免疫功能

（2）操作技术：紫外线治疗一般分为局部照射法、全身照射法、体腔照射法及多孔照射法。以局部照射法为例。

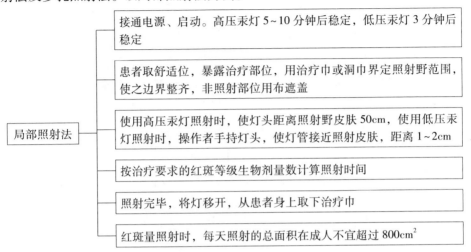

局部照射法
- 接通电源、启动。高压汞灯 5~10 分钟后稳定，低压汞灯 3 分钟后稳定
- 患者取舒适位，暴露治疗部位，用治疗巾或洞巾界定照射野范围，使之边界整齐，非照射部位用布遮盖
- 使用高压汞灯照射时，使灯头距离照射野皮肤 50cm，使用低压汞灯照射时，操作者手持灯头，使灯管接近照射皮肤，距离 1~2cm
- 按治疗要求的红斑等级生物剂量数计算照射时间
- 照射完毕，将灯移开，从患者身上取下治疗巾
- 红斑量照射时，每天照射的总面积在成人不宜超过 800cm^2

（3）注意事项

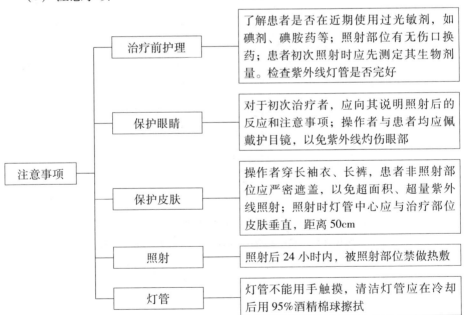

注意事项
- 治疗前护理：了解患者是否在近期使用过光敏剂，如碘剂、碘胺药等；照射部位有无伤口换药；患者初次照射时应先测定其生物剂量。检查紫外线灯管是否完好
- 保护眼睛：对于初次治疗者，应向其说明照射后的反应和注意事项；操作者与患者均应佩戴护目镜，以免紫外线灼伤眼部
- 保护皮肤：操作者穿长袖衣、长裤，患者非照射部位应严密遮盖，以免超面积、超量紫外线照射；照射时灯管中心应与治疗部位皮肤垂直，距离 50cm
- 照射：照射后 24 小时内，被照射部位禁做热敷
- 灯管：灯管不能用手触摸，清洁灯管应在冷却后用 95% 酒精棉球擦拭

3. 激光疗法及护理

激光是受激辐射放大而产生的光，利用激光器发射的光治疗疾病的方法称为激光疗法。它既具有一般光的反射、折射、干涉等物理特性，又具有相干性好、高单色性、高方向性、高亮度等特性。

（1）治疗作用

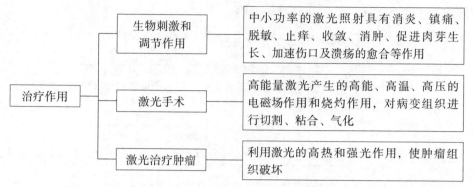

（2）操作技术：患者取合适的体位，暴露治疗部位，根据医嘱要求采用低能量激光、中能量激光或高能量激光，将激光束对准治疗部位，按照射部位皮肤温度感觉调整距离。

（3）注意事项

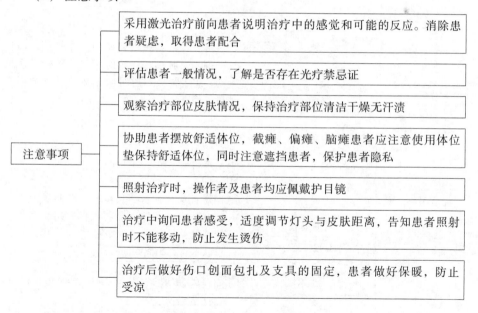

三、超声波疗法及护理

超声波疗法是指利用频率超过2000Hz以上的声波进行治疗的方法。超声波疗法的使用范围日益广泛，已远远超过理疗科原来的一般疗法，如超声治癌、泌尿系碎石及口腔医学的应用等，因此超声波疗法的概念应有广义的（包括各种特殊超声疗法）及狭义的（指理疗科常用的无损伤剂量疗法）两种。超声波主要作用是镇痛、解痉，提高细胞膜的通透性，加快血液循环，减轻组织肿胀，促进代谢物质的交换，提高组织的再生修复，松解粘连，软化瘢痕。

1. 治疗作用

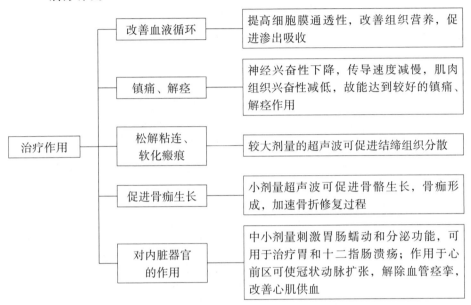

2. 操作技术

超声波治疗方法：直接接触法（使治疗声头与皮肤紧密接触），如移动法和固定法；非直接接触法，如水下法和辅助器法；超声药物导入疗法（兼有超声波和药物的双重作用）；超声雾化吸入疗法（利用超声波使药液在气相中分散为细微颗粒，经呼吸道吸入肺内）。

3. 注意事项

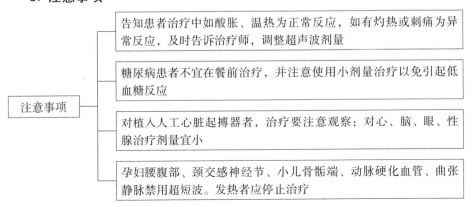

四、磁疗法及护理

磁疗法是指运用磁场治疗疾病的方法。磁场分为恒定磁场、交变磁场、脉动磁场、脉冲磁场。磁疗分为静磁场和动磁场疗法。磁疗的主要治疗作用包括止痛、镇静作用，改善睡眠；缓解肌肉痉挛；消炎、消肿、降压、止泻、促进创面愈合、软化瘢痕、促进骨折愈合；可使良性肿物缩小或消失。

1. 治疗作用

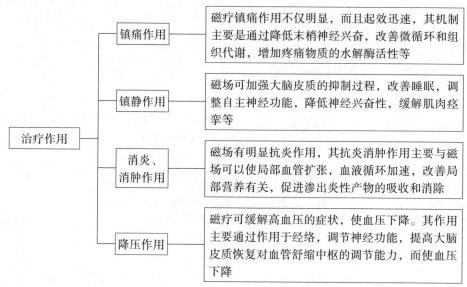

治疗作用	镇痛作用	磁疗镇痛作用不仅明显，而且起效迅速，其机制主要是通过降低末梢神经兴奋，改善微循环和组织代谢，增加疼痛物质的水解酶活性等
	镇静作用	磁场可加强大脑皮质的抑制过程，改善睡眠，调整自主神经功能，降低神经兴奋性，缓解肌肉痉挛等
	消炎、消肿作用	磁场有明显抗炎作用，其抗炎消肿作用主要与磁场可以使局部血管扩张，血液循环加速，改善局部营养有关，促进渗出炎性产物的吸收和消除
	降压作用	磁疗可缓解高血压的症状，使血压下降。其作用主要通过作用于经络，调节神经功能，提高大脑皮质恢复对血管舒缩中枢的调节能力，而使血压下降

2. 操作技术

按磁场形式不同，可将磁疗分为：静磁场疗法（直接敷磁、间接敷磁）、动磁场法（低频交变磁场、脉动磁场与脉冲磁场）、磁针疗法（作用穴位）及磁处理水疗法（长期饮用大量磁处理水）。

3. 注意事项

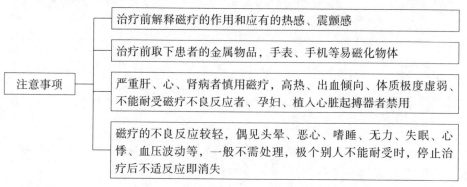

注意事项	治疗前解释磁疗的作用和应有的热感、震颤感
	治疗前取下患者的金属物品，手表、手机等易磁化物体
	严重肝、心、肾病者慎用磁疗，高热、出血倾向、体质极度虚弱、不能耐受磁疗不良反应者、孕妇、植入心脏起搏器者禁用
	磁疗的不良反应较轻，偶见头晕、恶心、嗜睡、无力、失眠、心悸、血压波动等，一般不需处理，极个别人不能耐受时，停止治疗后不适反应即消失

五、石蜡疗法及护理

石蜡疗法是指利用加热溶解的石蜡作为导热体，将热能传至机体达到治疗作用的方法。医用石蜡为白色半透明无水的固体，无臭、无味，呈中性反应。

1. 治疗作用

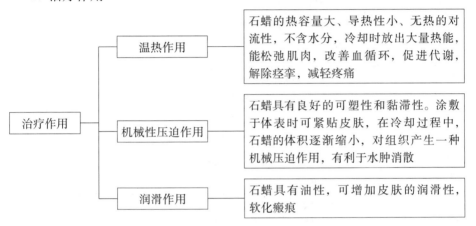

2. 操作技术

石蜡疗法包括蜡饼法（直接贴敷于病变部位）、浸蜡法（病变肢体直接浸入蜡液内）、刷蜡法（涂刷蜡液于病变部位）3 种。根据病变部位选用。

六、其他疗法及护理

1. 水疗法

水疗指利用水作为介质来进行治疗疾病的方法。利用水的浮力、温度、物理作用以及溶解在水中物质的作用，以不同的形式作用于人体来进行治疗的方法。水疗的形式主要有浸浴、漩涡浴、蝶形槽浴水中运动。水疗主要有镇静、按摩、促进血液循环，改善运动功能、以利于训练的作用。其注意事项如下：

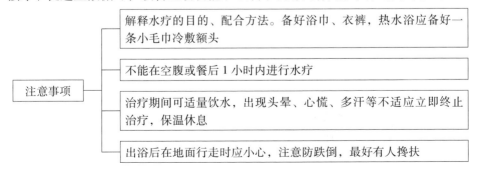

2. 冷疗法

冷疗法指利用低温冷冻来治疗疾病的方法。根据温度的高低可以分为两种：冷疗法，温度低于体温与周围空气温度，但在 0℃ 以上；另一种冷冻疗法，温度在 0℃ 以下，其中温度在 -100℃ 以下为深度冷冻疗法。冷疗的方法有冷敷、冷水浴、冷吹风、冷气雾喷射、冷压力治疗。冷疗主要作用是收缩小血管，减慢血流，降低代谢率，神经传导速度下降。临床常用于镇痛、止血、降温、减少渗出、减轻充血、缓解肌肉痉挛、降低组织代谢。其注意事项如下：

注意事项

- 向患者解释冷疗的目的、方法、注意事项。嘱患者过冷时向工作人员反映，防止过冷时引起组织冻伤
- 治疗时对非治疗部位保暖，腹部、足底不可冷敷
- 治疗时观察患者全身及局部症状，出现寒战、冷痛觉、头晕、心慌、心动过速、冷疗处皮肤水肿苍白，应立即终止治疗，给予保暖
- 创伤超过 48 小时不宜使用冷疗，否则会引起冻伤及延长伤口愈合过程
- 应用冷疗时应严格掌握治疗时间，观察局部情况，防止过冷引起组织冻伤。局部冷疗时偶见寒战等全身反应，此时可在身体其他部位同时施行一些温热治疗如热敷、红外线等便可避免
- 局部血液循环障碍者慎用，动脉硬化、血管栓塞、严重心肺肾功能不全、严重恶病质、慢性炎症或深部有化脓者、冷过敏者禁用

3. 压力疗法

压力疗法指对身体施加压力以达到治疗效果的一种治疗方法，包括正压疗法、负压疗法、正负压疗法、体外反搏、局部加压疗法。局部加压疗法主要作用是减轻水肿，对瘢痕加压使瘢痕缺血缺氧。其余压力疗法主要治疗作

用是在肢体外部加压，以促进组织间液体回流，阻止外渗，减轻肿胀，促进血液循环。其注意事项如下：

```
                      ┌─────────────────────────────┐
                      │ 向患者解释压力治疗的作用，要鼓励患 │
                      │ 者坚持治疗，尤其局部加压治疗的时间 │
                      │ 较长者                        │
                      └─────────────────────────────┘
                      ┌─────────────────────────────┐
                      │ 充血性心力衰竭的患者必须在严密观察 │
                      │ 下治疗；有深静脉血栓形成、患肢急性 │
                      │ 感染、大的开放或引流伤口、高血压不 │
                      │ 稳定期患者禁用                 │
                      └─────────────────────────────┘
                      ┌─────────────────────────────┐
                      │ 治疗前检查肢体皮肤有无新鲜出血的伤 │
                      │ 口，皮肤破损处应覆盖后再治疗，局部 │
                      │ 加压治疗时，注意保护皮肤防止出现   │
                      │ 压疮                         │
                      └─────────────────────────────┘
                      ┌─────────────────────────────┐
                      │ 治疗过程中应注意观察患肢的颜色变化， │
          ┌──────┐    │ 并询问患者的感觉，如有疼痛、麻木等 │
          │ 注意事项 ├────│ 不适，应告知治疗师及时调整压力或终 │
          └──────┘    │ 止治疗后症状即可消失，如症状持续存 │
                      │ 在，应停止治疗                 │
                      └─────────────────────────────┘
                      ┌─────────────────────────────┐
                      │ 体外反搏时应观察患者有无心律失常， │
                      │ 如有心悸等不适立即终止治疗        │
                      └─────────────────────────────┘
                      ┌─────────────────────────────┐
                      │ 负压治疗肢体出现淤血是正常反应，淤 │
                      │ 血在停止治疗2小时后即可消失，若有明 │
                      │ 显出血情况，应停止治疗            │
                      └─────────────────────────────┘
                      ┌─────────────────────────────┐
                      │ 深静脉血栓、急性感染、大的开放性伤 │
                      │ 口或引流伤口、失代偿性心力衰竭、高 │
                      │ 血压不稳定期患者禁用压力治疗       │
                      └─────────────────────────────┘
```

4. 传导热疗法

传导热疗法是指以各种热介质（水、蜡、泥、中药）；将热直接传至人体达到治疗疾病以促进康复的方法，又称温热疗法。临床常用的治疗方法有湿热外敷、石蜡疗法、水疗、泥疗、中药外敷。传导热疗法主要作用是镇痛，缓解痉挛，加强血液循环，促进炎症浸润吸收，加速组织修复，增加其弹性。另外，其机械压迫作用，可利于水肿消散。其注意事项如下：

治疗前嘱患者清洗治疗部位皮肤，剃去过长的毛发

治疗期间，应及时了解局部皮肤反应，如有疼痛，应立即查找原因，予以处理。治疗过程中若出现皮疹应立即停止治疗

石蜡治疗过程中患者不可随意活动治疗部位，防止蜡块、蜡膜破裂，蜡液流出致烫伤

注意事项

使用热敷袋时避免压在身下，防止袋子破裂，感觉过热时可加垫干毛巾隔开

治疗中如发现蜡块或热敷袋发凉，应立即更换以保证治疗效果

热疗出汗较多应擦干汗液，更换衣服，防止受凉并及时补充水分

局部皮肤感觉障碍者慎用，高热、昏迷、急性化脓性炎症、风湿性关节炎活动期、结核、皮肤感染、孕妇、恶性肿瘤、出血倾向、有周边血管疾病、体质虚弱者、感觉障碍者禁用热疗

5. 生物反馈疗法

生物反馈疗法（BFT）是指采用生物反馈治疗仪，训练患者学习利用反馈信息对自身异常的不随意生理活动进行调整，治疗疾病的方法。目前，生物反馈疗法主要用于周围神经或者脊髓损伤患者肌力增强训练。尤其是选择性的肌力训练，还可以用于偏瘫的控制训练和协调训练，肌肉张力增高的放松训练等。其注意事项如下：

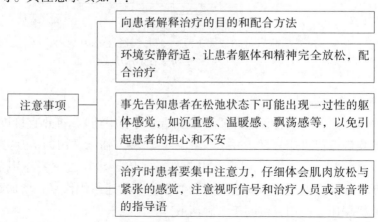

向患者解释治疗的目的和配合方法

环境安静舒适，让患者躯体和精神完全放松，配合治疗

注意事项

事先告知患者在松弛状态下可能出现一过性的躯体感觉，如沉重感、温暖感、飘荡感等，以免引起患者的担心和不安

治疗时患者要集中注意力，仔细体会肌肉放松与紧张的感觉，注意视听信号和治疗人员或录音带的指导语

第三节 作业疗法及护理

一、概述

1. 概念

作业治疗（OT）是康复医学的重要组成部分，是一个相对独立的康复治疗专业。世界作业治疗联盟（WFOT）把作业治疗定义为："通过选择性的作业活动治疗有身体或精神疾病的残疾人士"。其目的是使患者在各方面达到最高程度的功能水平和独立性。2001年，WHO颁布的《国际功能、残疾与健康分类》将作业治疗的定义修改为："协助功能障碍的患者选择、参与、应用有目的性和有意义的活动，预防、恢复或减少与日常生活有关的功能障碍（自理、工作、游戏、休闲）及促进最大限度地恢复躯体、心理和社会方面的适应，增进健康，预防能力的丧失与残疾的发生，使人可以在生活环境中得以发展，鼓励他们参与并贡献于社会"。

作业治疗是在运动疗法的基础上，强调恢复上肢的精细和协调动作，以适应日常生活活动以及工作的需要，可以是智力的，也可以是体力的，其面对的是整体的人而不是身体的某一部分。

2. 目标

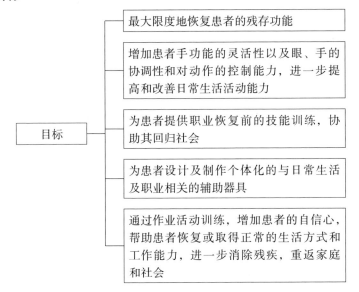

目标
- 最大限度地恢复患者的残存功能
- 增加患者手功能的灵活性以及眼、手的协调性和对动作的控制能力，进一步提高和改善日常生活活动能力
- 为患者提供职业恢复前的技能训练，协助其回归社会
- 为患者设计及制作个体化的与日常生活及职业相关的辅助器具
- 通过作业活动训练，增加患者的自信心，帮助患者恢复或取得正常的生活方式和工作能力，进一步消除残疾，重返家庭和社会

3. 作业治疗的种类

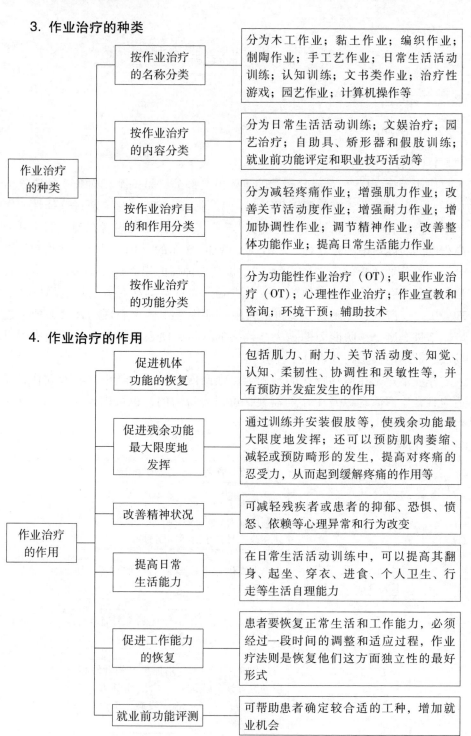

作业治疗的种类	按作业治疗的名称分类	分为木工作业；黏土作业；编织作业；制陶作业；手工艺作业；日常生活活动训练；认知训练；文书类作业；治疗性游戏；园艺作业；计算机操作等
	按作业治疗的内容分类	分为日常生活活动训练；文娱治疗；园艺治疗；自助具、矫形器和假肢训练；就业前功能评定和职业技巧活动等
	按作业治疗目的和作用分类	分为减轻疼痛作业；增强肌力作业；改善关节活动度作业；增强耐力作业；增加协调性作业；调节精神作业；改善整体功能作业；提高日常生活能力作业
	按作业治疗的功能分类	分为功能性作业治疗（OT）；职业作业治疗（OT）；心理性作业治疗；作业宣教和咨询；环境干预；辅助技术

4. 作业治疗的作用

作业治疗的作用	促进机体功能的恢复	包括肌力、耐力、关节活动度、知觉、认知、柔韧性、协调性和灵敏性等，并有预防并发症发生的作用
	促进残余功能最大限度地发挥	通过训练并安装假肢等，使残余功能最大限度地发挥；还可以预防肌肉萎缩、减轻或预防畸形的发生，提高对疼痛的忍受力，从而起到缓解疼痛的作用等
	改善精神状况	可减轻残疾者或患者的抑郁、恐惧、愤怒、依赖等心理异常和行为改变
	提高日常生活能力	在日常生活活动训练中，可以提高其翻身、起坐、穿衣、进食、个人卫生、行走等生活自理能力
	促进工作能力的恢复	患者要恢复正常生活和工作能力，必须经过一段时间的调整和适应过程，作业疗法则是恢复他们这方面独立性的最好形式
	就业前功能评测	可帮助患者确定较合适的工种，增加就业机会

5. 作业治疗的作用

康复医师根据患者的性别、年龄、职业、生活环境、个人爱好、身体状况、残疾程度及合并症和禁忌证等情况，制订作业处方。处方的内容包括作业治疗的评定内容和结果、具体项目、治疗目标、训练计划、训练方法、训练强度、注意事项等。

二、作业活动训练与方法

1. 治疗性功能训练

传统意义上的康复医学是以运动功能障碍为中心，所有的治疗性活动都是为作业活动做准备的。所以，运动功能训练是作业治疗中最基本的，也是最常用的训练方法。

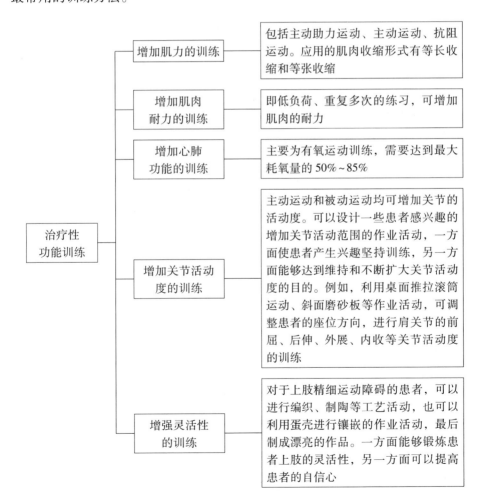

治疗性功能训练	增加肌力的训练	包括主动助力运动、主动运动、抗阻运动。应用的肌肉收缩形式有等长收缩和等张收缩
	增加肌肉耐力的训练	即低负荷、重复多次的练习，可增加肌肉的耐力
	增加心肺功能的训练	主要为有氧运动训练，需要达到最大耗氧量的50%～85%
	增加关节活动度的训练	主动运动和被动运动均可增加关节的活动度。可以设计一些患者感兴趣的增加关节活动范围的作业活动，一方面使患者产生兴趣坚持训练，另一方面能够达到维持和不断扩大关节活动度的目的。例如，利用桌面推拉滚筒运动、斜面磨砂板等作业活动，可调整患者的座位方向，进行肩关节的前屈、后伸、外展、内收等关节活动度的训练
	增强灵活性的训练	对于上肢精细运动障碍的患者，可以进行编织、制陶等工艺活动，也可以利用蛋壳进行镶嵌的作业活动，最后制成漂亮的作品。一方面能够锻炼患者上肢的灵活性，另一方面可以提高患者的自信心

续流程

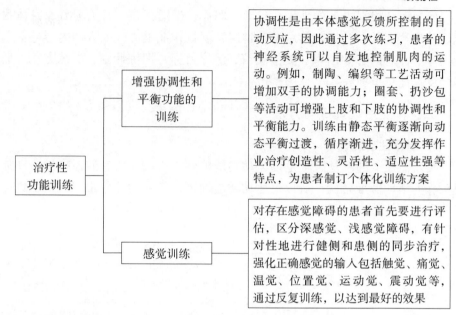

治疗性功能训练 ——

增强协调性和平衡功能的训练 —— 协调性是由本体感觉反馈所控制的自动反应，因此通过多次练习，患者的神经系统可以自发地控制肌肉的运动。例如，制陶、编织等工艺活动可增加双手的协调能力；圈套、扔沙包等活动可增强上肢和下肢的协调性和平衡能力。训练由静态平衡逐渐向动态平衡过渡，循序渐进，充分发挥作业治疗创造性、灵活性、适应性强等特点，为患者制订个体化训练方案

感觉训练 —— 对存在感觉障碍的患者首先要进行评估，区分深感觉、浅感觉障碍，有针对性地进行健侧和患侧的同步治疗，强化正确感觉的输入包括触觉、痛觉、温觉、位置觉、运动觉、震动觉等，通过反复训练，以达到最好的效果

2. 职业技能训练

职业技能训练作业是以真实的或模拟的工作活动作为手段，教给患者操作、指导患者掌握工作技巧，常用的方法及治疗作用如下。

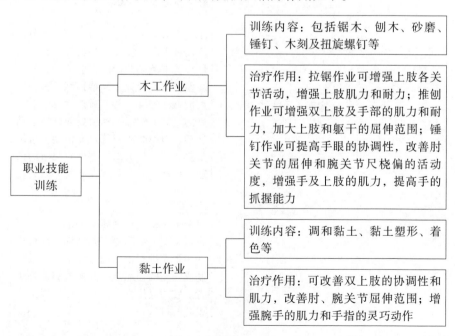

职业技能训练 ——

木工作业 —— 训练内容：包括锯木、刨木、砂磨、锤钉、木刻及扭旋螺钉等

治疗作用：拉锯作业可增强上肢各关节活动，增强上肢肌力和耐力；推刨作业可增强双上肢及手部的肌力和耐力，加大上肢和躯干的屈伸范围；锤钉作业可提高手眼的协调性，改善肘关节的屈伸和腕关节尺桡偏的活动度，增强手及上肢的肌力，提高手的抓握能力

黏土作业 —— 训练内容：调和黏土、黏土塑形、着色等

治疗作用：可改善双上肢的协调性和肌力，改善肘、腕关节屈伸范围；增强腕手的肌力和手指的灵巧动作

续流程

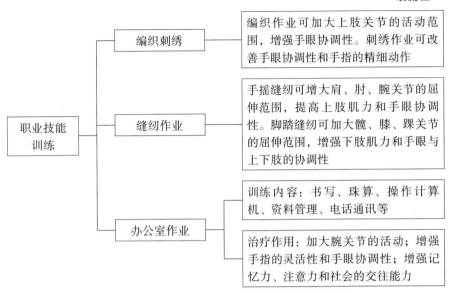

3. 日常生活活动训练

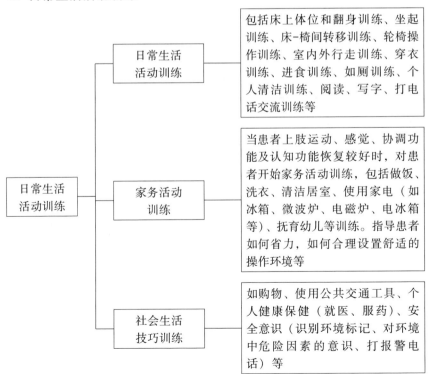

4. 文娱与游戏活动训练

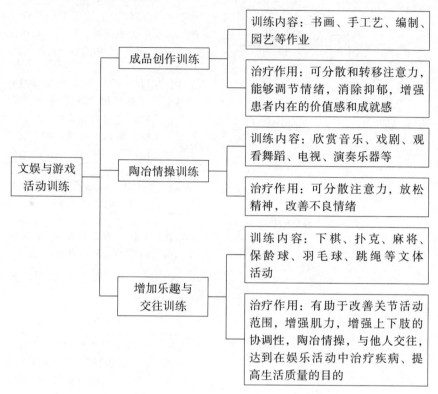

5. 康复辅助器具的使用指导

针对患者的功能障碍进行用具的选购、设计指导和使用训练，对恢复患者独立生活、适应工作和社会活动，发挥重要的康复作用。

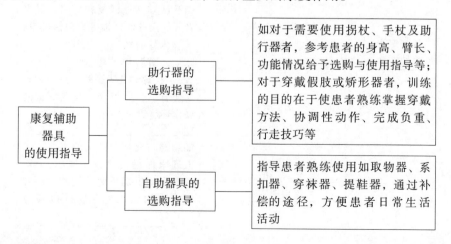

三、临床应用

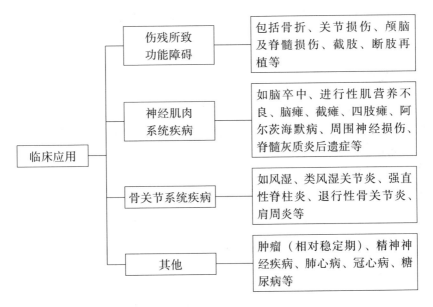

临床应用

- 伤残所致功能障碍 —— 包括骨折、关节损伤、颅脑及脊髓损伤、截肢、断肢再植等
- 神经肌肉系统疾病 —— 如脑卒中、进行性肌营养不良、脑瘫、截瘫、四肢瘫、阿尔茨海默病、周围神经损伤、脊髓灰质炎后遗症等
- 骨关节系统疾病 —— 如风湿、类风湿关节炎、强直性脊柱炎、退行性骨关节炎、肩周炎等
- 其他 —— 肿瘤（相对稳定期）、精神神经疾病、肺心病、冠心病、糖尿病等

四、注意事项

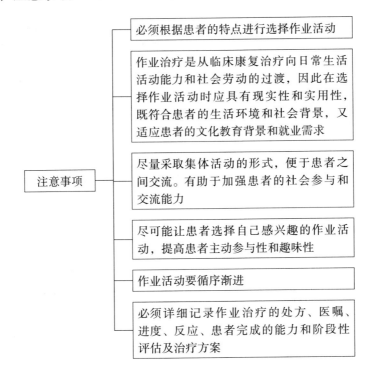

注意事项

- 必须根据患者的特点进行选择作业活动
- 作业治疗是从临床康复治疗向日常生活活动能力和社会劳动的过渡，因此在选择作业活动时应具有现实性和实用性，既符合患者的生活环境和社会背景，又适应患者的文化教育背景和就业需求
- 尽量采取集体活动的形式，便于患者之间交流。有助于加强患者的社会参与和交流能力
- 尽可能让患者选择自己感兴趣的作业活动，提高患者主动参与性和趣味性
- 作业活动要循序渐进
- 必须详细记录作业治疗的处方、医嘱、进度、反应、患者完成的能力和阶段性评估及治疗方案

第四节 言语疗法及护理

一、概述

言语治疗又称为言语训练或言语再学习，是对言语功能障碍患者进行系统性训练，以改善其言语功能，提高其交流能力的治疗方法。训练过程中运用到医学的、教育的、心理的方法和措施，目的是最大限度地恢复患者听、说、读、写的能力。

临床上常见的言语功能障碍有失语症、构音障碍、言语失用症，尤其是前者。对于严重言语功能障碍的患者，经言语治疗如效果仍不理想，可运用非语言交流方式替代来进行交流。

二、治疗原则

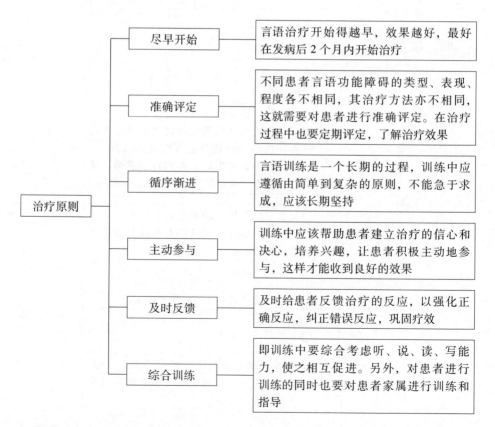

治疗原则

- 尽早开始 —— 言语治疗开始得越早，效果越好，最好在发病后 2 个月内开始治疗

- 准确评定 —— 不同患者言语功能障碍的类型、表现、程度各不相同，其治疗方法亦不相同，这就需要对患者进行准确评定。在治疗过程中也要定期评定，了解治疗效果

- 循序渐进 —— 言语训练是一个长期的过程，训练中应遵循由简单到复杂的原则，不能急于求成，应该长期坚持

- 主动参与 —— 训练中应该帮助患者建立治疗的信心和决心，培养兴趣，让患者积极主动地参与，这样才能收到良好的效果

- 及时反馈 —— 及时给患者反馈治疗的反应，以强化正确反应，纠正错误反应，巩固疗效

- 综合训练 —— 即训练中要综合考虑听、说、读、写能力，使之相互促进。另外，对患者进行训练的同时也要对患者家属进行训练和指导

三、治疗形式

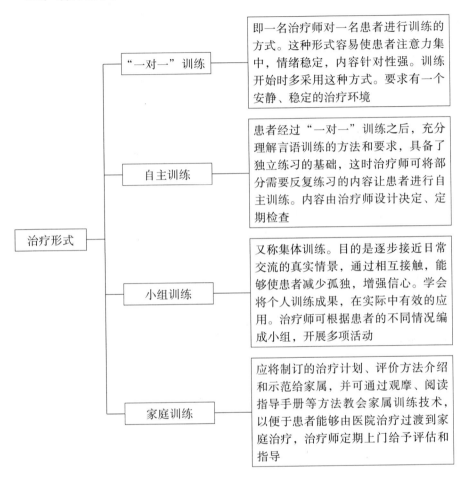

治疗形式

"一对一"训练：即一名治疗师对一名患者进行训练的方式。这种形式容易使患者注意力集中，情绪稳定，内容针对性强。训练开始时多采用这种方式。要求有一个安静、稳定的治疗环境

自主训练：患者经过"一对一"训练之后，充分理解言语训练的方法和要求，具备了独立练习的基础，这时治疗师可将部分需要反复练习的内容让患者进行自主训练。内容由治疗师设计决定、定期检查

小组训练：又称集体训练。目的是逐步接近日常交流的真实情景，通过相互接触，能够使患者减少孤独，增强信心。学会将个人训练成果，在实际中有效的应用。治疗师可根据患者的不同情况编成小组，开展多项活动

家庭训练：应将制订的治疗计划、评价方法介绍和示范给家属，并可通过观摩、阅读指导手册等方法教会家属训练技术，以便于患者能够由医院治疗过渡到家庭治疗，治疗师定期上门给予评估和指导

四、失语症的治疗

1. 听力理解训练

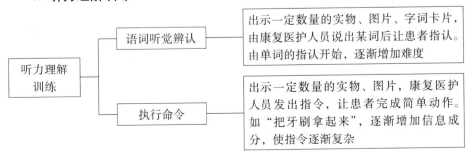

听力理解训练

语词听觉辨认：出示一定数量的实物、图片、字词卡片，由康复医护人员说出某词后让患者指认。由单词的指认开始，逐渐增加难度

执行命令：出示一定数量的实物、图片，康复医护人员发出指令，让患者完成简单动作。如"把牙刷拿起来"，逐渐增加信息成分，使指令逐渐复杂

续流程

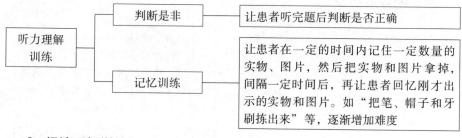

| 听力理解训练 | 判断是非 | 让患者听完题后判断是否正确 |
| | 记忆训练 | 让患者在一定的时间内记住一定数量的实物、图片，然后把实物和图片拿掉，间隔一定时间后，再让患者回忆刚才出示的实物和图片。如"把笔、帽子和牙刷拣出来"等，逐渐增加难度 |

2. 阅读理解训练

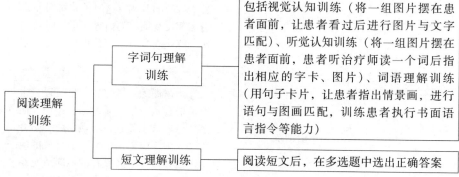

| 阅读理解训练 | 字词句理解训练 | 包括视觉认知训练（将一组图片摆在患者面前，让患者看过后进行图片与文字匹配）、听觉认知训练（将一组图片摆在患者面前，患者听治疗师读一个词后指出相应的字卡、图片）、词语理解训练（用句子卡片，让患者指出情景画，进行语句与图画匹配，训练患者执行书面语言指令等能力） |
| | 短文理解训练 | 阅读短文后，在多选题中选出正确答案 |

3. 语言表达训练

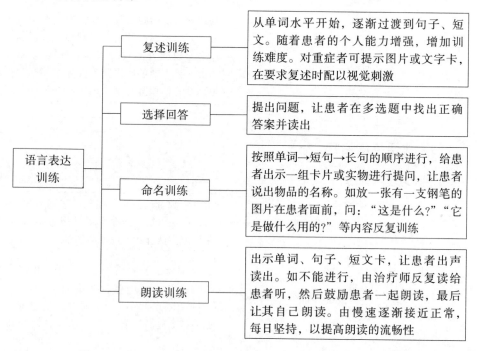

语言表达训练	复述训练	从单词水平开始，逐渐过渡到句子、短文。随着患者的个人能力增强，增加训练难度。对重症者可提示图片或文字卡，在要求复述时配以视觉刺激
	选择回答	提出问题，让患者在多选题中找出正确答案并读出
	命名训练	按照单词→短句→长句的顺序进行，给患者出示一组卡片或实物进行提问，让患者说出物品的名称。如放一张有一支钢笔的图片在患者面前，问："这是什么？""它是做什么用的？"等内容反复训练
	朗读训练	出示单词、句子、短文卡，让患者出声读出。如不能进行，由治疗师反复读给患者听，然后鼓励患者一起朗读，最后让其自己朗读。由慢速逐渐接近正常，每日坚持，以提高朗读的流畅性

续流程

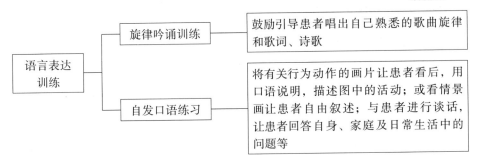

语言表达训练	旋律吟诵训练	鼓励引导患者唱出自己熟悉的歌曲旋律和歌词、诗歌
	自发口语练习	将有关行为动作的画片让患者看后，用口语说明，描述图中的活动；或看情景画让患者自由叙述；与患者进行谈话，让患者回答自身、家庭及日常生活中的问题等

4. 书写训练

包括抄写阶段、随意书写、默写阶段和自发书写阶段。通过抄写和听写单词、简单的短句到复杂的长句、短文，以及让患者看物品图片，写出单词；看动作图片，写叙述短句；看情景图片，写叙述文；最后到记日记和给朋友写信。目的是逐步使患者将语义与书写的词联系起来，达到有意义书写和自发书写的目的。

失语症患者如果经过系统的言语治疗，言语功能仍然没有明显的改善，则应考虑进行实用交流能力的训练，使言语障碍的患者最大程度地利用其残存的能力，能掌握日常生活中最有效的言语或非言语的交流方法。

5. 实用交流能力训练

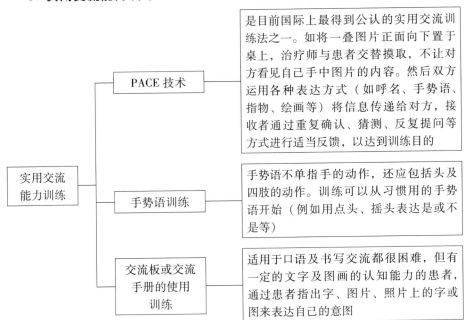

实用交流能力训练	PACE 技术	是目前国际上最得到公认的实用交流训练法之一。如将一叠图片正面向下置于桌上，治疗师与患者交替摸取，不让对方看见自己手中图片的内容。然后双方运用各种表达方式（如呼名、手势语、指物、绘画等）将信息传递给对方，接收者通过重复确认、猜测、反复提问等方式进行适当反馈，以达到训练目的
	手势语训练	手势语不单指手的动作，还应包括头及四肢的动作。训练可以从习惯用的手势语开始（例如用点头、摇头表达是或不是等）
	交流板或交流手册的使用训练	适用于口语及书写交流都很困难，但有一定的文字及图画的认知能力的患者，通过患者指出字、图片、照片上的字或图来表达自己的意图

五、构音障碍的治疗

1. 松弛训练

痉挛型构音障碍患者通常会存在咽喉部、头面部肌肉紧张、肌张力增高。为使随意肌群放松，降低非随意言语肌的紧张性，进行全身放松训练。

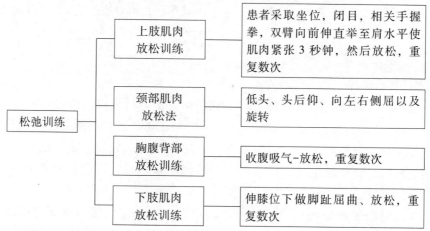

- 松弛训练
  - 上肢肌肉放松训练：患者采取坐位，闭目，相关手握拳，双臂向前伸直举至肩水平使肌肉紧张 3 秒钟，然后放松，重复数次
  - 颈部肌肉放松法：低头、头后仰、向左右侧屈以及旋转
  - 胸腹背部放松训练：收腹吸气-放松，重复数次
  - 下肢肌肉放松训练：伸膝位下做脚趾屈曲、放松，重复数次

2. 呼吸训练

目的是改善呼吸气流量的控制。患者采取坐位，尽量保持躯干挺直，平稳地由鼻吸气，然后缓慢由口呼气。呼气时尽可能发摩擦音"s""f"。

3. 口面与发音器官的训练

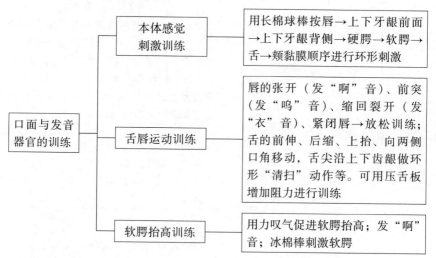

- 口面与发音器官的训练
  - 本体感觉刺激训练：用长棉球棒按唇→上下牙龈前面→上下牙龈背侧→硬腭→软腭→舌→颊黏膜顺序进行环形刺激
  - 舌唇运动训练：唇的张开（发"啊"音）、前突（发"呜"音）、缩回裂开（发"衣"音）、紧闭唇→放松训练；舌的前伸、后缩、上抬、向两侧口角移动，舌尖沿上下齿龈做环形"清扫"动作等。可用压舌板增加阻力进行训练
  - 软腭抬高训练：用力叹气促进软腭抬高；发"啊"音；冰棉棒刺激软腭

4. 发音训练

目的是改善声带和软腭等运动。

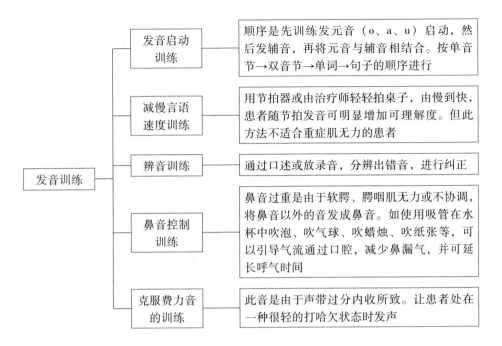

发音训练

发音启动训练	顺序是先训练发元音（o、a、u）启动，然后发辅音，再将元音与辅音相结合。按单音节→双音节→单词→句子的顺序进行
减慢言语速度训练	用节拍器或由治疗师轻轻拍桌子，由慢到快，患者随节拍发音可明显增加可理解度。但此方法不适合重症肌无力的患者
辨音训练	通过口述或放录音，分辨出错音，进行纠正
鼻音控制训练	鼻音过重是由于软腭、腭咽肌无力或不协调，将鼻音以外的音发成鼻音。如使用吸管在水杯中吹泡、吹气球、吹蜡烛、吹纸张等，可以引导气流通过口腔，减少鼻漏气，并可延长呼气时间
克服费力音的训练	此音是由于声带过分内收所致。让患者处在一种很轻的打哈欠状态时发声

六、语言康复的影响因素

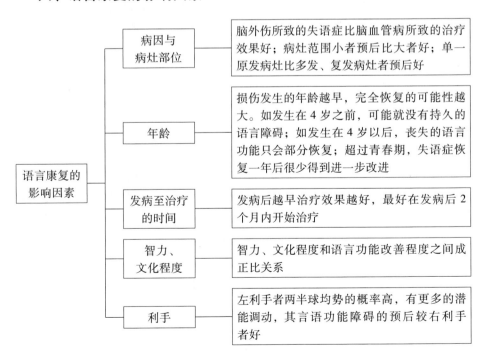

语言康复的影响因素

病因与病灶部位	脑外伤所致的失语症比脑血管病所致的治疗效果好；病灶范围小者预后比大者好；单一原发病灶比多发、复发病灶者预后好
年龄	损伤发生的年龄越早，完全恢复的可能性越大。如发生在 4 岁之前，可能就没有持久的语言障碍；如发生在 4 岁以后，丧失的语言功能只会部分恢复；超过青春期，失语症恢复一年后很少得到进一步改进
发病至治疗的时间	发病后越早治疗效果越好，最好在发病后 2 个月内开始治疗
智力、文化程度	智力、文化程度和语言功能改善程度之间成正比关系
利手	左利手者两半球均势的概率高，有更多的潜能调动，其言语功能障碍的预后较右利手者好

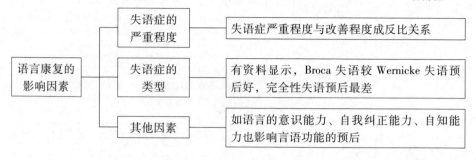

续流程

<h1>第五节　心理治疗及护理</h1>

一、概述

心理学是研究人类心理现象与行为的一门学科，是医疗护理工作中的一个重要内容。心理治疗是指在康复护理过程中，护士运用心理学的理论和技术，去帮助解决因伤病而导致的心理功能障碍患者。它是一门年轻的学科，是医学心理学的一部分。随着康复护理事业的发展，心理治疗研究和实践也不断地拓展和完善，逐渐由过去的"生物医学模式"转变为以人为本的"生物-心理-社会医学模式"。也就是说，一个完整的个体不仅是一个生物的人，而且是一个社会的人，其生活在特定的生活环境和不同层次的人际关系网中，从核心家庭关系到亲属、同事、邻居及集体的关系，对个体的身心健康均有着深切的影响。另外，周围自然环境对个体身心健康也有影响。因此在研究个体的健康与疾病的同时，必须考虑文化背景、教育修养、经济状况及社会职业地位等因素。

心理治疗的目的是通过接受系统的心理干预，帮助患者适应新的生活环境和建立新的人际关系；理智地看待自己的疾病；学会处理各种社会心理问题，如情绪、家庭关系、日常生活、社会活动状态、就业等；在此基础上形成一种积极的心理调节，保持心理健康，提高生活质量，平等参与社会活动，实现自我的价值。

心理治疗主要研究对象是残疾人、老年病患者、各种慢性病患者。

二、残疾对心理健康的影响

患者心理上主要表现为强烈的自卑感、孤独感、焦虑、抑郁等，并在认知和行为上有异常表现；社会问题则集中表现在求学、就业、就医、婚姻和社会交往等方面。

1. 残疾对心理健康的影响

（1）情绪的影响：主要表现为情绪障碍，因患者对自我形象不满意，表现为自卑、孤独、羞愧、不愿意参加社交活动、自我封闭等，由此引起空虚感、孤独感、焦虑、抑郁、悲观、失望，甚至自暴自弃，失去康复信心，出现各种躯体不适感和疼痛症状，严重者有厌世和轻生行为。

（2）认知活动的影响

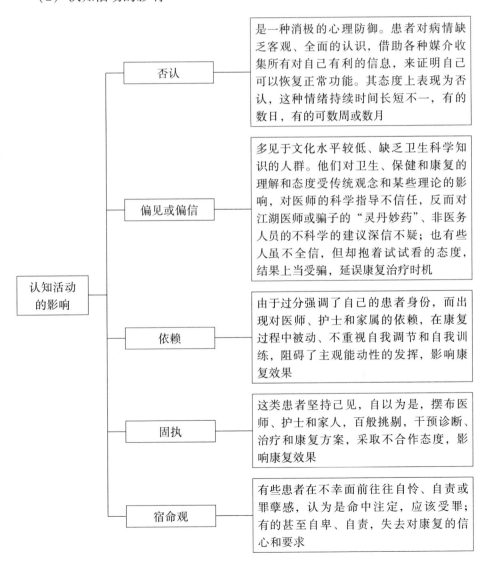

认知活动的影响

否认：是一种消极的心理防御。患者对病情缺乏客观、全面的认识，借助各种媒介收集所有对自己有利的信息，来证明自己可以恢复正常功能。其态度上表现为否认，这种情绪持续时间长短不一，有的数日，有的可数周或数月

偏见或偏信：多见于文化水平较低、缺乏卫生科学知识的人群。他们对卫生、保健和康复的理解和态度受传统观念和某些理论的影响，对医师的科学指导不信任，反而对江湖医师或骗子的"灵丹妙药"、非医务人员的不科学的建议深信不疑；也有些人虽不全信，但却抱着试试看的态度，结果上当受骗，延误康复治疗时机

依赖：由于过分强调了自己的患者身份，而出现对医师、护士和家属的依赖，在康复过程中被动、不重视自我调节和自我训练，阻碍了主观能动性的发挥，影响康复效果

固执：这类患者坚持己见，自以为是，摆布医师、护士和家人，百般挑剔，干预诊断、治疗和康复方案，采取不合作态度，影响康复效果

宿命观：有些患者在不幸面前往往自怜、自责或罪孽感，认为是命中注定，应该受罪；有的甚至自卑、自责，失去对康复的信心和要求

（3）人格的影响：残疾者由于身体或心理原因而出现人格变化，这种变化可能会伴随其后的人生历程。人格变化可能导致生活危机或其他精神危机，需要心理干预才能使患者能够面对现实和未来发展。患者对挫折、残疾和病痛的反应强度、对不幸遭遇的态度以及自我评价的高低，都与人格特点有一定的关系。具有疑病人格的患者敏感、多疑、对病痛和不适的耐受性低下，往往夸大疾病伤残的严重程度，对治疗、康复缺乏信心，导致康复过程延缓；癔症人格的人则感情脆弱，在不幸与挫折面前情绪不稳定，对不适感过分小心谨慎，拘泥于程序和治疗常规，且固执、偏见，治疗方案稍有变动就对康复怀疑、信心动摇。

（4）社会因素的影响

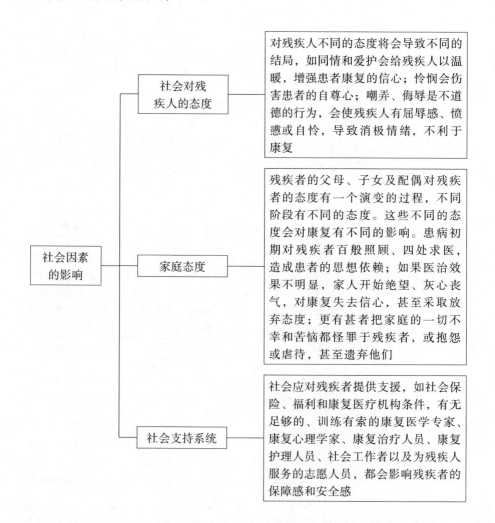

2. 建立心理康复系统

建立心理康复系统

建立个体心理调节机制 — 心理康复的过程是让残疾者建立个体心理调节机制的过程，让他们通过接受系统的心理干预，逐渐适应生活、学习、工作等方面发生的变化，能面对出现的各种困难，并在此基础上形成一种积极的心理调节机制，来应对可能出现的各种心理问题，保持心理健康

建立有关人员协助支持系统 — 残疾人生活在一定的群体之中，相关人员（如家属、同事、病友等）的态度对其心理状态的调节有着十分重要的影响。因此，心理康复不仅要重视残疾者本身的心理变化，也要注意相关人员的心理辅导工作，让他们理解残疾造成的心理问题，从而为残疾者的心理康复创造一种良好的心理氛围

建立专家协助支持机制 — 心理康复是一个长期的调节过程，残疾人在这个过程中要接受专家的指导和帮助，逐渐摆脱消极心理的影响，建立积极的人生目标。心理医师是接受专门训练的人员，他们必须掌握心理咨询与治疗的理论与方法，拥有从事心理治疗的技能和临床经验，并且要有极为敏感的观察力及分析问题、解决问题的能力。心理治疗不同于其他临床医疗，有其特殊性的一面，只有经过专门训练的人员才能从事此项工作

建立社区辅助支持系统 — 残疾的康复过程常常是伴随残疾人的一生，当残疾人回归家庭和社会后，社区辅助系统的支持就显得非常重要，要发挥社区中有关专家与相关人员的作用，在残疾人出现心理问题的时候，随时给予必要的支持和帮助，从而能够更好地为残疾者的心理康复提供保障

三、支持性心理治疗

支持性心理治疗是通过医护人员对患者的指导、劝解、鼓励、安慰和疏导等方法，帮助患者消除疑虑、改善心境、增强对残疾和疾病的心理承受能力，恢复心理平衡的一种心理护理方法。支持性治疗的主要方法有以下几种：

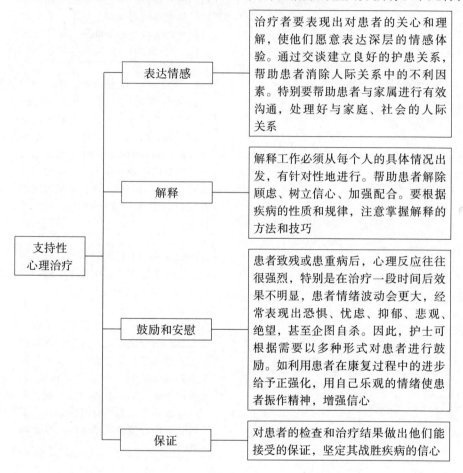

治疗者要表现出对患者的关心和理解，使他们愿意表达深层的情感体验。通过交谈建立良好的护患关系，帮助患者消除人际关系中的不利因素。特别要帮助患者与家属进行有效沟通，处理好与家庭、社会的人际关系

解释工作必须从每个人的具体情况出发，有针对性地进行。帮助患者解除顾虑、树立信心、加强配合。要根据疾病的性质和规律，注意掌握解释的方法和技巧

患者致残或患重病后，心理反应往往很强烈，特别是在治疗一段时间后效果不明显，患者情绪波动会更大，经常表现出恐惧、忧虑、抑郁、悲观、绝望，甚至企图自杀。因此，护士可根据需要以多种形式对患者进行鼓励。如利用患者在康复过程中的进步给予正强化，用自己乐观的情绪使患者振作精神，增强信心

对患者的检查和治疗结果做出他们能接受的保证，坚定其战胜疾病的信心

（支持性心理治疗：表达情感、解释、鼓励和安慰、保证）

四、行为治疗

行为疗法又称矫正疗法。是用学习理论和巴甫洛夫的经典条件反射原理，来转变患者症状和行为的一种治疗方法。主要用于治疗部分神经症（恐惧症、焦虑症、强迫症等）、心身疾患（高血压、慢性疼痛和失眠）、自控不良行为（肥胖症、神经性厌食、烟酒及药物成瘾等）、性功能障碍（阳痿、早泄、阴道痉挛等）和性变态行为等。常用的方法如下：

松弛训练　　主要用于治疗患者的焦虑、抑郁情绪和睡眠障碍等。是一种通过自我调整的训练，常用方式有肌肉渐进性放松、愉快想象性放松、有控制的深呼吸性放松。通过身体某部位的放松进而引起整个身心放松，以对抗由于心理应激而引起的交感神经兴奋的紧张反应，从而达到消除心理紧张和调节心理平衡的目的

系统脱敏疗法　　此法主要采用深度肌肉放松技术，用于特定情景下治疗患者焦虑和恐惧等情绪障碍。将放松训练与制订的等级脱敏标记两者配合进行训练。首先要了解患者的异常行为表现（焦虑和恐惧）是由什么样的刺激情景引起的，把所有焦虑反应由弱到强按次序排列（0~10分，0表示完全平静，10表示极度焦虑）。然后教会患者一种与焦虑、恐惧相抗衡的放松训练法，把放松训练技术逐步与那些由弱到强的焦虑程度同时配对出现，形成交互抑制情景，最后循序渐进地消除焦虑和恐惧

行为治疗

厌恶疗法　　是通过轻微的惩罚抑制或消除不良行为的一种治疗方法。即把厌恶刺激或不愉快的刺激与患者的不良行为结合在一起体验，如可采用疼痛刺激（橡皮圈弹痛刺激、耳针疼痛刺激）等。以此抑制或消除患者的攻击、强迫等不良的行为

行为塑造法　　是通过正强化而造成某种期望的良好行为的一项行为治疗技术。此法对于矫正患者的被动行为、提高注意力和行为的依从性等比较有效。可采用一项适中的作业让患者去完成，在患者完成作业的过程中，对患者取得的进步及时反馈并进行正强化，如表扬、鼓励、奖励等

续流程

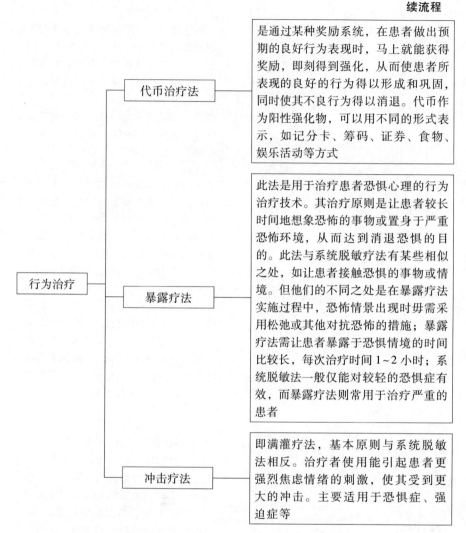

行为治疗

代币治疗法 —— 是通过某种奖励系统，在患者做出预期的良好行为表现时，马上就能获得奖励，即刻得到强化，从而使患者所表现的良好的行为得以形成和巩固，同时使其不良行为得以消退。代币作为阳性强化物，可以用不同的形式表示，如记分卡、筹码、证券、食物、娱乐活动等方式

暴露疗法 —— 此法是用于治疗患者恐惧心理的行为治疗技术。其治疗原则是让患者较长时间地想象恐怖的事物或置身于严重恐怖环境，从而达到消退恐惧的目的。此法与系统脱敏疗法有某些相似之处，如让患者接触恐惧的事物或情境。但他们的不同之处是在暴露疗法实施过程中，恐怖情景出现时毋需采用松弛或其他对抗恐怖的措施；暴露疗法需让患者暴露于恐惧情境的时间比较长，每次治疗时间 1~2 小时；系统脱敏法一般仅能对较轻的恐惧症有效，而暴露疗法则常用于治疗严重的患者

冲击疗法 —— 即满灌疗法，基本原则与系统脱敏法相反。治疗者使用能引起患者更强烈焦虑情绪的刺激，使其受到更大的冲击。主要适用于恐惧症、强迫症等

五、认知治疗

认知治疗是通过认知行为技术来改变患者不良认知的一类心理治疗方法的总称，包括信念、思维和想象等。认知治疗的理论认为心理障碍是由于错误的认知而导致异常的情绪反应。其基本观点是，认识过程是行为和情感的终结，适应不良的行为和情感与适应不良的认识有关。治疗者的任务就是与患者共同找出这些适应不良的认识，并提供"学习"或训练方法加以矫正，主要方法如下。

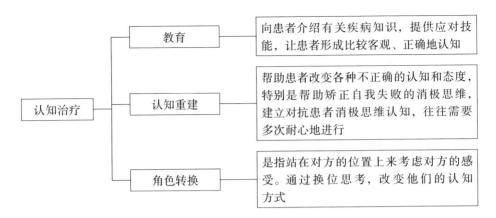

六、集体心理治疗

集体心理疗法是指治疗者同时对多个具有共性的患者进行心理治疗的方法。集体疗法通过患者相互交流、相互帮助、相互鼓励，有助于克服孤独和自卑心理，体验被他人接纳，增强适应社会的能力。集体心理疗法的主要方法有普及性集体疗法、动力交互关系法、经验性集体疗法、交往模式矫正疗法和心理剧启示法等。

七、注意事项

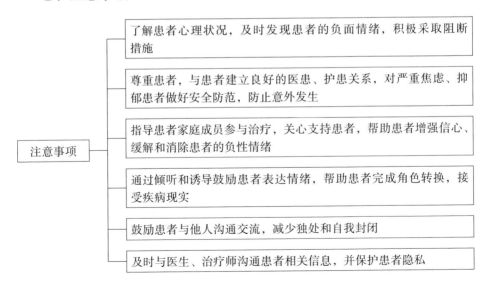

第五章
康复护理技术

第一节　体位摆放与转换

一、概述

体位是指人的身体所保持的姿势或某种位置。在临床上通常是指患者根据治疗、护理以及康复的需要，所采取并能保持的身体姿势和位置。

体位转移是指人体从一种姿势转移到另一种姿势的过程，包括床上转移、坐-卧转移和坐-站转移。在康复护理中，护理人员应根据患者及疾病的特点、协助并指导患者摆放正确、舒适的体位，如偏瘫患者，采取对抗痉挛模式的体位；烧伤患者采用抗挛缩的功能体位等。因此，在脑卒中、颅脑损伤、脊髓损伤及小儿脑瘫等患者的康复护理时，为患者选取合适的姿势和实施床上正确体位的摆放，同时配合翻身动作，是临床上为预防患者发生并发症而采取的重要康复措施。

二、体位转移的目的

定时的体位转移，可以促进血液循环，预防压疮、坠积性肺炎、尿路感染、肌肉萎缩、关节变形、肢体挛缩等并发症的发生。另外，在康复训练过程中，为达到康复训练目的，实现康复治疗及康复护理的预期效果，常需要有体位转移的配合。

三、床上正确体位摆放

1. 截瘫患者床上正确体位的摆放

截瘫患者由于双下肢同时受累并长期卧床，髋关节易出现挛缩内收、膝关节僵直、踝关节内翻、足下垂，因此，应注意对截瘫患者下肢体位的正确摆放。

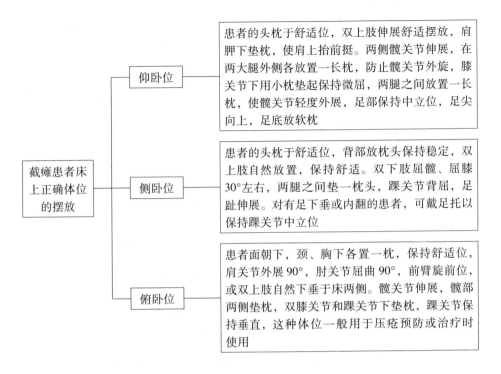

2. 偏瘫患者床上正确体位的摆放

偏瘫患者早期保持床上正确体位，能增加患侧的本体感觉输入，有助于预防或减轻痉挛发生，利于患者康复。

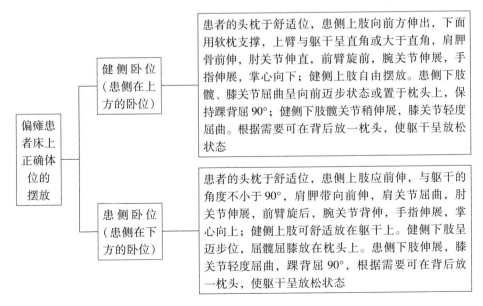

续流程

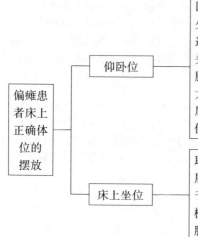

偏瘫患者床上正确体位的摆放	仰卧位	因能引起骶尾部压疮及强化异常反射活动，一般较少采用该体位。患者头部放在高度适当的枕头上，避免头部过屈或过伸；患侧肩关节下方垫一个枕头，使肩胛骨突向前，上肢关节伸展置于枕头上，腕关节背伸，手指伸展，掌心向上；患侧从臀部至大腿外侧下方垫一长枕，使骨盆前突，防止髋关节屈曲、外旋，使足与小腿呈直角，防止足下垂。健侧上下肢舒适自然摆放
	床上坐位	取床上坐位时，患者背后给予多个软枕垫实，脊柱伸展，达到直立坐位的姿势，头部无需支持固定，以利于患者主动控制头的活动。也可在患者前方放置一个横过床的可调节桌子，桌上放一软枕，让患者的双上肢对称放在小桌的软枕上面，下肢自然伸直

四、体位转移技术

体位转移包括床上体位转移、坐-卧位转移、坐-站位转移以及床，轮椅、轮椅-坐厕之间的转移。根据患者的病情不同和功能障碍情况，可以选择患者独立完成、一人协助转移、二人协助转移等不同的方式。

1. 床与轮椅间转移

要求患者有一定的躯干控制能力，在护理人员的协助下完成转移动作。

床与轮椅间转移	偏瘫患者从床到轮椅的站立位转移	主动转换法：将轮椅置于患者健侧床旁，与床呈30°~45°夹角，刹住车闸，移开脚踏板；患者坐在床边，双脚着地，健手握住轮椅外侧扶手，躯干向前倾斜，用健手、健腿支撑站起；站稳后以健足为轴，向健侧缓慢转动身体，使臀部正对轮椅正面缓慢坐下；调整身体位置、坐稳，移回脚踏板，将双足放在脚踏板上
		助动转换法：推轮椅到患者健侧床旁，与床呈30°~45°夹角，刹住车闸，移开脚踏板；帮助患者坐于床边，使双脚着地，躯干前倾；护理人员与患者面对面弯腰站立，用膝盖顶住患者患侧下肢膝部，双手抱住患者腰部或背部，患者健手扶在护理人员的颈部或肩部；患者身体向前倾斜，将其重心移至脚上，臀部离开床面，同时以健腿为轴，向健侧旋转身体，使臀部对准椅面坐下；帮助患者坐好，移回脚踏板，将患者双脚放于脚踏板上

续流程

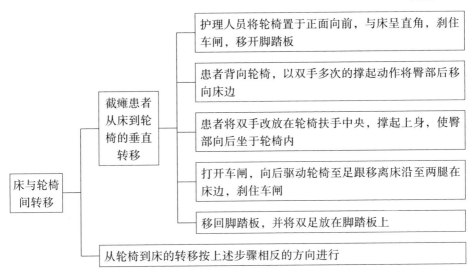

```
                           ┌─────────────────────────────────────────────┐
                           │ 护理人员将轮椅置于正面向前,与床呈直角,刹住│
                           │ 车闸,移开脚踏板                             │
                           ├─────────────────────────────────────────────┤
              ┌──────────┐ │ 患者背向轮椅,以双手多次的撑起动作将臀部后移│
              │截瘫患者  │ │ 向床边                                       │
              │从床到轮  │ ├─────────────────────────────────────────────┤
     ┌──────┐ │椅的垂直  ├─│ 患者将双手改放在轮椅扶手中央,撑起上身,使臀│
     │床与轮椅│ │转移      │ │ 部向后坐于轮椅内                             │
     │间转移├─│          │ ├─────────────────────────────────────────────┤
     └──────┘ └──────────┘ │ 打开车闸,向后驱动轮椅至足跟移离床沿至两腿在│
              │            │ │ 床边,刹住车闸                               │
              │            ├─────────────────────────────────────────────┤
              │            │ 移回脚踏板,并将双足放在脚踏板上             │
              │            └─────────────────────────────────────────────┘
              └────────────┤ 从轮椅到床的转移按上述步骤相反的方向进行     │
```

2. 从椅坐位向站立位转移

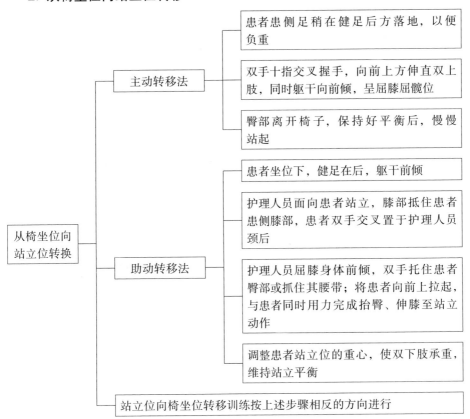

```
                           ┌─────────────────────────────────────────────┐
                           │ 患者患侧足稍在健足后方落地,以便           │
                           │ 负重                                         │
              ┌──────────┐ ├─────────────────────────────────────────────┤
              │主动转移法├─│ 双手十指交叉握手,向前上方伸直双上           │
              │          │ │ 肢,同时躯干向前倾,呈屈膝屈髋位             │
              │          │ ├─────────────────────────────────────────────┤
              │          │ │ 臀部离开椅子,保持好平衡后,慢慢           │
              │          │ │ 站起                                         │
     ┌──────┐ │          │ └─────────────────────────────────────────────┘
     │从椅坐位向│ │          │ ┌─────────────────────────────────────────────┐
     │站立位转换├─│          │ │ 患者坐位下,健足在后,躯干前倾             │
     └──────┘ │          │ ├─────────────────────────────────────────────┤
              │          │ │ 护理人员面向患者站立,膝部抵住患者         │
              │助动转移法├─│ 患侧膝部,患者双手交叉置于护理人员           │
              │          │ │ 颈后                                         │
              │          │ ├─────────────────────────────────────────────┤
              │          │ │ 护理人员屈膝身体前倾,双手托住患者         │
              │          │ │ 臀部或抓住其腰带;将患者向前上拉起,         │
              │          │ │ 与患者同时用力完成抬臀、伸膝至站立           │
              │          │ │ 动作                                         │
              │          │ ├─────────────────────────────────────────────┤
              │          │ │ 调整患者站立位的重心,使双下肢承重,         │
              │          │ │ 维持站立平衡                                 │
              │          │ └─────────────────────────────────────────────┘
              └──────────┤ 站立位向椅坐位转移训练按上述步骤相反的方向进行 │
```

3. 患者从仰卧位至侧卧位

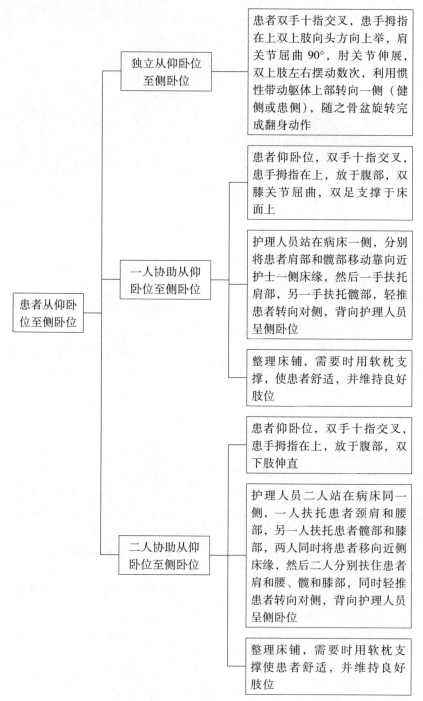

4. 患者从仰卧位至长坐位转移

患者从仰卧位至长坐位转换

一人协助从仰卧位至长坐位
- 患者仰卧，双上肢置于身体两侧，双侧肘关节屈曲支撑于床面上
- 护理人员站于患者侧前方，以双手扶托患者双肩并向上牵拉
- 指导患者利用双肘的支撑抬起上部躯干后，逐渐改用双手支撑身体而坐起
- 整理床铺，调整坐姿，保持舒适

一人协助从长坐位至仰卧位
- 患者长坐位，从双手掌支撑于床面开始，逐渐改用双侧肘关节支撑身体，使身体缓慢向后倾倒
- 护理人员站于患者侧前方，以双手扶托患者双肩以保持患者向后倾倒速度，缓慢完成从长坐位到仰卧位的转换
- 整理床铺，调整卧姿使患者舒适，保持功能位

5. 患者从卧位至床边坐位转移

患者从卧位至床边坐位转移

一人协助从侧卧位转移至床边坐位
- 从健侧翻身起坐法：患者仰卧位，双手十指相互交叉，伸肘在胸前上举呈肩屈曲约90°，利用双臂摆动翻身转向健侧卧位。患者将健腿置于患腿下方，利用健腿带动患腿移到床沿下。护理人员位于床一侧，双手托住患者肩部，并向上牵拉，帮助患者向健侧转身，同时令患者向上侧屈抬头，依次利用健侧上肢肘部-前臂-健手顺序支撑身体，并以骨盆为枢纽用力使身体转换成坐位
- 从患侧翻身起坐法：患者仰卧位，利用双臂摆动翻身转向患侧卧位。患者利用健腿带动患腿移到床沿。护理人员位于床一侧，双手托住患者肩部，并向上牵拉，指导患者利用健侧上肢横过胸前，用手置于患侧髋部旁的床面上支撑身体，同时向上侧抬头、颈和躯干，使身体转换成坐位

续流程

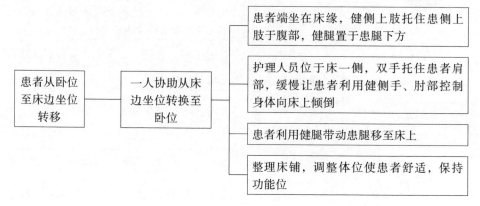

患者从卧位至床边坐位转移 → 一人协助从床边坐位转换至卧位

- 患者端坐在床缘,健侧上肢托住患侧上肢于腹部,健腿置于患腿下方
- 护理人员位于床一侧,双手托住患者肩部,缓慢让患者利用健侧手、肘部控制身体向床上倾倒
- 患者利用健腿带动患腿移至床上
- 整理床铺,调整体位使患者舒适,保持功能位

五、注意事项

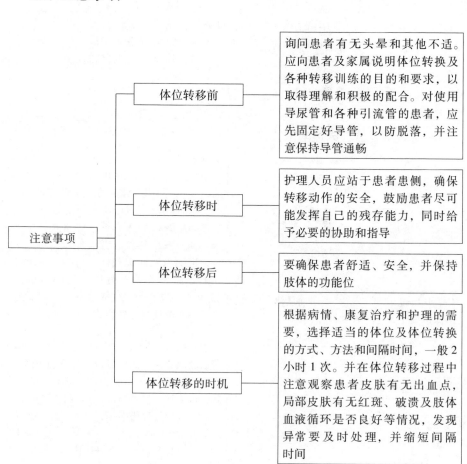

注意事项

- 体位转移前 — 询问患者有无头晕和其他不适。应向患者及家属说明体位转换及各种转移训练的目的和要求,以取得理解和积极的配合。对使用导尿管和各种引流管的患者,应先固定好导管,以防脱落,并注意保持导管通畅
- 体位转移时 — 护理人员应站于患者患侧,确保转移动作的安全,鼓励患者尽可能发挥自己的残存能力,同时给予必要的协助和指导
- 体位转移后 — 要确保患者舒适、安全,并保持肢体的功能位
- 体位转移的时机 — 根据病情、康复治疗和护理的需要,选择适当的体位及体位转换的方式、方法和间隔时间,一般2小时1次。并在体位转移过程中注意观察患者皮肤有无出血点,局部皮肤有无红斑、破溃及肢体血液循环是否良好等情况,发现异常要及时处理,并缩短间隔时间

第二节　穿衣脱衣训练

一、穿脱前开襟上衣训练

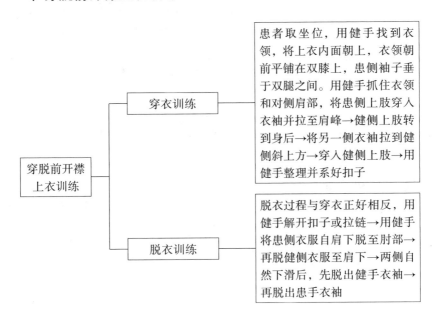

穿脱前开襟上衣训练

穿衣训练：患者取坐位，用健手找到衣领，将上衣内面朝上，衣领朝前平铺在双膝上，患侧袖子垂于双腿之间。用健手抓住衣领和对侧肩部，将患侧上肢穿入衣袖并拉至肩峰→健侧上肢转到身后→将另一侧衣袖拉到健侧斜上方→穿入健侧上肢→用健手整理并系好扣子

脱衣训练：脱衣过程与穿衣正好相反，用健手解开扣子或拉链→用健手将患侧衣服自肩下脱至肘部→再脱健侧衣服至肩下→两侧自然下滑后，先脱出健手衣袖→再脱出患手衣袖

二、穿脱套头上衣训练

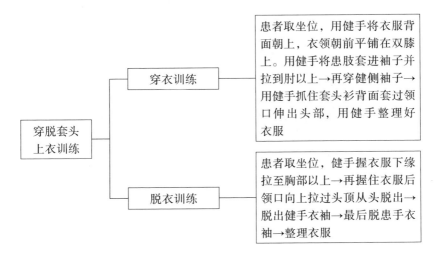

穿脱套头上衣训练

穿衣训练：患者取坐位，用健手将衣服背面朝上，衣领朝前平铺在双膝上。用健手将患肢套进袖子并拉到肘以上→再穿健侧袖子→用健手抓住套头衫背面套过领口伸出头部，用健手整理好衣服

脱衣训练：患者取坐位，健手握衣服下缘拉至胸部以上→再握住衣服后领口向上拉过头顶从头脱出→脱出健手衣袖→最后脱患手衣袖→整理衣服

三、穿脱裤子训练

```
穿脱裤子
训练
```
├─ 穿裤训练
│   ├─ 患者仰卧位→转至长坐位→用健手将患腿放在健腿上→用健手穿上患侧裤腿并拉至膝以上→用健手将患腿放到原位。用健手将健侧下肢穿入另一侧裤腿→再转至仰卧位→抬臀→用健手把裤子上提至腰部。整理并系好腰带
│   └─ 患者也可取坐位，健腿自患腿腘窝处插入，使患腿搭放在健腿上→用健手穿上患侧裤腿并拉至膝以上→健手将患腿放下、脚掌着地→穿健侧裤腿拉至膝上→站起将裤子向上拉至腰部→抓住裤腰坐下后整理系好
└─ 脱裤训练
    └─ 患者坐位，松开腰带，站起，裤子自然下落→坐下抽出健腿→抽出患腿→从地上拿起裤子→整理好待用

四、穿脱鞋袜训练

```
穿脱
鞋袜训练
```
├─ 穿袜和鞋训练
│   └─ 患者取坐位，健手将患腿抬起置于健腿上→用健手为患足穿袜或鞋→放下患腿，脚掌着地，身体重心转移至患侧→再将健腿放在患腿上→穿好健足的袜子或鞋
└─ 脱袜和鞋训练
    └─ 与穿袜和鞋训练顺序相反。下肢关节活动受限者可用穿袜自助器辅助穿脱

五、注意事项

```
注意事项
```
- 衣服宽松，穿着舒适、穿脱方便为原则。鞋袜大小、松紧合适
- 偏瘫患者穿脱衣服时应遵循先穿患肢，后穿健肢；脱衣服时先脱健肢，后脱患肢的原则
- 为穿脱方便，尽量不穿带拉链衣服，可对衣物进行改造，纽扣换成尼龙搭扣或子母按扣，女性胸罩从前面开口，裤带改用松紧带，鞋以尼龙搭扣或浅口船型鞋为宜，不穿系带鞋
- 袜子和鞋应放在患者身边容易取放的地方，位置要固定。必要时借助长柄取物器、鞋拔子等辅助器
- 鼓励患者尽可能地利用健侧主动穿衣。对有认知障碍，如穿衣失用者，可在衣物上缝记标记

第三节　吞咽与进食训练

一、基础性训练

基础性训练

口腔器官运动训练

口腔器官运动训练的目的是加强唇、颌、舌运动及声带闭合运动控制，强化肌群的力量及协调，从而提高吞咽的生理功能

口腔、颌、面部肌肉运动控制训练：指导患者每日进行颌开合、咀嚼肌咬合、鼓腮训练，以改善口腔、颜面肌肉的紧张性，促进肌肉主动收缩

舌运动训练：进行舌的各方向运动，以增强舌肌的力量

舌被动运动训练：用纱布包住患者舌头，抓住患者舌尖向前、向后、向左、向右、向上、向下等不同方向的牵拉运动

舌主动运动训练：指导患者进行舌前伸、后缩、侧方顶颊部、舌齿间卷动转圈等主动运动，以利于提高舌运动的灵活性

舌部抗阻运动：指导患者将舌抵向颊后部，护理人员用压舌板顶住其舌面某一部位，嘱患者用舌顶推

咽部冷刺激与空吞咽训练

先将备好的湿棉棒冰冻，操作时将冰冻棉棒蘸少许水轻刺激软腭、舌根及咽后壁，能有效刺激吞咽反射，然后嘱患者做空吞咽动作，以促进吞咽力度

呼吸、咳嗽训练

可先让患者充分吸气憋住，做吞咽动作，再呼气，最后做咳嗽动作。这是利用停止呼吸后声门闭锁的原理进行训练

二、进食训练

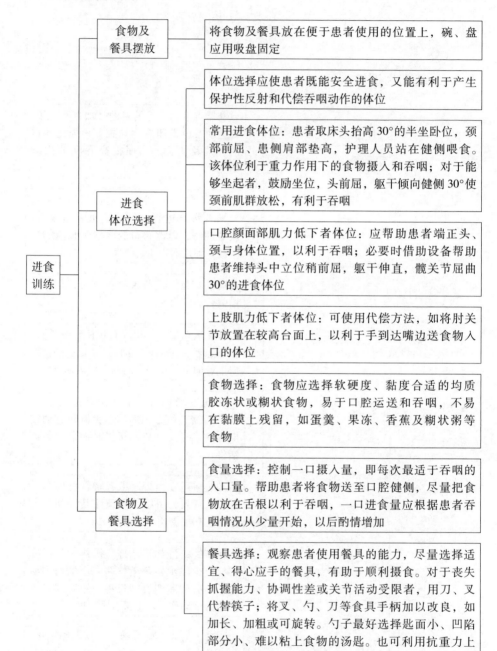

进食训练

食物及餐具摆放 ── 将食物及餐具放在便于患者使用的位置上，碗、盘应用吸盘固定

进食体位选择 ──

体位选择应使患者既能安全进食，又能有利于产生保护性反射和代偿吞咽动作的体位

常用进食体位：患者取床头抬高 30°的半坐卧位，颈部前屈、患侧肩部垫高，护理人员站在健侧喂食。该体位利于重力作用下的食物摄入和吞咽；对于能够坐起者，鼓励坐位，头前屈，躯干倾向健侧 30°使颈前肌群放松，有利于吞咽

口腔颜面部肌力低下者体位：应帮助患者端正头、颈与身体位置，以利于吞咽；必要时借助设备帮助患者维持头中立位稍前屈，躯干伸直，髋关节屈曲 30°的进食体位

上肢肌力低下者体位：可使用代偿方法，如将肘关节放置在较高台面上，以利于手到达嘴边送食物入口的体位

食物及餐具选择 ──

食物选择：食物应选择软硬度、黏度合适的均质胶冻状或糊状食物，易于口腔运送和吞咽，不易在黏膜上残留，如蛋羹、果冻、香蕉及糊状粥等食物

食量选择：控制一口摄入量，即每次最适于吞咽的入口量。帮助患者将食物送至口腔健侧，尽量把食物放在舌根以利于吞咽，一口进食量应根据患者吞咽情况从少量开始，以后酌情增加

餐具选择：观察患者使用餐具的能力，尽量选择适宜、得心应手的餐具，有助于顺利摄食。对于丧失抓握能力、协调性差或关节活动受限者，用刀、叉代替筷子；将叉、勺、刀等食具手柄加以改良，如加长、加粗或可旋转。勺子最好选择匙面小、凹陷部分小、难以粘上食物的汤匙。也可利用抗重力上肢支持设备如活动性上肢支持板、腕关节背伸固定板、多功能固定带等

三、饮水训练

进食训练的顺序一般是从胶冻状食物、糊状食物逐步过渡到半固体、固体的软食和普通食物。液体比固体更容易误吸入气管，因此危险性较大。饮水训练时，将饮水杯的边缘靠近患者的下唇，缓慢倾斜水杯，以避免把水倒入口中，引起患者呛咳，应鼓励患者缓慢小口饮水。

四、注意事项

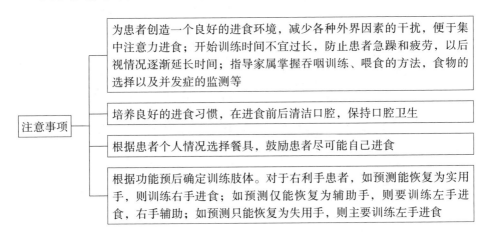

注意事项

- 为患者创造一个良好的进食环境，减少各种外界因素的干扰，便于集中注意力进食；开始训练时间不宜过长，防止患者急躁和疲劳，以后视情况逐渐延长时间；指导家属掌握吞咽训练、喂食的方法，食物的选择以及并发症的监测等
- 培养良好的进食习惯，在进食前后清洁口腔，保持口腔卫生
- 根据患者个人情况选择餐具，鼓励患者尽可能自己进食
- 根据功能预后确定训练肢体。对于右利手患者，如预测能恢复为实用手，则训练右手进食；如预测仅能恢复为辅助手，则要训练左手进食，右手辅助；如预测只能恢复为失用手，则主要训练左手进食

第四节　个人卫生训练

一、洗脸、洗手、刷牙训练

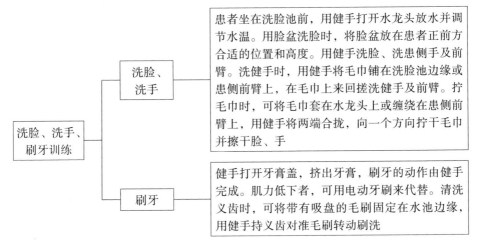

洗脸、洗手、刷牙训练

- 洗脸、洗手：患者坐在洗脸池前，用健手打开水龙头放水并调节水温。用脸盆洗脸时，将脸盆放在患者正前方合适的位置和高度。用健手洗脸、洗患侧手及前臂。洗健手时，用健手将毛巾铺在洗脸池边缘或患侧前臂上，在毛巾上来回搓洗健手及前臂。拧毛巾时，可将毛巾套在水龙头上或缠绕在患侧前臂上，用健手将两端合拢，向一个方向拧干毛巾并擦干脸、手

- 刷牙：健手打开牙膏盖，挤出牙膏，刷牙的动作由健手完成。肌力低下者，可用电动牙刷来代替。清洗义齿时，可将带有吸盘的毛刷固定在水池边缘，用健手持义齿对准毛刷转动刷洗

二、洗澡训练

1. 盆浴

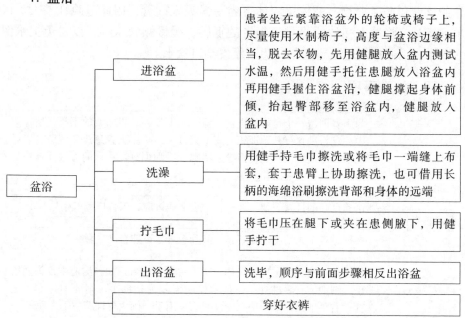

盆浴	进浴盆	患者坐在紧靠浴盆外的轮椅或椅子上,尽量使用木制椅子,高度与盆浴边缘相当,脱去衣物,先用健腿放入盆内测试水温,然后用健手托住患腿放入浴盆内再用健手握住浴盆沿,健腿撑起身体前倾,抬起臀部移至浴盆内,健腿放入盆内
	洗澡	用健手持毛巾擦洗或将毛巾一端缝上布套,套于患臂上协助擦洗,也可借用长柄的海绵浴刷擦洗背部和身体的远端
	拧毛巾	将毛巾压在腿下或夹在患侧腋下,用健手拧干
	出浴盆	洗毕,顺序与前面步骤相反出浴盆
	穿好衣裤	

2. 淋浴

淋浴时,患者可坐在淋浴凳或椅子上进行。有条件的可将浴室改造,建成专用浴座,并将阀门和喷头设在患者坐位可及处。

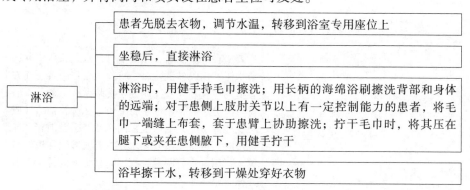

淋浴	患者先脱去衣物,调节水温,转移到浴室专用座位上
	坐稳后,直接淋浴
	淋浴时,用健手持毛巾擦洗;用长柄的海绵浴刷擦洗背部和身体的远端;对于患侧上肢肘关节以上有一定控制能力的患者,将毛巾一端缝上布套,套于患臂上协助擦洗;拧干毛巾时,将其压在腿下或夹在患侧腋下,用健手拧干
	浴毕擦干水,转移到干燥处穿好衣物

三、剪指甲训练

偏瘫患者用患手剪健手的指甲比较困难,可将大号指甲剪固定在小木板上,剪刀口一端突出木块外沿,利用患手掌或肘部按压指甲剪即可。

四、如厕训练

对于转移困难的患者，可以通过使用便盆、坐便椅来完成。其中使用便盆是床上运动时可同步完成的训练，而使用坐便椅是完成类似的床、椅转移活动后，患者能自己穿脱裤子来完成，具体方法如下。

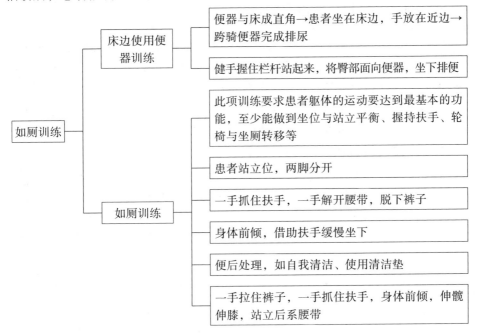

五、注意事项

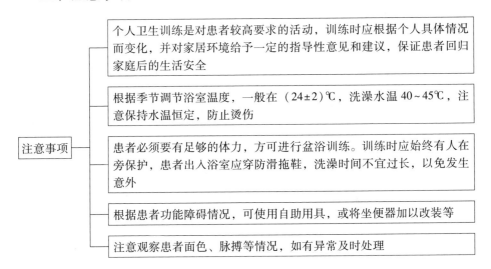

第五节　排尿与排便功能障碍的康复护理

一、排尿功能障碍的康复护理

膀胱护理主要应用于脊髓损伤、脑卒中、颅脑损伤等导致的神经源性膀胱功能失调患者。目的是恢复和改善患者的膀胱功能，降低膀胱内压力，减少残余尿，控制和消除泌尿系统并发症的产生。

神经源性膀胱功能失调是控制膀胱的中枢或周围神经发生病变后引起的排尿功能障碍，主要表现为尿潴留和尿失禁。

1. 影响排尿活动因素的评估

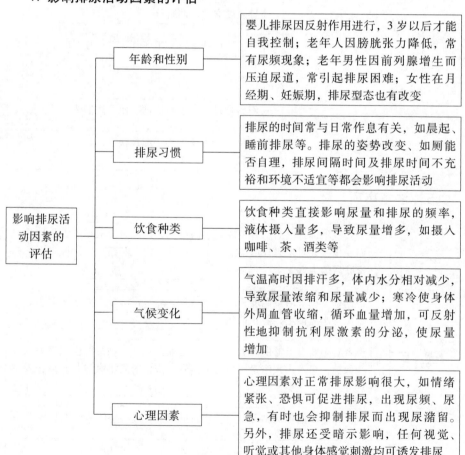

影响排尿活动因素的评估

- 年龄和性别：婴儿排尿因反射作用进行，3 岁以后才能自我控制；老年人因膀胱张力降低，常有尿频现象；老年男性因前列腺增生而压迫尿道，常引起排尿困难；女性在月经期、妊娠期，排尿型态也有改变

- 排尿习惯：排尿的时间常与日常作息有关，如晨起、睡前排尿等。排尿的姿势改变、如厕能否自理，排尿间隔时间及排尿时间不充裕和环境不适宜等都会影响排尿活动

- 饮食种类：饮食种类直接影响尿量和排尿的频率，液体摄入量多，导致尿量增多，如摄入咖啡、茶、酒类等

- 气候变化：气温高时因排汗多，体内水分相对减少，导致尿量浓缩和尿量减少；寒冷使身体外周血管收缩，循环血量增加，可反射性地抑制抗利尿激素的分泌，使尿量增加

- 心理因素：心理因素对正常排尿影响很大，如情绪紧张、恐惧可促进排尿，出现尿频、尿急，有时也会抑制排尿而出现尿潴留。另外，排尿还受暗示影响，任何视觉、听觉或其他身体感觉刺激均可诱发排尿

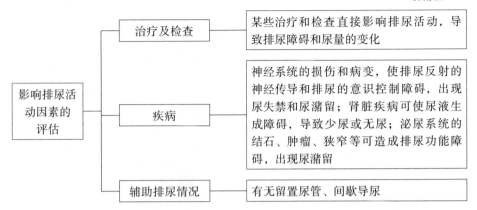

续流程

续流程

2. 排尿功能障碍的康复护理

（1）尿潴留的康复护理：膀胱内潴留大量尿液而又不能自主排出，称为尿潴留。患者主要表现为下腹胀痛、排尿困难。体检可见耻骨上膨隆、扪及囊样包块、叩诊实音。护理目的为促使膀胱排空，减轻患者痛苦。其护理方法如下：

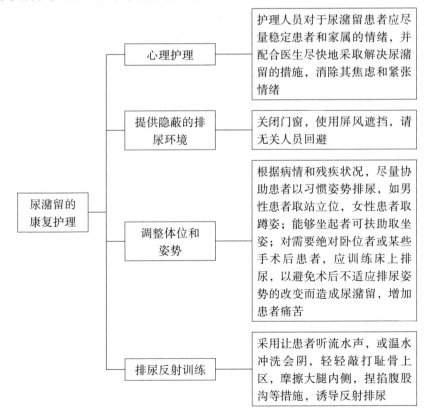

续流程

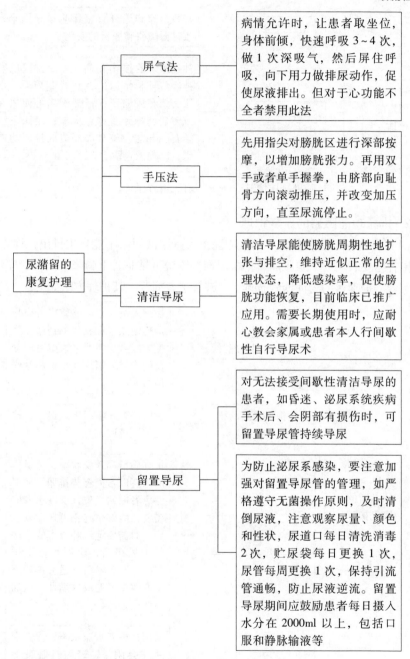

	屏气法	病情允许时，让患者取坐位，身体前倾，快速呼吸 3~4 次，做 1 次深吸气，然后屏住呼吸，向下用力做排尿动作，促使尿液排出。但对于心功能不全者禁用此法
	手压法	先用指尖对膀胱区进行深部按摩，以增加膀胱张力。再用双手或者单手握拳，由脐部向耻骨方向滚动推压，并改变加压方向，直至尿流停止。
尿潴留的康复护理	清洁导尿	清洁导尿能使膀胱周期性地扩张与排空，维持近似正常的生理状态，降低感染率，促使膀胱功能恢复，目前临床已推广应用。需要长期使用时，应耐心教会家属或患者本人行间歇性自行导尿术
	留置导尿	对无法接受间歇性清洁导尿的患者，如昏迷、泌尿系统疾病手术后、会阴部有损伤时，可留置导尿管持续导尿
		为防止泌尿系感染，要注意加强对留置导尿管的管理，如严格遵守无菌操作原则，及时清倒尿液，注意观察尿量、颜色和性状，尿道口每日清洗消毒 2 次，贮尿袋每日更换 1 次，尿管每周更换 1 次，保持引流管通畅，防止尿液逆流。留置导尿期间应鼓励患者每日摄入水分在 2000ml 以上，包括口服和静脉输液等

（2）尿失禁的康复护理：排尿失去控制，尿液不自主地流出，称为尿失禁。尿失禁的护理目的主要是解除原发疾病，进行盆底肌肉锻炼，促使膀胱

储尿，减少漏尿的发生。

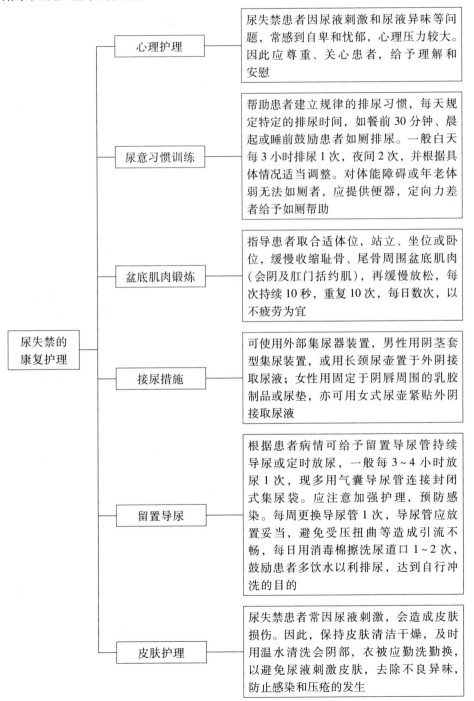

尿失禁的康复护理

心理护理
尿失禁患者因尿液刺激和尿液异味等问题，常感到自卑和忧郁，心理压力较大。因此应尊重、关心患者，给予理解和安慰

尿意习惯训练
帮助患者建立规律的排尿习惯，每天规定特定的排尿时间，如餐前30分钟、晨起或睡前鼓励患者如厕排尿。一般白天每3小时排尿1次，夜间2次，并根据具体情况适当调整。对体能障碍或年老体弱无法如厕者，应提供便器，定向力差者给予如厕帮助

盆底肌肉锻炼
指导患者取合适体位，站立、坐位或卧位，缓慢收缩耻骨、尾骨周围盆底肌肉（会阴及肛门括约肌），再缓慢放松，每次持续10秒，重复10次，每日数次，以不疲劳为宜

接尿措施
可使用外部集尿器装置，男性用阴茎套型集尿装置，或用长颈尿壶置于外阴接取尿液；女性用固定于阴唇周围的乳胶制品或尿垫，亦可用女式尿壶紧贴外阴接取尿液

留置导尿
根据患者病情可给予留置导尿管持续导尿或定时放尿，一般每3~4小时放尿1次，现多用气囊导尿管连接封闭式集尿袋。应注意加强护理，预防感染。每周更换导尿管1次，导尿管应放置妥当，避免受压扭曲等造成引流不畅，每日用消毒棉擦洗尿道口1~2次，鼓励患者多饮水以利排尿，达到自行冲洗的目的

皮肤护理
尿失禁患者常因尿液刺激，会造成皮肤损伤。因此，保持皮肤清洁干燥，及时用温水清洗会阴部，衣被应勤洗勤换，以避免尿液刺激皮肤，去除不良异味，防止感染和压疮的发生

3. 注意事项

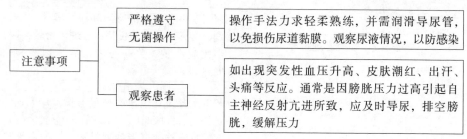

二、排便功能障碍的康复护理

大肠是参与人体排便活动的主要器官，分为盲肠、结肠、直肠和肛管四个部分。排便活动受大脑皮质控制，意识可促进或抑制排便，如果个体经常有意识抑制便意，则会使直肠渐渐失去对粪便压力刺激的敏感性，加之粪便在大肠内停留过久，水分被吸收过多而发生便秘。肠道疾病或其他系统的疾病均可影响正常排便，出现排便功能障碍。

肠道护理技术的目的是帮助患者建立定期排便的规律，消除或减少由于大便失禁造成日常生活不便，预防因便秘、腹泻及大便失禁导致的并发症，从而提高患者的生活质量。

1. 影响排便活动因素的评估

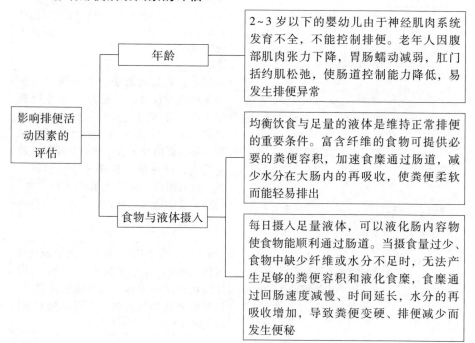

续流程

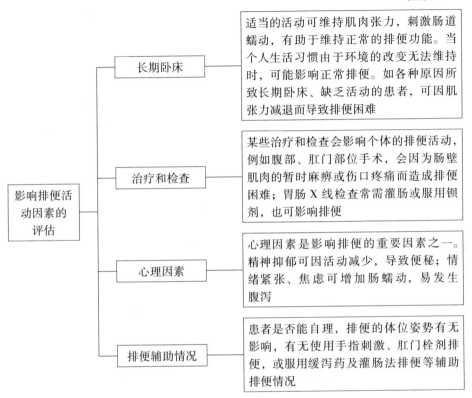

影响排便活动因素的评估

- 长期卧床 —— 适当的活动可维持肌肉张力，刺激肠道蠕动，有助于维持正常的排便功能。当个人生活习惯由于环境的改变无法维持时，可能影响正常排便。如各种原因所致长期卧床、缺乏活动的患者，可因肌张力减退而导致排便困难

- 治疗和检查 —— 某些治疗和检查会影响个体的排便活动，例如腹部、肛门部位手术，会因为肠壁肌肉的暂时麻痹或伤口疼痛而造成排便困难；胃肠 X 线检查常需灌肠或服用钡剂，也可影响排便

- 心理因素 —— 心理因素是影响排便的重要因素之一。精神抑郁可因活动减少，导致便秘；情绪紧张、焦虑可增加肠蠕动，易发生腹泻

- 排便辅助情况 —— 患者是否能自理，排便的体位姿势有无影响，有无使用手指刺激、肛门栓剂排便，或服用缓泻药及灌肠法排便等辅助排便情况

2. 排便功能障碍的康复护理

（1）便秘的康复护理：便秘指正常的排便型态改变，排便次数减少，排出过干、过硬的粪便，且排便不畅、困难，排便频率减少。

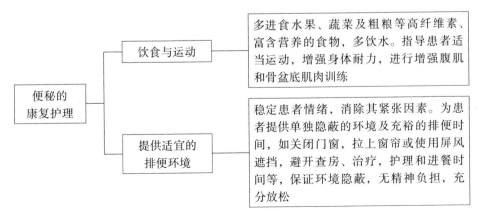

便秘的康复护理

- 饮食与运动 —— 多进食水果、蔬菜及粗粮等高纤维素、富含营养的食物，多饮水。指导患者适当运动，增强身体耐力，进行增强腹肌和骨盆底肌肉训练

- 提供适宜的排便环境 —— 稳定患者情绪，消除其紧张因素。为患者提供单独隐蔽的环境及充裕的排便时间，如关闭门窗、拉上窗帘或使用屏风遮挡，避开查房、治疗、护理和进餐时间等，保证环境隐蔽，无精神负担，充分放松

续流程

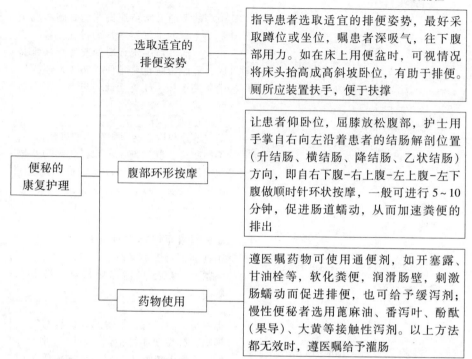

	选取适宜的排便姿势	指导患者选取适宜的排便姿势，最好采取蹲位或坐位，嘱患者深吸气，往下腹部用力。如在床上用便盆时，可视情况将床头抬高成高斜坡卧位，有助于排便。厕所应装置扶手，便于扶撑
便秘的康复护理	腹部环形按摩	让患者仰卧位，屈膝放松腹部，护士用手掌自右向左沿着患者的结肠解剖位置（升结肠、横结肠、降结肠、乙状结肠）方向，即自右下腹-右上腹-左上腹-左下腹做顺时针状按摩，一般可进行 5~10 分钟，促进肠道蠕动，从而加速粪便的排出
	药物使用	遵医嘱药物可使用通便剂，如开塞露、甘油栓等，软化粪便，润滑肠壁，刺激肠蠕动而促进排便，也可给予缓泻剂；慢性便秘者选用蓖麻油、番泻叶、酚酞（果导）、大黄等接触性泻剂。以上方法都无效时，遵医嘱给予灌肠

（2）大便失禁的康复护理：大便失禁是指肛门括约肌不受意识控制而不自主的排便。导致大便失禁有两方面的原因：生理方面多见于神经肌肉系统的病变或损伤、严重腹泻；心理方面多见于情绪失调、精神障碍等。大便失禁的康复护理有如下几点：

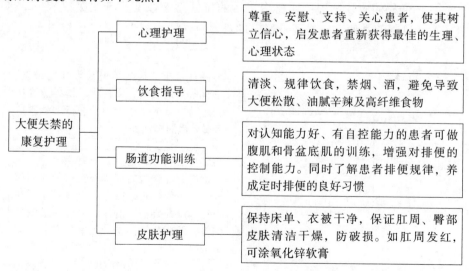

	心理护理	尊重、安慰、支持、关心患者，使其树立信心，启发患者重新获得最佳的生理、心理状态
	饮食指导	清淡、规律饮食，禁烟、酒，避免导致大便松散、油腻辛辣及高纤维食物
大便失禁的康复护理	肠道功能训练	对认知能力好、有自控能力的患者可做腹肌和骨盆底肌的训练，增强对排便的控制能力。同时了解患者排便规律，养成定时排便的良好习惯
	皮肤护理	保持床单、衣被干净，保证肛周、臀部皮肤清洁干燥，防破损。如肛周发红，可涂氧化锌软膏

3. 注意事项

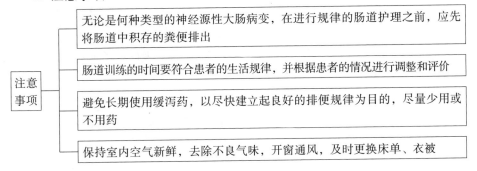

注意事项	无论是何种类型的神经源性大肠病变，在进行规律的肠道护理之前，应先将肠道中积存的粪便排出
	肠道训练的时间要符合患者的生活规律，并根据患者的情况进行调整和评价
	避免长期使用缓泻药，以尽快建立起良好的排便规律为目的，尽量少用或不用药
	保持室内空气新鲜，去除不良气味，开窗通风，及时更换床单、衣被

第六节　康复辅助器具的使用与护理

一、矫形器

矫形器是装配于人体四肢、躯干等某些部位，以预防和矫正畸形或辅助神经肌肉和骨骼系统功能特性或结构的一类体外使用装置的总称。其基本作用是通过外力的作用达到改善功能；预防、矫正畸形；稳定和支持关节，限制关节的异常运动；减轻疼痛和承重；固定和保护病变肢体。

1. 分类

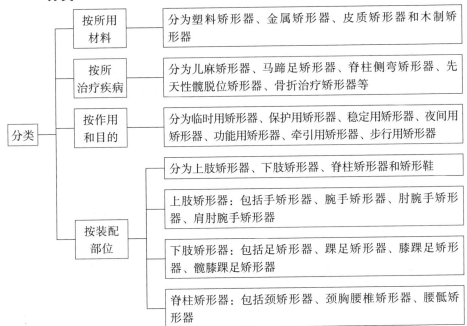

分类	按所用材料	分为塑料矫形器、金属矫形器、皮质矫形器和木制矫形器
	按所治疗疾病	分为儿麻矫形器、马蹄足矫形器、脊柱侧弯矫形器、先天性髋脱位矫形器、骨折治疗矫形器等
	按作用和目的	分为临时用矫形器、保护用矫形器、稳定用矫形器、夜间用矫形器、功能用矫形器、牵引用矫形器、步行用矫形器
	按装配部位	分为上肢矫形器、下肢矫形器、脊柱矫形器和矫形鞋
		上肢矫形器：包括手矫形器、腕手矫形器、肘腕手矫形器、肩肘腕手矫形器
		下肢矫形器：包括足矫形器、踝足矫形器、膝踝足矫形器、髋膝踝足矫形器
		脊柱矫形器：包括颈矫形器、颈胸腰椎矫形器、腰骶矫形器

2. 装配矫形器前的护理

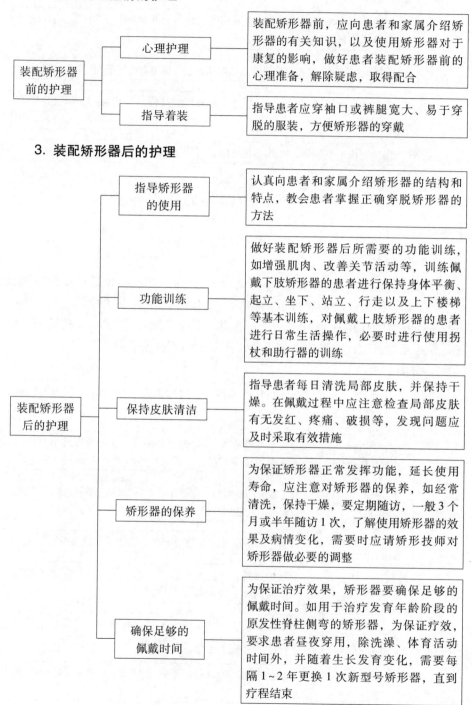

装配矫形器前的护理

心理护理 —— 装配矫形器前，应向患者和家属介绍矫形器的有关知识，以及使用矫形器对于康复的影响，做好患者装配矫形器前的心理准备，解除疑虑，取得配合

指导着装 —— 指导患者应穿袖口或裤腿宽大、易于穿脱的服装，方便矫形器的穿戴

3. 装配矫形器后的护理

装配矫形器后的护理

指导矫形器的使用 —— 认真向患者和家属介绍矫形器的结构和特点，教会患者掌握正确穿脱矫形器的方法

功能训练 —— 做好装配矫形器后所需要的功能训练，如增强肌肉、改善关节活动等，训练佩戴下肢矫形器的患者进行保持身体平衡、起立、坐下、站立、行走以及上下楼梯等基本训练，对佩戴上肢矫形器的患者进行日常生活操作，必要时进行使用拐杖和助行器的训练

保持皮肤清洁 —— 指导患者每日清洗局部皮肤，并保持干燥。在佩戴过程中应注意检查局部皮肤有无发红、疼痛、破损等，发现问题应及时采取有效措施

矫形器的保养 —— 为保证矫形器正常发挥功能，延长使用寿命，应注意对矫形器的保养，如经常清洗，保持干燥，要定期随访，一般 3 个月或半年随访 1 次，了解使用矫形器的效果及病情变化，需要时应请矫形技师对矫形器做必要的调整

确保足够的佩戴时间 —— 为保证治疗效果，矫形器要确保足够的佩戴时间。如用于治疗发育年龄阶段的原发性脊柱侧弯的矫形器，为保证疗效，要求患者昼夜穿用，除洗澡、体育活动时间外，并随着生长发育变化，需要每隔 1~2 年更换 1 次新型号矫形器，直到疗程结束

二、助行器

助行器是辅助人体支撑体重、保持平衡、稳定站立和行走的工具。对于各种瘫痪、下肢肌肉功能损伤和行走困难的老年人，助行器是帮助他们站立和行走的不可缺少的康复工具。

1. 分类

根据助行器的结构和功能不同，可分为杖和助行架两大类。

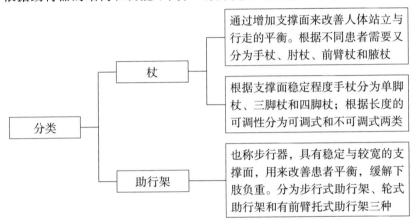

		通过增加支撑面来改善人体站立与行走的平衡。根据不同患者需要又分为手杖、肘杖、前臂杖和腋杖
	杖	根据支撑面稳定程度手杖分为单脚杖、三脚杖和四脚杖；根据长度的可调性分为可调式和不可调式两类
分类		
	助行架	也称步行器，具有稳定与较宽的支撑面，用来改善患者平衡，缓解下肢负重。分为步行式助行架、轮式助行架和有前臂托式助行架三种

2. 助行器使用的护理

（1）杖的选用：选择合适长度的杖是保证患者安全，最大限度发挥杖功能的关键。

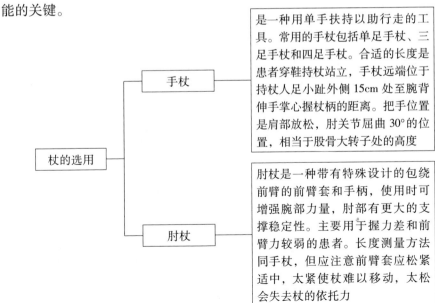

		是一种用单手扶持以助行走的工具。常用的手杖包括单足手杖、三足手杖和四足手杖。合适的长度是患者穿鞋持杖站立，手杖远端位于持杖人足小趾外侧 15cm 处至腕背伸手掌心握杖柄的距离。把手位置是肩部放松，肘关节屈曲 30° 的位置，相当于股骨大转子处的高度
杖的选用	手杖	
	肘杖	肘杖是一种带有特殊设计的包绕前臂的前臂套和手柄，使用时可增强腕部力量，肘部有更大的支撑稳定性。主要用于握力差和前臂力较弱的患者。长度测量方法同手杖，但应注意前臂套应松紧适中，太紧使杖难以移动，太松会失去杖的依托力

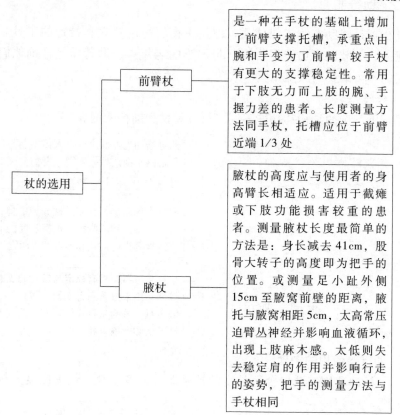

前臂杖：是一种在手杖的基础上增加了前臂支撑托槽，承重点由腕和手变为了前臂，较手杖有更大的支撑稳定性。常用于下肢无力而上肢的腕、手握力差的患者。长度测量方法同手杖，托槽应位于前臂近端1/3处

腋杖：腋杖的高度应与使用者的身高臂长相适应。适用于截瘫或下肢功能损害较重的患者。测量腋杖长度最简单的方法是：身长减去41cm，股骨大转子的高度即为把手的位置。或测量足小趾外侧15cm至腋窝前壁的距离，腋托与腋窝相距5cm，太高常压迫臂丛神经并影响血液循环，出现上肢麻木感。太低则失去稳定肩的作用并影响行走的姿势，把手的测量方法与手杖相同

（2）步行架的选用：步行架的支撑面积大，较杖的稳定性高，手位置使肩部放松，相当于股骨大转子处的高度。多在室内、走廊等面积较宽敞、地面平坦的场合使用。

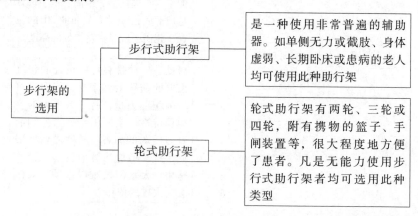

步行式助行架：是一种使用非常普遍的辅助器。如单侧无力或截肢、身体虚弱、长期卧床或患病的老人均可使用此种助行架

轮式助行架：轮式助行架有两轮、三轮或四轮，附有携物的篮子、手闸装置等，很大程度地方便了患者。凡是无能力使用步行式助行架者均可选用此种类型

（3）截瘫患者持腋杖步行法

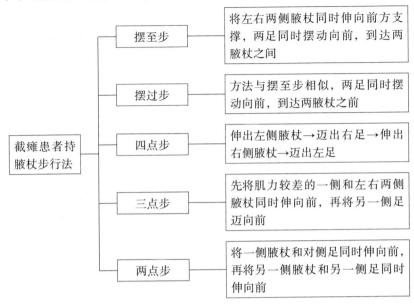

```
                    ┌─ 摆至步 ──── 将左右两侧腋杖同时伸向前方支
                    │              撑，两足同时摆动向前，到达两
                    │              腋杖之间
                    │
                    ├─ 摆过步 ──── 方法与摆至步相似，两足同时摆
                    │              动向前，到达两腋杖之前
截瘫患者持          │
腋杖步行法 ─────────┼─ 四点步 ──── 伸出左侧腋杖→迈出右足→伸出
                    │              右侧腋杖→迈出左足
                    │
                    ├─ 三点步 ──── 先将肌力较差的一侧和左右两侧
                    │              腋杖同时伸向前，再将另一侧足
                    │              迈向前
                    │
                    └─ 两点步 ──── 将一侧腋杖和对侧足同时伸向前，
                                   再将另一侧腋杖和另一侧足同时
                                   伸向前
```

（4）偏瘫患者持手杖步行法

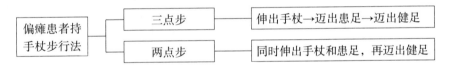

```
偏瘫患者持     ┌─ 三点步 ──── 伸出手杖→迈出患足→迈出健足
手杖步行法 ────┤
               └─ 两点步 ──── 同时伸出手杖和患足，再迈出健足
```

（5）助行架步行法

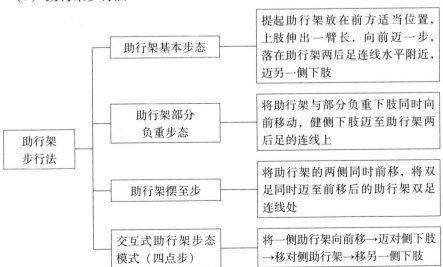

```
                    ┌─ 助行架基本步态 ──── 提起助行架放在前方适当位置，
                    │                      上肢伸出一臂长，向前迈一步，
                    │                      落在助行架两后足连线水平附近，
                    │                      迈另一侧下肢
                    │
                    ├─ 助行架部分      ──── 将助行架与部分负重下肢同时向
                    │  负重步态            前移动，健侧下肢迈至助行架两
助行架              │                      后足的连线上
步行法 ─────────────┤
                    ├─ 助行架摆至步 ────── 将助行架的两侧同时前移，将双
                    │                      足同时迈至前移后的助行架双足
                    │                      连线处
                    │
                    └─ 交互式助行架步态 ── 将一侧助行架向前移→迈对侧下肢
                       模式（四点步）      →移对侧助行架→移另一侧下肢
```

三、假肢

假肢是用于弥补人体肢体缺损和代偿失去的肢体功能而制造、装配的人工假体。

1. 分类

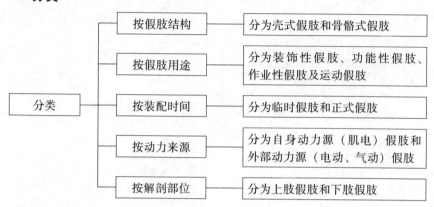

（1）上肢假肢：包括臂和手。

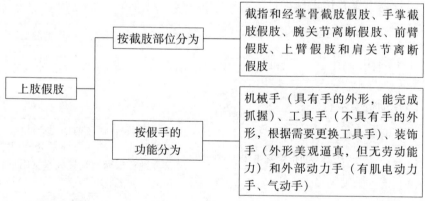

（2）下肢假肢

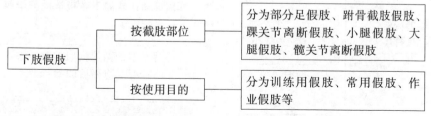

2. 装配假肢前的护理

装配假肢前期是从患者实施截肢术后到穿戴永久性假肢的阶段。此期康复目的主要是提供心理支持，积极促使残端组织充分愈合，尽早成熟定型，为穿戴假肢创造条件。

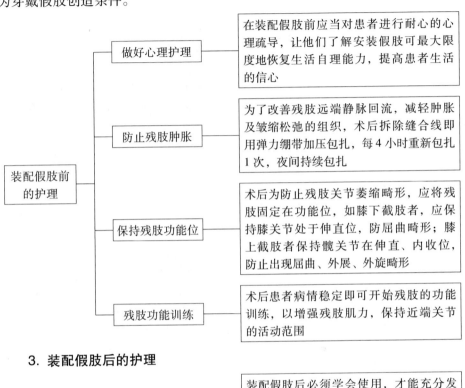

3. 装配假肢后的护理

续流程

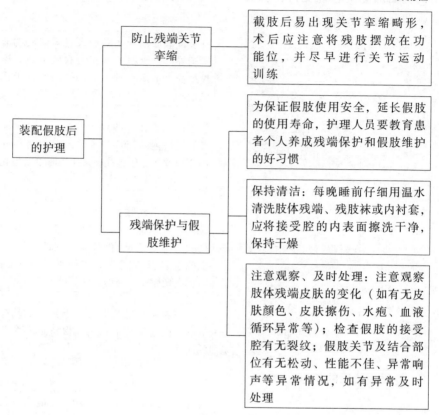

防止残端关节挛缩 — 截肢后易出现关节挛缩畸形，术后应注意将残肢摆放在功能位，并尽早进行关节运动训练

装配假肢后的护理

残端保护与假肢维护 — 为保证假肢使用安全，延长假肢的使用寿命，护理人员要教育患者个人养成残端保护和假肢维护的好习惯

保持清洁：每晚睡前仔细用温水清洗肢体残端、残肢袜或内衬套，应将接受腔的内表面擦洗干净，保持干燥

注意观察、及时处理：注意观察肢体残端皮肤的变化（如有无皮肤颜色、皮肤擦伤、水疱、血液循环异常等）；检查假肢的接受腔有无裂纹；假肢关节及结合部位有无松动、性能不佳、异常响声等异常情况，如有异常及时处理

四、轮椅

轮椅是残疾者康复的重要代步工具。当残疾者行走的能力减低或丧失，需要户外活动、独立生活、参加社会活动时，轮椅就成为他们必须依靠的交通工具。

1. 轮椅的种类及使用范围

根据轮椅的结构和用途不同将轮椅分为普通轮椅、儿童轮椅（适合6~9岁使用）、电动轮椅（以蓄电瓶为驱动能源，适用于双上肢力弱、手部畸形的患者）、单侧驱动式轮椅（适用于只有一侧手臂有驱动能力的患者）、站立式轮椅（可由坐位借助安全带变为站位姿势，适用于双上肢有力的截瘫患者）、体育运动轮椅（如竞速轮椅、篮球轮椅，适合体育运动的灵活性要求）等。

2. 普通轮椅的结构

普通轮椅一般由轮椅架、轮、椅座靠背、刹车装置及脚踏板 5 部分组成。

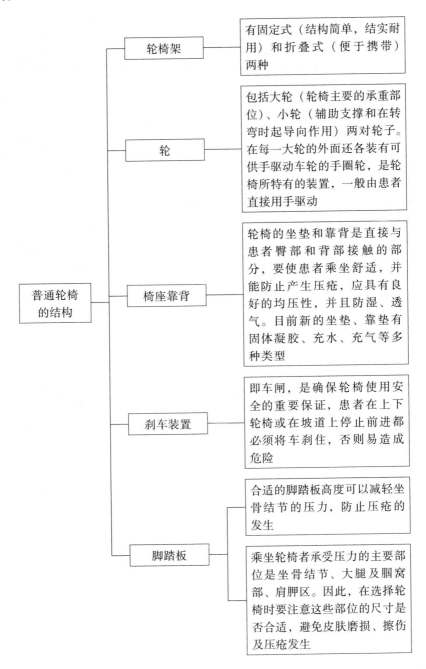

3. 普通轮椅的测量

一般应综合考虑患者的病情需要、身材和适用范围，来选择轮椅的尺寸、样式和材料等。

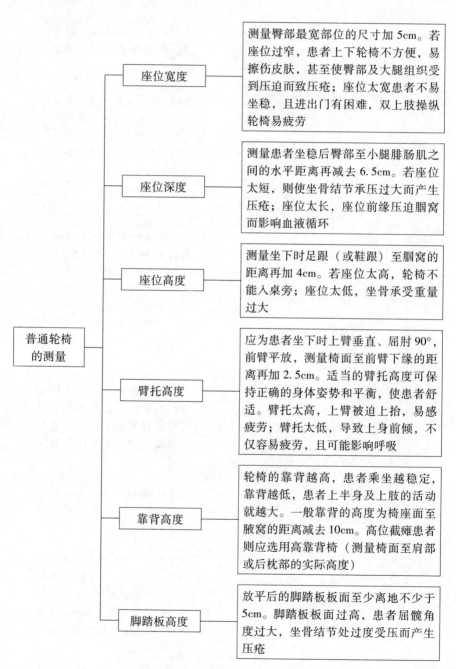

普通轮椅的测量

座位宽度
测量臀部最宽部位的尺寸加 5cm。若座位过窄，患者上下轮椅不方便，易擦伤皮肤，甚至使臀部及大腿组织受到压迫而致压疮；座位太宽患者不易坐稳，且进出门有困难，双上肢操纵轮椅易疲劳

座位深度
测量患者坐稳后臀部至小腿腓肠肌之间的水平距离再减去 6.5cm。若座位太短，则使坐骨结节承压过大而产生压疮；座位太长，座位前缘压迫腘窝而影响血液循环

座位高度
测量坐下时足跟（或鞋跟）至腘窝的距离再加 4cm。若座位太高，轮椅不能入桌旁；座位太低，坐骨承受重量过大

臂托高度
应为患者坐下时上臂垂直、屈肘 90°，前臂平放，测量椅面至前臂下缘的距离再加 2.5cm。适当的臂托高度可保持正确的身体姿势和平衡，使患者舒适。臂托太高，上臂被迫上抬，易感疲劳；臂托太低，导致上身前倾，不仅容易疲劳，且可能影响呼吸

靠背高度
轮椅的靠背越高，患者乘坐越稳定，靠背越低，患者上半身及上肢的活动就越大。一般靠背的高度为椅座面至腋窝的距离减去 10cm。高位截瘫患者则应选用高靠背椅（测量椅面至肩部或后枕部的实际高度）

脚踏板高度
放平后的脚踏板板面至少离地不少于 5cm。脚踏板板面过高，患者屈髋角度过大，坐骨结节处过度受压而产生压疮

4. 轮椅的使用训练

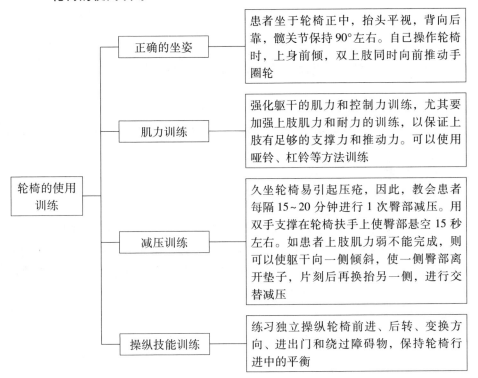

轮椅的使用训练

正确的坐姿：患者坐于轮椅正中，抬头平视，背向后靠，髋关节保持90°左右。自己操作轮椅时，上身前倾，双上肢同时向前推动手圈轮

肌力训练：强化躯干的肌力和控制力训练，尤其要加强上肢肌力和耐力的训练，以保证上肢有足够的支撑力和推动力。可以使用哑铃、杠铃等方法训练

减压训练：久坐轮椅易引起压疮，因此，教会患者每隔15~20分钟进行1次臀部减压。用双手支撑在轮椅扶手上使臀部悬空15秒左右。如患者上肢肌力弱不能完成，则可以使躯干向一侧倾斜，使一侧臀部离开垫子，片刻后再换抬另一侧，进行交替减压

操纵技能训练：练习独立操纵轮椅前进、后转、变换方向、进出门和绕过障碍物，保持轮椅行进中的平衡

第六章
神经系统疾病的康复护理

第一节　脑卒中的康复护理

一、概述

1. 定义

脑卒中又称脑中风或脑血管意外（CVA），是由各种原因引起的急性脑血管循环障碍性疾病，且持续时间超过 24 小时，以局灶性、弥漫性脑神经功能缺失或引起死亡为临床综合征。将持续时间不足 24 小时者称为短暂性脑缺血发作（TIA）。

2. 病因

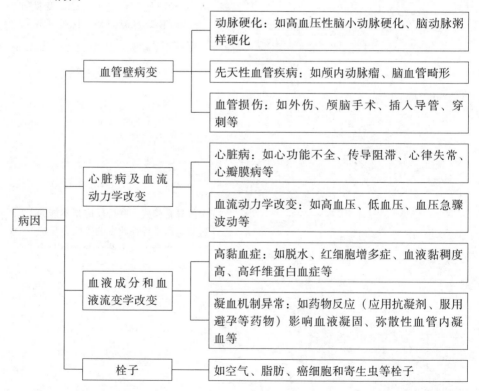

3. 分类

按其病理过程分为缺血性卒中和出血性卒中。

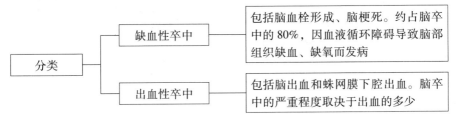

分类 ── 缺血性卒中 ── 包括脑血栓形成、脑梗死。约占脑卒中的 80%，因血液循环障碍导致脑部组织缺血、缺氧而发病

── 出血性卒中 ── 包括脑出血和蛛网膜下腔出血。脑卒中的严重程度取决于出血的多少

二、主要功能障碍

1. 运动功能障碍

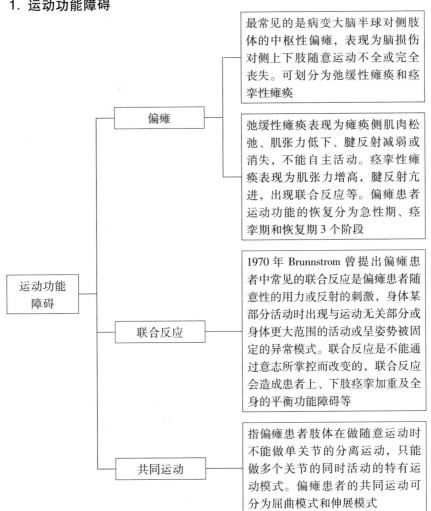

运动功能障碍

偏瘫 ── 最常见的是病变大脑半球对侧肢体的中枢性偏瘫，表现为脑损伤对侧上下肢随意运动不全或完全丧失。可划分为弛缓性瘫痪和痉挛性瘫痪

── 弛缓性瘫痪表现为瘫痪侧肌肉松弛、肌张力低下、腱反射减弱或消失，不能自主活动。痉挛性瘫痪表现为肌张力增高，腱反射亢进，出现联合反应等。偏瘫患者运动功能的恢复分为急性期、痉挛期和恢复期 3 个阶段

联合反应 ── 1970 年 Brunnstrom 曾提出偏瘫患者中常见的联合反应是偏瘫患者随意性的用力或反射的刺激，身体某部分活动时出现与运动无关部分或身体更大范围的活动或呈姿势被固定的异常模式。联合反应是不能通过意志所掌控而改变的，联合反应会造成患者上、下肢痉挛加重及全身的平衡功能障碍等

共同运动 ── 指偏瘫患者肢体在做随意运动时不能做单关节的分离运动，只能做多个关节的同时活动的特有运动模式。偏瘫患者的共同运动可分为屈曲模式和伸展模式

续流程

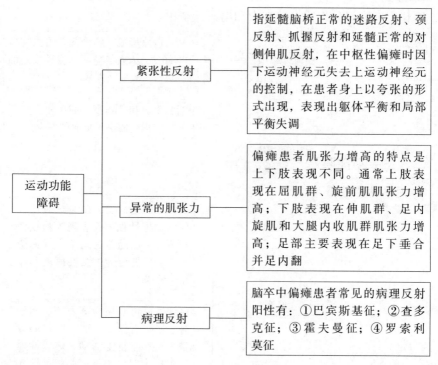

	紧张性反射	指延髓脑桥正常的迷路反射、颈反射、抓握反射和延髓正常的对侧伸肌反射，在中枢性偏瘫时因下运动神经元失去上运动神经元的控制，在患者身上以夸张的形式出现，表现出躯体平衡和局部平衡失调
运动功能障碍	异常的肌张力	偏瘫患者肌张力增高的特点是上下肢表现不同。通常上肢表现在屈肌群、旋前肌肌张力增高；下肢表现在伸肌群、足内旋肌和大腿内收肌群肌张力增高；足部主要表现在足下垂合并足内翻
	病理反射	脑卒中偏瘫患者常见的病理反射阳性有：①巴宾斯基征；②查多克征；③霍夫曼征；④罗索利莫征

2. 感觉功能障碍

感觉功能障碍主要表现为痛、温、触觉等浅感觉减退，运动觉、位置觉、振动觉等深感觉减退，实体觉、两点辨别觉等皮质感觉及视觉、味觉等特殊感觉功能的减退或丧失。

3. 认知障碍

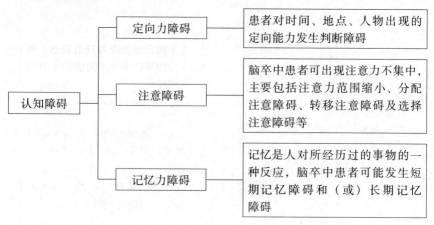

	定向力障碍	患者对时间、地点、人物出现的定向能力发生判断障碍
认知障碍	注意障碍	脑卒中患者可出现注意力不集中，主要包括注意力范围缩小、分配注意障碍、转移注意障碍及选择注意障碍等
	记忆力障碍	记忆是人对所经历过的事物的一种反应，脑卒中患者可能发生短期记忆障碍和（或）长期记忆障碍

续流程

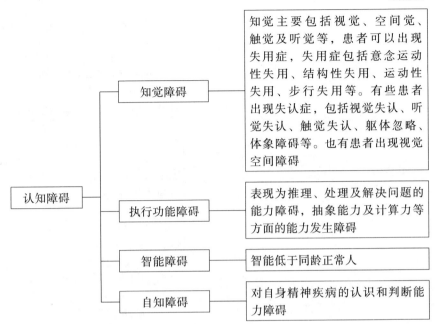

认知障碍

知觉障碍	知觉主要包括视觉、空间觉、触觉及听觉等，患者可以出现失用症，失用症包括意念运动性失用、结构性失用、运动性失用、步行失用等。有些患者出现失认症，包括视觉失认、听觉失认、触觉失认、躯体忽略、体象障碍等。也有患者出现视觉空间障碍
执行功能障碍	表现为推理、处理及解决问题的能力障碍，抽象能力及计算力等方面的能力发生障碍
智能障碍	智能低于同龄正常人
自知障碍	对自身精神疾病的认识和判断能力障碍

4. 其他功能障碍

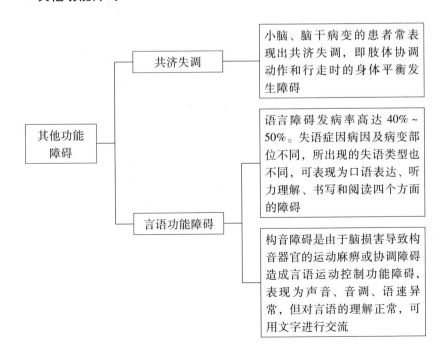

其他功能障碍

共济失调	小脑、脑干病变的患者常表现出共济失调，即肢体协调动作和行走时的身体平衡发生障碍
言语功能障碍	语言障碍发病率高达 40%～50%。失语症因病因及病变部位不同，所出现的失语类型也不同，可表现为口语表达、听力理解、书写和阅读四个方面的障碍
	构音障碍是由于脑损害导致构音器官的运动麻痹或协调障碍造成言语运动控制功能障碍，表现为声音、音调、语速异常，但对言语的理解正常，可用文字进行交流

续流程

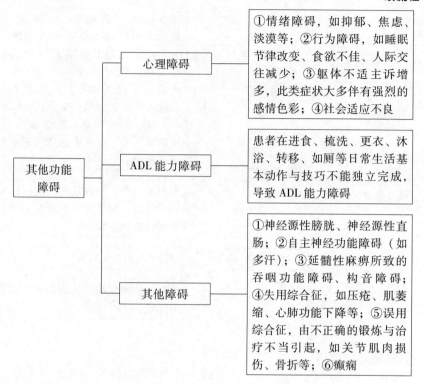

心理障碍 → ①情绪障碍，如抑郁、焦虑、淡漠等；②行为障碍，如睡眠节律改变、食欲不佳、人际交往减少；③躯体不适主诉增多，此类症状大多伴有强烈的感情色彩；④社会适应不良

其他功能障碍

ADL 能力障碍 → 患者在进食、梳洗、更衣、沐浴、转移、如厕等日常生活基本动作与技巧不能独立完成，导致 ADL 能力障碍

其他障碍 → ①神经源性膀胱、神经源性直肠；②自主神经功能障碍（如多汗）；③延髓性麻痹所致的吞咽功能障碍、构音障碍；④失用综合征，如压疮、肌萎缩、心肺功能下降等；⑤误用综合征，由不正确的锻炼与治疗不当引起，如关节肌肉损伤、骨折等；⑥癫痫

三、康复评定

1. 运动、感觉功能障碍评定

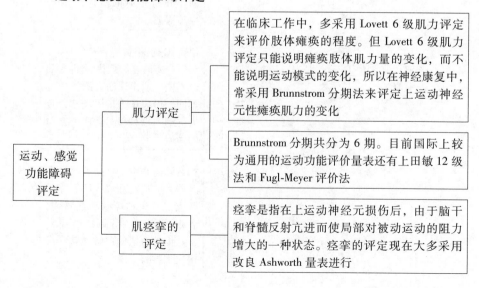

运动、感觉功能障碍评定

肌力评定 → 在临床工作中，多采用 Lovett 6 级肌力评定来评价肢体瘫痪的程度。但 Lovett 6 级肌力评定只能说明瘫痪肢体肌力量的变化，而不能说明运动模式的变化，所以在神经康复中，常采用 Brunnstrom 分期法来评定上运动神经元性瘫痪肌力的变化

→ Brunnstrom 分期共分为 6 期。目前国际上较为通用的运动功能评价量表还有上田敏 12 级法和 Fugl-Meyer 评价法

肌痉挛的评定 → 痉挛是指在上运动神经元损伤后，由于脑干和脊髓反射亢进而使局部对被动运动的阻力增大的一种状态。痉挛的评定现在大多采用改良 Ashworth 量表进行

续流程

关节活动度又称关节活动范围，是指关节运动时所通过的最大运动弧度，即一个关节从起始端至终末端的正常运动范围。一般使用通用量角器进行测量，用度数表示

关节活动度是衡量一个关节运动量的尺度，是评定关节运动功能损害的范围与程度的指标之一

需要注意的是，中枢性运动功能障碍的患者出现关节运动受限时，不能轻易诊断为关节活动度受限，因为患者可能会受到肌张力增高或特定运动模式的影响。而肌痉挛和软组织短缩所导致的关节活动受限，其康复方法是不同的

脑卒中患者的感觉障碍，尤其是深度感觉障碍对运动功能障碍的恢复起到明显的阻碍作用。对痛温觉、触觉、运动觉、位置觉、实体觉和图形觉等的评价有助于发现患者是否存在感觉障碍，包括感觉异常、感觉倒错、感觉迟钝、感觉过敏、感觉减退、感觉缺失等

人体的正常运动需要大脑皮质、前庭器官、小脑、锥体外系统、本体感觉、视觉等共同参与，以达到运动的平衡与协调

脑卒中患者常因小脑、本体感觉及前庭功能障碍等导致运动笨拙、不协调和平衡障碍，可采用观察法、量表评定法和定量姿势图法对平衡功能进行评定，而指鼻试验、指指试验、轮替试验、跟膝胫试验、反跳试验、画线试验等常用来进行协调障碍的评价

对脑卒中患者进行步态分析有利于评定下肢残疾及运动功能残存的程度，从而制订康复治疗、训练计划和评定康复疗效，同时也有利于确定所做支具的合适程度及使用价值

运动、感觉功能障碍评定 — 关节活动度评定 — 感觉障碍评定 — 平衡和协调障碍评定 — 步态分析

2. 语言–言语障碍的评定

评估患者的发音情况及各种语言形式的表达能力，包括听、说、读、写和手势表达。脑卒中患者的言语–语言障碍评定主要包括以下两方面。

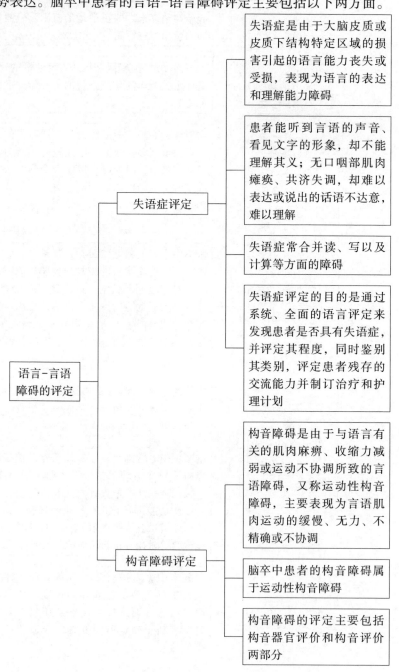

- 语言–言语障碍的评定
  - 失语症评定
    - 失语症是由于大脑皮质或皮质下结构特定区域的损害引起的语言能力丧失或受损，表现为语言的表达和理解能力障碍
    - 患者能听到言语的声音、看见文字的形象，却不能理解其义；无口咽部肌肉瘫痪、共济失调，却难以表达或说出的话语不达意，难以理解
    - 失语症常合并读、写以及计算等方面的障碍
    - 失语症评定的目的是通过系统、全面的语言评定来发现患者是否具有失语症，并评定其程度，同时鉴别其类别，评定患者残存的交流能力并制订治疗和护理计划
  - 构音障碍评定
    - 构音障碍是由于与语言有关的肌肉麻痹、收缩力减弱或运动不协调所致的言语障碍，又称运动性构音障碍，主要表现为言语肌肉运动的缓慢、无力、不精确或不协调
    - 脑卒中患者的构音障碍属于运动性构音障碍
    - 构音障碍的评定主要包括构音器官评价和构音评价两部分

3. 认知功能评定

认知功能评定

- 认知功能障碍是指在传入、传出通路完整的情况下，大脑皮质损害造成意识水平、注意力、言语、记忆、思维和知觉功能等的障碍

- 根据损伤的部位和程度不同，脑卒中患者可表现不同形式和程度的认知功能障碍

- 对认知功能的评价包括日常生活行为观察法和评价表评价法。评定认知功能首先应从询问病史及临床观察开始，然后再选择评价量表

- 认知功能评价一般从意识水平、记忆力、定向力、注意力、综合思维能力、解决问题能力等方面进行，如记忆障碍可表现为短期记忆障碍或长期记忆障碍

- 知觉障碍表现为失用症和失认症，失用症常见的有结构性失用、意念运动性失用、运动性失用等，失认症可表现为视觉失认、听觉失认、触觉失认、躯体忽略和体象障碍等

- 常用的评定方法有简易精神状态检查量表、洛文斯顿作业疗法认知评定成套测验

4. 吞咽障碍评定

吞咽障碍评定

- 吞咽障碍根据其影响的吞咽时期分为认知期障碍、准备期障碍、口腔期障碍、咽喉期障碍和食管期障碍五种

- 脑卒中所致吞咽障碍属于神经源性吞咽障碍，主要影响吞咽的口腔期和咽喉期

- 吞咽功能的减退可在生理上造成患者误吸、支气管痉挛、气管阻塞窒息以及脱水、营养不良等；在心理方面可造成患者进食恐惧、社会隔绝、抑郁等负性心理，严重影响患者身心健康及生活质量

- 对吞咽障碍及时、准确地评定有利于采取适当的康复治疗和护理措施，从而促进患者的吞咽功能康复

- 吞咽功能障碍评估主要是确定患者是否存在吞咽困难，对其程度进行量化，了解吞咽困难发生的时期，为下一步的临床治疗及判断预后打下基础。评定采用临床评定和综合评定结合的方式进行

5. 日常生活活动能力评定

日常生活活动能力评定

- 日常生活活动是人们为了独立生活而每日必须进行的一些最基本的活动，如衣、食、住、行、个人卫生等

- 脑卒中患者由于运动功能、认知功能、感觉功能、言语功能等多种功能障碍并存，常导致日常生活能力的下降或丧失，所以日常生活活动能力的评估非常重要

- 常采用 PULSES 评估法、Katz 指数、Barthel 指数评估法或功能独立性评估法等

6. 心理评定

心理评定

- 初期进行心理评定，了解心理损害的方面与程度，为制订康复计划提供依据

- 康复计划执行过程中，重复心理评定，根据心理和行为的变化，可判断康复的效果以及估计预后，为修改康复计划提供依据

- 在终期残疾评定中，心理评定可为全面康复提出建议

- 简易精神症状评定量表被广泛应用于脑卒中对患者情绪状态、精神症状的评定

- 它能全面、客观、量化地评定患者的心理行为，有利于诊断、比较和研究。临床常用的自评量表为 90 项症状清单、抑郁自评量表等

四、主要护理问题

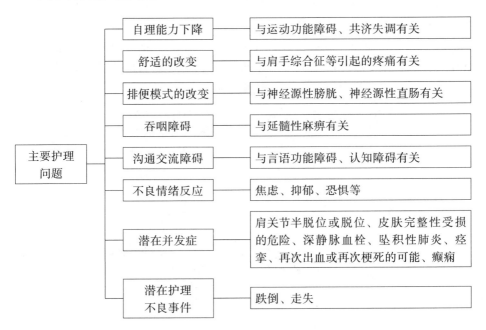

- 自理能力下降 —— 与运动功能障碍、共济失调有关
- 舒适的改变 —— 与肩手综合征等引起的疼痛有关
- 排便模式的改变 —— 与神经源性膀胱、神经源性直肠有关
- 吞咽障碍 —— 与延髓性麻痹有关
- 沟通交流障碍 —— 与言语功能障碍、认知障碍有关
- 不良情绪反应 —— 焦虑、抑郁、恐惧等
- 潜在并发症 —— 肩关节半脱位或脱位、皮肤完整性受损的危险、深静脉血栓、坠积性肺炎、痉挛、再次出血或再次梗死的可能、癫痫
- 潜在护理不良事件 —— 跌倒、走失

主要护理问题

五、康复护理目标

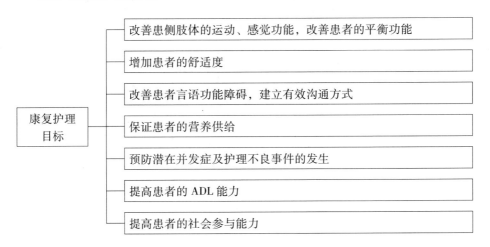

康复护理目标

- 改善患侧肢体的运动、感觉功能，改善患者的平衡功能
- 增加患者的舒适度
- 改善患者言语功能障碍，建立有效沟通方式
- 保证患者的营养供给
- 预防潜在并发症及护理不良事件的发生
- 提高患者的 ADL 能力
- 提高患者的社会参与能力

六、康复护理措施

1．松弛性麻痹期的康复

松弛性麻痹期通常是指发病且病情稳定后 1~2 周内。患侧肌力和肌张力均低下，若患者坐起或站立，松弛性麻痹的上肢重量牵拉肩关节囊，易导致

肩关节半脱位和肩痛。治疗的目的：早期开始康复以预防失用；从床上的被动性活动尽快过渡到主动性活动；预防可能的并发症；为主动性训练创造条件；开始床上的生活自理活动。这阶段的训练主要在床上进行。

（1）床上良肢位摆放：良肢位又称抗痉挛体位。良肢位的摆放能预防和减轻上肢屈肌、下肢伸肌的典型痉挛模式，是预防以后出现异常运动模式的方法之一。护理人员需每2小时为患者更换1次体位。

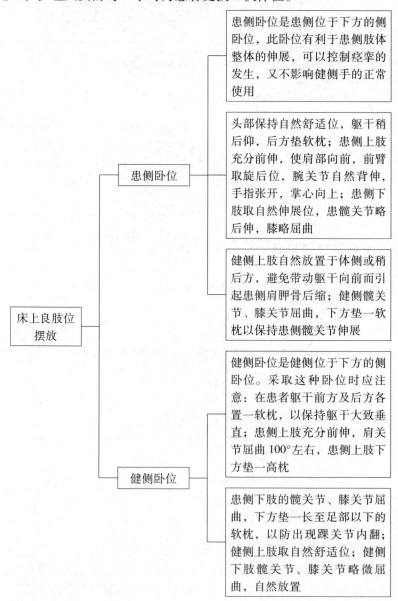

续流程

床上良肢位摆放
├─ 仰卧位
│   ├─ 仰卧位容易诱发异常的反射活动，使骶尾部及足跟和外踝处发生压疮的危险性也较大。因此，通常仰卧位只作为体位更换的一个过渡性卧位而被采用。下肢伸肌肌张力高的患者尤其不宜采取仰卧位
│   ├─ 采取仰卧位时，用枕头支持头部，避免过伸、过屈和侧屈，面部朝向患侧。在患侧臀部、大腿下面放置一枕头，使骨盆向前，防止患腿外旋。在患侧肩胛下放一个枕头，使其前伸，从而使上肢处于正确的位置
│   └─ 下肢伸展应避免用枕头在膝或小腿下支持，因为前者导致膝过于屈曲，后者可引起膝过伸或对下肢静脉不必要的压迫
└─ 床上被动体位变换
    ├─ 定时翻身（每2小时进行1次）是预防压疮的重要措施，开始以被动为主，由护士或家属帮助翻身
    ├─ 由仰卧位向患侧翻身：首先将患侧上肢保护好，患肢肩部向前伸，伸肘，伸腕，护理人员用左手掌顶住患肢手掌，右手拉住患者健手，即可翻向患侧，而后将患肢置于良肢位
    └─ 由仰卧位向健侧翻身：首先将患侧下肢屈曲，双手分别置于患侧肩部与臀部，用适当力量将患者翻向健侧，并将患肢置于良肢位

（2）采取正确的坐姿

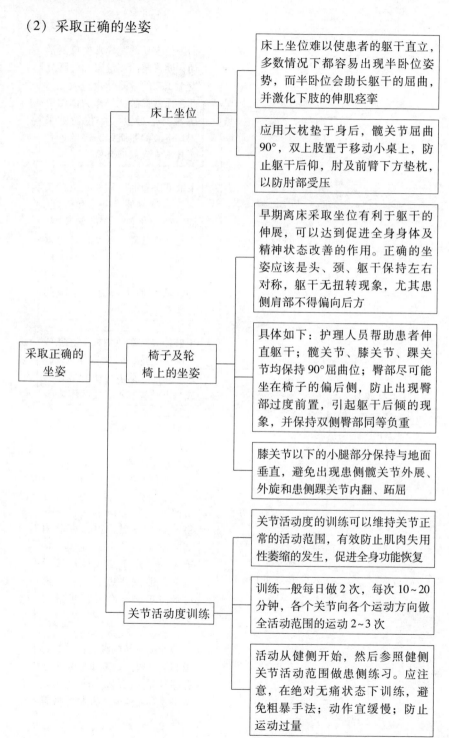

采取正确的坐姿

床上坐位
- 床上坐位难以使患者的躯干直立，多数情况下都容易出现半卧位姿势，而半卧位会助长躯干的屈曲，并激化下肢的伸肌痉挛
- 应用大枕垫于身后，髋关节屈曲90°，双上肢置于移动小桌上，防止躯干后仰，肘及前臂下方垫枕，以防肘部受压

椅子及轮椅上的坐姿
- 早期离床采取坐位有利于躯干的伸展，可以达到促进全身身体及精神状态改善的作用。正确的坐姿应该是头、颈、躯干保持左右对称，躯干无扭转现象，尤其患侧肩部不得偏向后方
- 具体如下：护理人员帮助患者伸直躯干；髋关节、膝关节、踝关节均保持90°屈曲位；臀部尽可能坐在椅子的偏后侧，防止出现臀部过度前置，引起躯干后倾的现象，并保持双侧臀部同等负重
- 膝关节以下的小腿部分保持与地面垂直，避免出现患侧髋关节外展、外旋和患侧踝关节内翻、跖屈

关节活动度训练
- 关节活动度的训练可以维持关节正常的活动范围，有效防止肌肉失用性萎缩的发生，促进全身功能恢复
- 训练一般每日做2次，每次10~20分钟，各个关节向各个运动方向做全活动范围的运动2~3次
- 活动从健侧开始，然后参照健侧关节活动范围做患侧练习。应注意，在绝对无痛状态下训练，避免粗暴手法；动作宜缓慢；防止运动过量

续流程

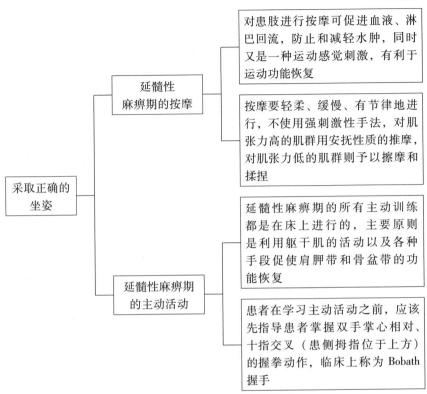

1）关节活动度训练

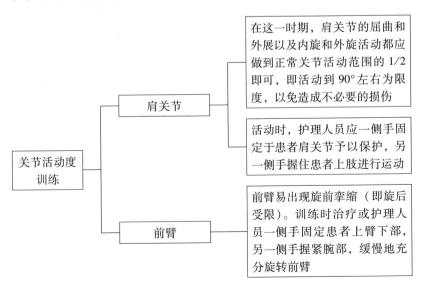

续流程

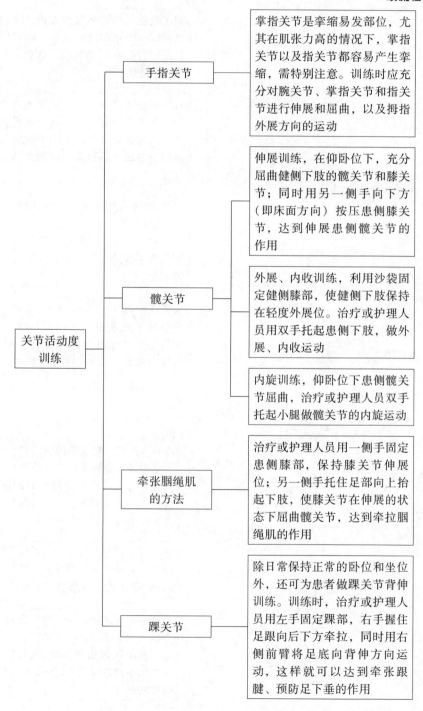

关节活动度训练

手指关节 — 掌指关节是挛缩易发部位，尤其在肌张力高的情况下，掌指关节以及指关节都容易产生挛缩，需特别注意。训练时应充分对腕关节、掌指关节和指关节进行伸展和屈曲，以及拇指外展方向的运动

髋关节
- 伸展训练，在仰卧位下，充分屈曲健侧下肢的髋关节和膝关节；同时用另一侧手向下方（即床面方向）按压患侧膝关节，达到伸展患侧髋关节的作用
- 外展、内收训练，利用沙袋固定健侧膝部，使健侧下肢保持在轻度外展位。治疗或护理人员用双手托起患侧下肢，做外展、内收运动
- 内旋训练，仰卧位下患侧髋关节屈曲，治疗或护理人员双手托起小腿做髋关节的内旋运动

牵张腘绳肌的方法 — 治疗或护理人员用一侧手固定患侧膝部，保持膝关节伸展位；另一侧手托住足部向上抬起下肢，使膝关节在伸展的状态下屈曲髋关节，达到牵拉腘绳肌的作用

踝关节 — 除日常保持正常的卧位和坐位外，还可为患者做踝关节背伸训练。训练时，治疗或护理人员用左手固定踝部，右手握住足跟向后下方牵拉，同时用右侧前臂将足底向背伸方向运动，这样就可以达到牵张跟腱、预防足下垂的作用

2）延髓性麻痹期的按摩

延髓性麻痹期的按摩	双手叉握上举活动	在 Bobath 握手的状态下，健侧上肢带动患侧上肢，进行双上肢伸肘与肩关节前屈、上举运动
	床上翻身	向健侧翻身：采取 Bobath 握手姿势，伸展肘关节，上举上肢至肩关节 90°角屈曲位。然后由双上肢、肩部带动躯干翻向健侧，随后旋转骨盆，带动下肢翻向健侧。护理人员对患侧下肢给予最小限度的辅助
		向患侧翻身：同样取 Bobath 握手姿势，伸展肘关节，肩关节屈曲至 90°角。健侧下肢抬起，离开床面并配合健侧上肢，同时向患侧方向摆动数次，然后借助惯性翻向患侧，直至完成向患侧的翻身动作。护理人员在患侧膝部给予辅助，并注意保护患侧肩关节
	桥式运动	此期患者需加强患侧伸髋屈膝肌的练习，避免今后行走时出现偏瘫步态
		双侧桥式运动：仰卧位，上肢放于体侧，双下肢屈髋、屈膝，足平踏于床面，让患者伸髋使臀部抬离床面，维持姿势并酌情持续 5~10 秒。若患髋外旋、外展不能支持时，则帮助将患膝稳定
		单侧桥式运动：当患者能完成双侧桥式动作后，可让患者伸展健腿，患腿完成屈膝、伸髋、抬臀的动作
		动态桥式运动：为获得下肢内收、外展的控制能力，患者仰卧屈膝，双足踏住床面，双膝平行并拢，健腿保持不动，患腿做交替的幅度较小的内收和外展动作，并学会控制动作幅度和速度；然后患腿保持中立位，健腿做内收、外展练习
	侧方移动	仰卧位，先做桥式运动，然后向左或向右侧移动臀部，待臀部放至床面后，分别移动肩部、头部，最后调整全身姿势

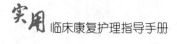

续流程

延髓性麻痹期的按摩	床上起坐及Ⅰ级坐位平衡训练	床上坐位：先从半卧位30°开始，患者能坚持30分钟无明显直立性低血压时增加角度至45°、60°、90°，并延长时间和增加次数。床上最佳坐位是髋关节屈曲近于直角，脊柱伸展。用足够的枕头牢固地叠起来支持背部，以帮助患者达到直立坐位。头部无需支持。患者能在90°位坐30分钟后，可进行床边坐起训练
		床边坐位：侧移到床边，将健腿插入患腿下，用健腿将患腿移于床边外，患膝自然屈曲，头向上抬，躯干向患侧旋转，健手横过身体，在患侧用手推床，把自己推至坐位，同时摆动健腿下床。必要时护士一手放在患者健侧肩部，另一手放其臀部帮助坐起
		Ⅰ级坐位平衡训练：要求患者取无支撑下床边或椅子上静坐位，髋关节、膝关节和踝关节均屈曲90°，足踏地或支持台，双足分开约一脚宽，双手置于膝上。护理人员协助患者调整躯干和头至中间位，当感到双手已不再用力时松开双手，此时患者可保持该位置数秒，然后慢慢地倒向一侧
	起立	首先将坐位重心前移，移至健侧下肢。协助者从腰部辅助患者做起立动作，并用自己的膝部抵住患侧膝部，以促进患侧膝关节的伸展

2. 恢复早期（痉挛期）的康复

这一期是指松弛性麻痹期过后，瘫痪侧肌张力开始增高，出现痉挛直至痉挛大部分消退的一段时期，相当于Brunnstrom Ⅲ～Ⅳ期，一般为病后2周至2~3个月。这一时期患者的主动性运动开始恢复，但由于联合反应、共同运动的存在和抗重力肌的痉挛而使运动不能很好随意、协调地进行，更完成不了精细、快速的运动。康复的主要目的是降低肌张力以缓解痉挛，打破共同运动的运动模式，即利用各种技术降低痉挛，进行分离运动训练，使运动模式趋于正常。

在训练之前注意去除加重痉挛的诱因，包括尿道感染、压疮、便秘、疼痛、膀胱过度充盈等伤害性刺激和焦虑、抑郁等精神紧张因素，防止过度用力和疲劳。这阶段主要训练有以下4种。

```
恢复早期
（痉挛期）─┬─ 抗痉挛训练 ─┬─ 卧位抗痉挛训练采用 Bobath 握手上举上肢，使患侧肩胛骨向前，患肘伸直。仰卧位时双腿屈曲，采用 Bobath 握手抱住双膝，将头抬起，前后摆动使下肢更加屈曲
的康复       │              │
             │              ├─ 被动活动肩关节和肩胛带：患者仰卧位，以 Bobath 握手用健手带动患手上举，伸直和加压患臂
             │              │
             │              ├─ 髋、膝屈曲训练，患者仰卧位，护士握住患足，使之背屈外旋，腿屈曲，保持髋关节不外展、外旋。待此动作阻力消失后指导患者缓慢伸展下肢，防止内收、内旋，患足不离开床面，保持屈膝而髋关节适度微屈。控制能力改善后，指导患者将患肢从健侧膝旁移开，保持稳定
             │              │
             │              ├─ 踝背屈训练，护士握住患者踝部，自足跟向后、向下加压，另一只手抬起脚趾使之背屈且保持足外翻位，由被动运动向主动运动发展
             │              │
             │              └─ 下肢内收、外展控制训练，指导患者做动态桥式运动
             │
             └─ Ⅱ级、Ⅲ级 ─── 在静态平衡基础之上，让患者自己双手手指交叉在一起，伸向前、后、左、右、上、下方并有重心相应的移动，此称为自动动态坐位平衡训练，又称Ⅱ级坐位平衡。一旦患者在受到突然的推拉外力仍能保持平衡时（被动动态平衡，即Ⅲ级坐位平衡），就可认为已完成坐位平衡训练。此后坐位训练主要是耐力训练
                坐位平衡训练
```

续流程

立位平衡训练

患者站起后，让其松开双手，上肢下垂于体侧，协助者渐去除支撑，让患者保持站立，逐步达到静态站位平衡。静态站位平衡达到后，让患者重心逐渐移向患侧，训练患腿负重能力

同时让患者双手或仅用健侧上肢伸向各个方向，并随躯干相应摆动，训练自动态站位平衡，若在突然外力的推拉时仍能保持平衡，说明已达到被动态站位平衡

恢复早期（痉挛期）的康复

步态训练

可先在平行杠内练习步行。躯干伸直，用健手扶栏杆，重心移至健康腿，膝关节轻度屈曲。护士扶住骨盆，帮助患侧骨盆向前下方运动，防止患腿迈步时外旋

躯干伸直，健手扶栏杆，重心前移，护士站在患侧后方，一手放置于患腿膝部，防止健腿迈步时膝关节突然屈曲以及发生膝反张，另一手放置于患侧骨盆部，防其后缩。健腿开始只迈至于患腿平齐位，患腿负重能力提高，健腿可适当超过患腿

患者能较好完成后，可练习扶杖步行（四足手杖-三足手杖-单足手杖），达到用单足手杖或徒手步行的目的。训练中，如患侧上肢妨碍步行，可用三角巾吊起

此期的步行训练若不能进行，则不必勉强，可待恢复期再进行训练。如能步行并获得成功，可进一步进行稳定性、协调性、步态及耐力训练，最后进行复杂步行，如绕圈、转换方向、越过障碍及上下楼梯训练

3. 恢复期的康复

在痉挛基本控制之后（相当于 Brunnstrom Ⅳ级后），患者的分离运动逐步形成，偏瘫肢体的部分功能已开始恢复，但仍不能完成比较精细的、协调的随意运动，尤其不能完成比较快速的运动，肌力仍较弱。所以，这一阶段康复训练的重点是逐渐修正错误运动模式、产生正确的运动模式、出现选择性运动以及改善精细活动能力和速度活动能力。预计不能恢复者，可考虑健侧上肢进行代偿性功能训练。自助具、辅助具及支装具也可帮助患者最大程度地获得日常生活活动自理能力。这一时期康复内容主要为以下4点：

（1）上肢功能训练

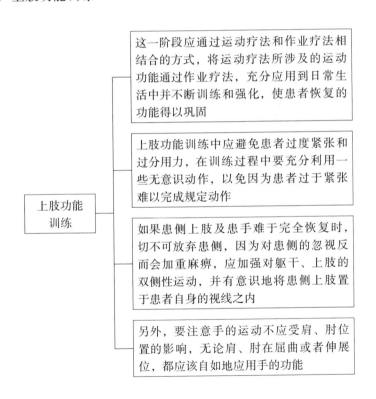

上肢功能训练

- 这一阶段应通过运动疗法和作业疗法相结合的方式，将运动疗法所涉及的运动功能通过作业疗法，充分应用到日常生活中并不断训练和强化，使患者恢复的功能得以巩固
- 上肢功能训练中应避免患者过度紧张和过分用力，在训练过程中要充分利用一些无意识动作，以免因为患者过于紧张难以完成规定动作
- 如果患侧上肢及患手难于完全恢复时，切不可放弃患侧，因为对患侧的忽视反而会加重麻痹，应加强对躯干、上肢的双侧性运动，并有意识地将患侧上肢置于患者自身的视线之内
- 另外，要注意手的运动不应受肩、肘位置的影响，无论肩、肘在屈曲或者伸展位，都应该自如地应用手的功能

（2）步态训练：在继续纠正步态的基础上，使身体的运动功能进一步接近正常。此期的步态训练参考痉挛期的步态训练。另外，步行训练时还应做向前和向后行走交替练习，如向后迈几步，再向前迈一两步，使迈步过程中重心的转移得到训练。

平衡功能训练 —— 坐位平衡能力的训练：在坐位让患者用健手从身体一侧向另一侧反复拾取放下一物体，并不断把这一物体向后外方摆放，以增加身体坐位平衡的难度，这就是Ⅱ级坐位平衡的训练。当患者在坐位时，能对抗各方面推拉而能较迅速地维持住平衡时，则完成Ⅲ级坐位平衡的训练

站立的平衡训练：先站起立于床边，然后逐步进入扶持站立、平行杠间站立，让患者逐渐脱离支撑，重心移向患侧，训练患者的持重能力，能徒手站立后再实施站立平衡训练，最后达到站立位的三级平衡

步行训练 —— 恢复步行是康复治疗的基本目标之一。先进行扶持步行或平行杠内步行，再到徒手步行，改善步态的训练，重点是纠正划圈步态。对不能恢复独立步行或老年稳定性差的患者，可给予使用手杖的训练

恢复期的康复

上下楼梯的训练 —— 开始训练时，在帮助者的支持下同时可让患者健侧手轻扶扶手，控制能力改善后逐渐不扶扶手并减少支持，直至患者能独立上下台阶

视患侧下肢控制能力，训练可采用两足交替向前或双足上同一台阶的方法。通常双足上同一台阶的方法较为简单，一般是上楼先上健腿，后上患腿；下楼先下患腿，再下健腿。双足交替向前上下楼梯的训练

上楼梯，护士站于患者患侧，一只手置于患侧膝部前面防止膝屈曲，另一只手绕过腰部置于健侧髋部，协助维持平衡

续流程

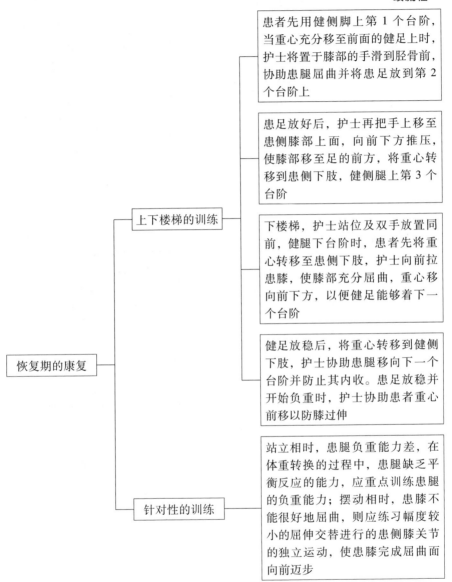

（3）提高日常生活活动能力训练：应尽早进行持之以恒的日常生活活动能力训练，争取达到生活自理。先评估患者日常生活活动的能力和潜能，因人而异、循序渐进地施行行走、更衣、个人卫生、进餐等训练，由帮助到独立，使患者能生活自理，把生活依赖降到最低限度，使其能独立或借助最少帮助来完成日常生活动作。有意识指导患者进行刷牙、进食、穿脱衣服、拨

算珠、捡豆子等自理活动，每日 2~3 次，每次 20 分钟。

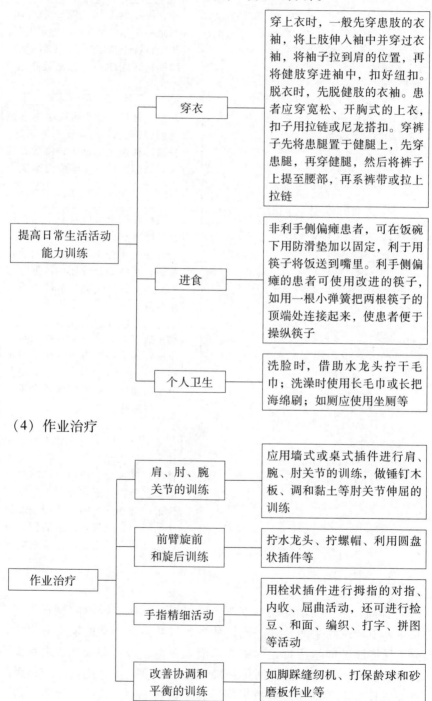

提高日常生活活动能力训练

穿衣 —— 穿上衣时，一般先穿患肢的衣袖，将上肢伸入袖中并穿过衣袖，将袖子拉到肩的位置，再将健肢穿进袖中，扣好纽扣。脱衣时，先脱健肢的衣袖。患者应穿宽松、开胸式的上衣，扣子用拉链或尼龙搭扣。穿裤子先将患腿置于健腿上，先穿患腿，再穿健腿，然后将裤子上提至腰部，再系裤带或拉上拉链

进食 —— 非利手侧偏瘫患者，可在饭碗下用防滑垫加以固定，利于用筷子将饭送到嘴里。利手侧偏瘫的患者可使用改进的筷子，如用一根小弹簧把两根筷子的顶端处连接起来，使患者便于操纵筷子

个人卫生 —— 洗脸时，借助水龙头拧干毛巾；洗澡时使用长毛巾或长把海绵刷；如厕应使用坐厕等

（4）作业治疗

作业治疗

肩、肘、腕关节的训练 —— 应用墙式或桌式插件进行肩、腕、肘关节的训练，做锤钉木板、调和黏土等肘关节伸屈的训练

前臂旋前和旋后训练 —— 拧水龙头、拧螺帽、利用圆盘状插件等

手指精细活动 —— 用栓状插件进行拇指的对指、内收、屈曲活动，还可进行捡豆、和面、编织、打字、拼图等活动

改善协调和平衡的训练 —— 如脚踩缝纫机、打保龄球和砂磨板作业等

4. 后遗症期的处理

后遗症期的处理

一般认为在 1 年后，患者即进入后遗症期（言语和认知功能的恢复可能需要一两年，甚至更长时间）。这期间，除极少部分患者肢体始终呈松弛性麻痹状态外，一部分患者停滞在 Brunnstrom Ⅳ 期及以上，还有相当大部分患者停在 Brunnstrom Ⅲ 期，特别是对上肢来说

患者表现为严重的痉挛、姿势异常（如明显的偏瘫步态）、挛缩畸形，甚至不得不长期卧床，处于必须依赖他人的残疾状态

后遗症期患者大多被失用综合征和误用综合征所困扰。处理失用综合征和误用综合征需要很长的时间，花费较大，而且也只能得到一定程度的改善，其康复效果远不如早期正确康复的患者

对失用状态比较明显的患者，应酌情进行运动关节活动度训练，增大萎缩肌肉肌容积的处理；针对骨质疏松症的患者，应提高心肺功能的处理，增加神经肌肉反应性的处理（如利用保护性反应、姿势反应、平衡反应、多种感觉刺激、适当的手法治疗等）以及及时地处理各种并发症等

在积极控制失用综合征的同时，介入主动性康复运动程序，并使患者得到正确的康复训练

对误用状态比较明显的患者，应主要针对联合反应、共同运动及痉挛进行以神经生理学为核心的物理治疗。其他一些抗痉挛的措施如肌电生物反馈、神经干阻滞、抗痉挛药物，必要的支具装具等也可以酌情使用

5. 其他康复护理措施

其他康复护理措施

感觉功能的康复护理

很多脑卒中患者同时伴有感觉功能障碍，如感觉过敏、感觉倒错、感觉过度、感觉异常、疼痛等。感觉功能障碍会严重影响运动功能，因此应该对运动障碍和感觉障碍给予同等重视并加以训练。感觉障碍的训练包括功能再训练和代偿疗法

功能再训练：目前尚无规范、统一、标准的训练方法，一般多进行与运动功能有密切关系的深感觉及复合感觉功能的训练。常采用多感觉刺激法、Bobath 法、Brunnstrom 法、Rood 法及 PNF 技术等

代偿疗法：对于深、浅感觉完全消失或严重受损时，为避免患者受伤，应考虑使用代偿疗法，可充分利用视觉、听觉等进行代偿

言语障碍的康复护理

构音障碍患者的理解能力存在，可用代偿性技术，即提示患者说话要慢，并辅以呼吸支持疗法常可获效

严重的构音障碍和失语症患者，可通过简单的交流板到尖端的电子交流盘进行治疗。电子交流盘通过计算机作用，有数字化语言或在键上印就生活上常用的需求语，如饥饿、口渴、大便、小便、寒冷、洗澡、读、写、谢谢等只要按键即可有言语，以便照顾者知道，仅需患者意识清楚，手可操作才行

当脑干卒中时，可因声带麻痹而出现发声嘶哑，或因软腭麻痹而出现浓鼻音言语，后者可通过软腭修复等手术予以治疗

续流程

其他康复护理措施

认知情感、心理的康复护理

- 帮助患者建立信心，医护人员及其家人对患者要热情关心，多与他们交谈，使患者感到不孤单，有继续生活的勇气，获得在心理上战胜疾病的信念

- 鼓舞患者参与学习力所能及的社会、家庭活动对患者在康复过程中的每一点进步都要给予鼓励，教育患者重新建立病后的学习、生活和工作内容，增加其对生活的乐趣，分散他们对疾病的不良情绪和注意力

- 辅助药物干预临床实践证明，氟西汀（百忧解）等选择性5-羟色胺（5-HT）再摄取抑制剂对脑卒中后抑郁均有较好的疗效

吞咽障碍的康复护理

- 尽可能采用经口进食，经口进食能促进吞咽功能的恢复。对口服不能维持合适营养状态的患者，需用人工营养支持、鼻饲或胃造瘘术，可以补充营养、减少误吸

- 改善食物黏度可明显地减少吸入性肺炎的发生。容易吞咽的食物特征是密度均、有适当黏性、不易松散，通过咽、食管时容易变形且不在黏膜上残留，通常选用果冻、布丁、蛋羹、豆腐等。脑卒中患者最容易吞咽的是泥状食物，如果患者对稀、稠的液体均有误吸，则不宜采用布丁等黏稠的食物

- 采取适宜的姿势为增加吞咽安全性，可采取坐直位或45°角半坐位，头稍前屈或30°仰卧位，头前屈，偏瘫侧肩部垫起。如果患者不能坐起，也可采用健侧卧位

- 注意出入量平衡对于不能摄入足够水分的患者，首先预防脱水，定期监测体液是否缺失，早期发现营养问题

6. 常见继发障碍的康复护理措施

（1）肩关节半脱位：多数在 3 周内发生，特别是在上肢弛缓性瘫痪期。其主要表现为肩胛带下降，肩关节腔向下倾斜；肩胛骨下角的位置比健侧低；病侧呈翼状肩。

在患者上肢处于弛缓性瘫痪时，保持肩胛骨的正确位置是早期预防肩关节半脱位的重要措施。当患者患侧卧位时，躯干稍向后旋转，后背用枕头固定支持，患侧上肢应充分前伸；健侧卧位时，由枕头支持在患者的前面，使肩胛骨处于前伸位，肘外展；在仰卧位时，患侧肩胛下角需垫枕以使肩胛骨处于前伸位，同时患侧上肢垫枕。若患者能坐起时，应将手臂支持在桌上或轮椅扶手。其他康复措施包括以下 3 点：

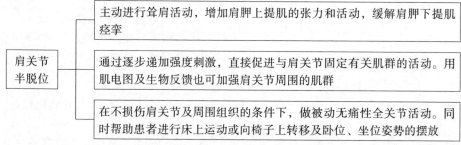

肩关节半脱位	主动进行耸肩活动，增加肩胛上提肌的张力和活动，缓解肩胛下提肌痉挛
	通过逐步递加强度刺激，直接促进与肩关节固定有关肌群的活动。用肌电图及生物反馈也可加强肩关节周围的肌群
	在不损伤肩关节及周围组织的条件下，做被动无痛性全关节活动。同时帮助患者进行床上运动或向椅子上转移及卧位、坐位姿势的摆放

（2）肩-手综合征：肩-手综合征又称反射性交感神经营养障碍，是指在原发病恢复期间患侧手突然肿胀、疼痛，并出现患侧肩关节疼痛，手的运动功能受限制，严重者导致手及手指变形，手功能完全丧失。肩-手综合征重在预防，应注意保持良肢位，尽可能不用患侧手臂输液，防止患侧手臂受伤等。在康复训练中避免长时间患侧上肢侧方支撑训练，避免被动活动关节时手指的过度伸展，尽可能保护好肩关节，防止肩关节半脱位。肩-手综合征的康复护理包括以下 4 点：

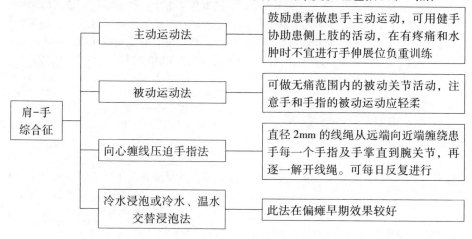

肩-手综合征	主动运动法	鼓励患者做患手主动运动，可用健手协助患侧上肢的活动，在有疼痛和水肿时不宜进行手伸展位负重训练
	被动运动法	可做无痛范围内的被动关节活动，注意手和手指的被动运动应轻柔
	向心缠线压迫手指法	直径 2mm 的线绳从远端向近端缠绕患手每一个手指及手掌直到腕关节，再逐一解开线绳。可每日反复进行
	冷水浸泡或冷水、温水交替浸泡法	此法在偏瘫早期效果较好

（3）失用、过用、误用综合征

失用、过用、误用综合征

失用综合征 —— 失用综合征是指机体处于不活动状态而产生的继发障碍，可出现失用性肌无力及肌萎缩、关节挛缩、疼痛、肢体运动功能障碍、肌肉痉挛及失用性骨质疏松等，也可出现全身性失用现象。其防治实施为避免长时间卧床，可行肢体被动活动训练及负重训练

过用综合征 —— 过用综合征是由于患者本人、家属甚至少数医务人员对疾病康复"急于求成"，使运动治疗的量、次数及强度超过了患者实际能承受的负荷，进而产生全身性疲劳及局部肌肉、关节损伤

为避免产生过用综合征，应掌握患者的全身状况，遵循少量多次的康复训练原则，合理安排每日训练。训练量的增加应根据患者情况循序渐进，同时给予患者及家属正确指导

误用综合征 —— 误用综合征即在康复治疗中方法错误，引起医源性的继发性损害

大脑具有重塑和功能重组功能，因为"误用"反使患者的联合反应、共同运动、痉挛的病理运动模式在大脑中强化和固定下来；严重影响患者的运动和生活质量

常见的误用综合征如早期未能正确进行良姿位的摆放引起下肢外展、外旋等不良体位；日常护理中未能保护肩关节，导致肩关节半脱位、肩痛或肩-手综合征；粗暴的关节被动活动导致疼痛、慢性炎症，久之造成关节囊肥厚、短缩及关节挛缩；过早步行导致膝反张及"偏瘫"步态等

七、注意事项

通过健康教育，使患者和家属理解康复训练的重要性和正确方法。此外，还应注意发挥患者家庭和社会支持系统的作用，使其给予患者充分的心理支持，使患者在心理上获得最大的适应。宣教内容包括以下 7 个方面：

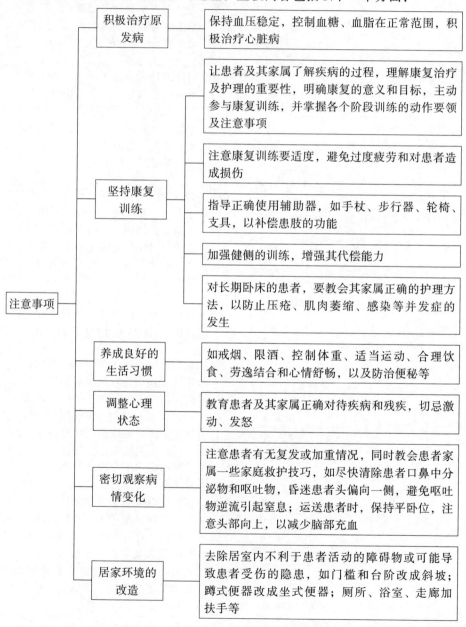

注意事项

- 积极治疗原发病 —— 保持血压稳定，控制血糖、血脂在正常范围，积极治疗心脏病

- 坚持康复训练
  - 让患者及其家属了解疾病的过程，理解康复治疗及护理的重要性，明确康复的意义和目标，主动参与复康训练，并掌握各个阶段训练的动作要领及注意事项
  - 注意康复训练要适度，避免过度疲劳和对患者造成损伤
  - 指导正确使用辅助器，如手杖、步行器、轮椅、支具，以补偿患肢的功能
  - 加强健侧的训练，增强其代偿能力
  - 对长期卧床的患者，要教会其家属正确的护理方法，以防止压疮、肌肉萎缩、感染等并发症的发生

- 养成良好的生活习惯 —— 如戒烟、限酒、控制体重、适当运动、合理饮食、劳逸结合和心情舒畅，以及防治便秘等

- 调整心理状态 —— 教育患者及其家属正确对待疾病和残疾，切忌激动、发怒

- 密切观察病情变化 —— 注意患者有无复发或加重情况，同时教会患者家属一些家庭救护技巧，如尽快清除患者口鼻中分泌物和呕吐物，昏迷患者头偏向一侧，避免呕吐物逆流引起窒息；运送患者时，保持平卧位，注意头部向上，以减少脑部充血

- 居家环境的改造 —— 去除居室内不利于患者活动的障碍物或可能导致患者受伤的隐患，如门槛和台阶改成斜坡；蹲式便器改成坐式便器；厕所、浴室、走廊加扶手等

第二节　颅脑损伤的康复护理

一、概述

1. 定义及病因

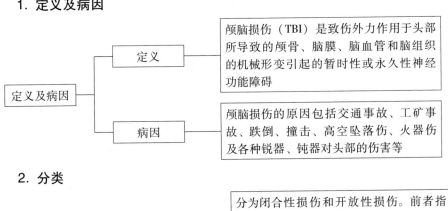

定义及病因 ── 定义 ── 颅脑损伤（TBI）是致伤外力作用于头部所导致的颅骨、脑膜、脑血管和脑组织的机械形变引起的暂时性或永久性神经功能障碍

病因 ── 颅脑损伤的原因包括交通事故、工矿事故、跌倒、撞击、高空坠落伤、火器伤及各种锐器、钝器对头部的伤害等

2. 分类

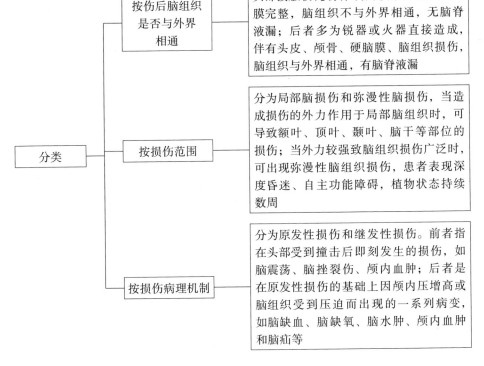

分类 ── 按伤后脑组织是否与外界相通 ── 分为闭合性损伤和开放性损伤。前者指头部接触较钝物体或间接暴力所致，脑膜完整，脑组织不与外界相通，无脑脊液漏；后者多为锐器或火器直接造成，伴有头皮、颅骨、硬脑膜、脑组织损伤，脑组织与外界相通，有脑脊液漏

按损伤范围 ── 分为局部脑损伤和弥漫性脑损伤，当造成损伤的外力作用于局部脑组织时，可导致额叶、顶叶、颞叶、脑干等部位的损伤；当外力较强致脑组织损伤广泛时，可出现弥漫性脑组织损伤，患者表现深度昏迷、自主功能障碍，植物状态持续数周

按损伤病理机制 ── 分为原发性损伤和继发性损伤。前者指在头部受到撞击后即刻发生的损伤，如脑震荡、脑挫裂伤、颅内血肿；后者是在原发性损伤的基础上因颅内压增高或脑组织受到压迫而出现的一系列病变，如脑缺血、脑缺氧、脑水肿、颅内血肿和脑疝等

续流程

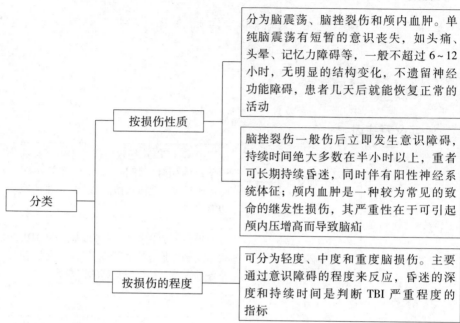

分类
 ├─ 按损伤性质
 │   ├─ 分为脑震荡、脑挫裂伤和颅内血肿。单纯脑震荡有短暂的意识丧失，如头痛、头晕、记忆力障碍等，一般不超过 6~12 小时，无明显的结构变化，不遗留神经功能障碍，患者几天后就能恢复正常的活动
 │   └─ 脑挫裂伤一般伤后立即发生意识障碍，持续时间绝大多数在半小时以上，重者可长期持续昏迷，同时伴有阳性神经系统体征；颅内血肿是一种较为常见的致命的继发性损伤，其严重性在于可引起颅内压增高而导致脑疝
 └─ 按损伤的程度
     └─ 可分为轻度、中度和重度脑损伤。主要通过意识障碍的程度来反应，昏迷的深度和持续时间是判断 TBI 严重程度的指标

二、主要功能障碍

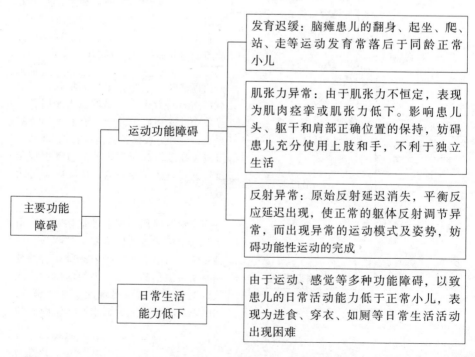

主要功能障碍
 ├─ 运动功能障碍
 │   ├─ 发育迟缓：脑瘫患儿的翻身、起坐、爬、站、走等运动发育常落后于同龄正常小儿
 │   ├─ 肌张力异常：由于肌张力不恒定，表现为肌肉痉挛或肌张力低下。影响患儿头、躯干和肩部正确位置的保持，妨碍患儿充分使用上肢和手，不利于独立生活
 │   └─ 反射异常：原始反射延迟消失，平衡反应延迟出现，使正常的躯体反射调节异常，而出现异常的运动模式及姿势，妨碍功能性运动的完成
 └─ 日常生活能力低下
     └─ 由于运动、感觉等多种功能障碍，以致患儿的日常活动能力低于正常小儿，表现为进食、穿衣、如厕等日常生活活动出现困难

续流程

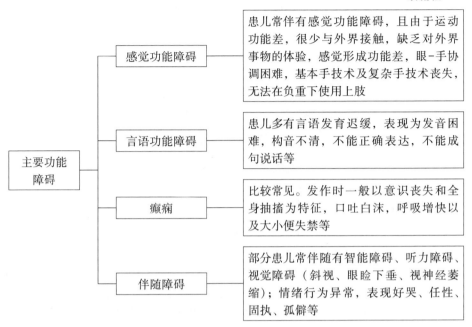

三、康复评定

1. 颅脑损伤严重程度的评定

国际上普遍采用格拉斯哥昏迷量表（GCS）来判断急性损伤期的意识状况。该方法检查颅脑损伤患者的睁眼反应、言语反应和运动反应 3 项指标，确定这 3 项反应的计分后再累计得分，作为判断伤情轻重的依据。GCS 能简单、客观、定量评定昏迷及其深度，而且对预后也有估测意义。

格拉斯哥昏迷量表（GCS）

项目	试验	患者反应	评分
睁眼反应	自发	自己睁眼	4
	言语刺激	大声向患者提问时患者睁眼	3
	疼痛刺激	捏患者时能睁眼	2
	疼痛刺激	捏患者时不睁眼	1

续　表

项目	试验	患者反应	评分
运动反应	口令	能执行简单命令	6
	疼痛刺激	捏痛时患者拨开医生的手	5
	疼痛刺激	捏痛时患者撤出被捏的手	4
	疼痛刺激	捏痛时患者身体呈去皮质强直（上肢屈曲，内收内旋；下肢伸直，内收内旋，踝屈曲）	3
	疼痛刺激	捏痛时患者身体呈去大脑强直（上肢伸直，内收内旋，腕指屈曲；下肢去皮质强直）	2
	疼痛刺激	捏痛时患者毫无反应	1
言语反应	言语	能正确会话，并回答医生他在哪、他是谁及年和月	5
	言语	言语错乱，定向障碍	4
	言语	说话能被理解，但无意义	3
	言语	发出声音，但不能被理解	2
	言语	不发声	1

注：GCS总分为15分。根据GCS计分和昏迷时间长短分为：轻度脑损伤13~15分，昏迷时间在20分钟以内；中度脑损伤9~12分，伤后昏迷时间为20分钟~6小时；重度脑损伤≤8分，伤后昏迷6小时以上；或在伤后24小时内出现意识恶化并昏迷6小时以上

2. 认知功能评定

认知功能属于大脑皮质高级活动的范畴，是颅脑损伤后的常出现的主要功能障碍。

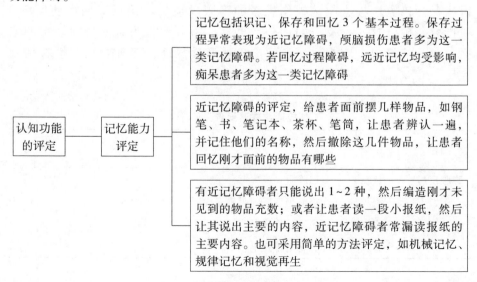

认知功能的评定 — 记忆能力评定

记忆包括识记、保存和回忆3个基本过程。保存过程异常表现为近记忆障碍，颅脑损伤患者多为这一类记忆障碍。若回忆过程障碍，远近记忆均受影响，痴呆患者多为这一类记忆障碍

近记忆障碍的评定，给患者面前摆几样物品，如钢笔、书、笔记本、茶杯、笔筒，让患者辨认一遍，并记住他们的名称，然后撤除这几件物品，让患者回忆刚才面前的物品有哪些

有近记忆障碍者只能说出1~2种，然后编造刚才未见到的物品充数；或者让患者读一段小报纸，然后让其说出主要的内容，近记忆障碍者常漏读报纸的主要内容。也可采用简单的方法评定，如机械记忆、规律记忆和视觉再生

续流程

认知功能的评定

注意能力评定

注意是对事物的一种选择性反应，是心理活动对一定事物的指向和集中。它使人们清晰地认知周围现实中某一特定的对象，避开不相关的事物。注意力分为集中注意力和分散注意力，要完成任何一件事，都需要两者的参与并不断交替发挥作用

根据参与器官的不同，可以分为听觉注意、视觉注意的评估方法。如声辨认，向受试者放送一段有嘀嘀声、电话铃声、钟表声和号角声的录音，要求听到号角声时举手

号角声出现 5 次，举手少于 5 次者为不正常；或者要求受试者用笔快速划去随机排列的一行或多行数字中某个或多个数字，100 秒时间内划错多于 1 个为注意有缺陷

日常生活注意测验

测试内容涉及注意的各个方面以及定向力、警觉性等，共有 8 个测验项目，即阅读地图、数电梯上升的层数、在分神的情况下数电梯上升的层数、看电梯、双向数电梯上升或下降的层数、查阅电话、数数字及查阅电话、核对彩票

思维能力评定

思维是心理活动最复杂的形式，是认知过程的最高级阶段。思维是对客观事物间接性、概括性的反映。按思维探索答案的方式分为集中（求同）思维、分散（求异）思维；按思维活动所依赖的活动基础分为动作思维、形象思维和抽象思维

思维的过程极为复杂，包括分析、综合、比较、抽象、概括、系统化、具体化等，其中分析与综合是基本的。思维能力的评定，可选用认知功能成套测验中某些分测验，如韦氏成人智力量表中的相似性测验和图片排列测验或 Halstead-Reitan 神经心理成套测验中的范畴测验等

失认症的评定

失认症是患者对自己以往熟悉的事物不能以相应感官感受加以识别，这种现象称为失认症。失认症的发生主要与颞叶、顶叶和枕叶交界区皮质受损有关。失认症包括视觉失认症、听觉失认症、触觉失认症和躯体失认症，还常常伴有各种忽略症和体象障碍

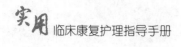

续流程

认知功能的评定	失用症的评定	失用症是指患者因脑部受损而不能随意进行其原先能够进行的正常活动。这一情况并非因肌肉瘫痪、感觉缺失、共济失调或理解障碍所造成，而是由于大脑皮质受损，导致皮质所储存的运动程序的提取出现紊乱，从而对其所接受到的外周刺激不能调动相应的程序予以应答。失用症包括结构性失用、运动性失用、穿衣失用、意念性失用以及步行失用等多种类型

3. 行为障碍评定

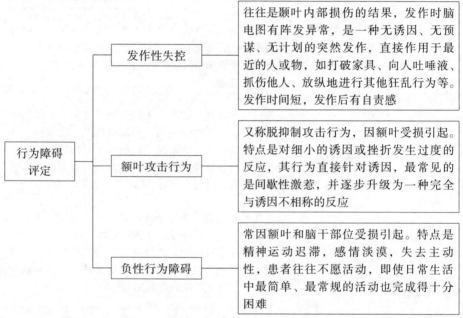

行为障碍评定	发作性失控	往往是颞叶内部损伤的结果，发作时脑电图有阵发异常，是一种无诱因、无预谋、无计划的突然发作，直接作用于最近的人或物，如打破家具、向人吐唾液、抓伤他人、放纵地进行其他狂乱行为等。发作时间短，发作后有自责感
	额叶攻击行为	又称脱抑制攻击行为，因额叶受损引起。特点是对细小的诱因或挫折发生过度的反应，其行为直接针对诱因，最常见的是间歇性激惹，并逐步升级为一种完全与诱因不相称的反应
	负性行为障碍	常因额叶和脑干部位受损引起。特点是精神运动迟滞，感情淡漠，失去主动性，患者往往不愿活动，即使日常生活中最简单、最常规的活动也完成得十分困难

4. 言语障碍评定

颅脑损伤患者言语障碍的特点主要有言语错乱，表现为失定向，对人物、时间、地点等不能辨认，答非所问，但没有明显的词汇和语法错误，不配合检查，且意识不到自己回答的问题是否正确；构音障碍、命名障碍以及失语等。

5. 日常生活能力评定

因颅脑损伤患者多导致认知障碍，所以在评定日常生活活动能力时，宜采用包含有认知项目的评定，如独立生活评定等。

6. 颅脑损伤结局评定

常用格拉斯哥预后评分（GOS）预测颅脑损伤的结局。

格拉斯哥预后评分（GOS）

分级	特征
Ⅰ．死亡	死亡
Ⅱ．持续性植物状态	无意识、无言语、无反应，有心跳呼吸，在睡眠觉醒阶段偶有睁眼，偶有呵欠、吮吸等，无意识动作，从行为判断大脑皮质无功能
	特点：无意识但仍存活
Ⅲ．严重残疾	有意识，但由于精神、躯体残疾或由于精神残疾而躯体尚好而不能自理生活。记忆、注意、思维、言语均有严重残疾，24 小时均需他人照顾
	特点：有意识但不能独立
Ⅳ．中度残疾	有记忆、思维、言语障碍、极轻偏瘫、共济失调等，可勉强利用交通工具，在日常生活、家庭中尚能独立，可在庇护性工厂中参加一些工作
	特点：残疾，但能独立
Ⅴ．恢复良好	能重新进入正常社交生活，并能恢复工作，但可遗留各种轻的神经学和病理学缺陷
	特点：恢复良好，但仍有缺陷

四、主要护理问题

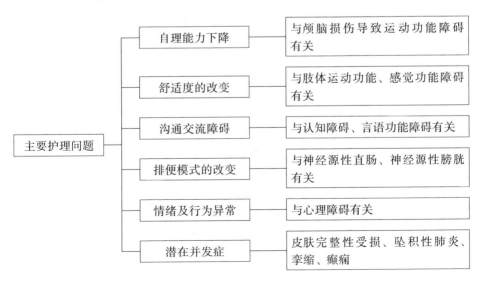

五、护理目标

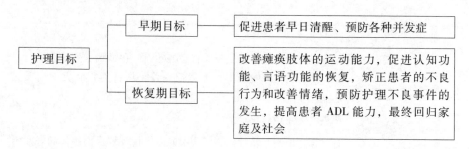

护理目标 —— 早期目标 —— 促进患者早日清醒、预防各种并发症

护理目标 —— 恢复期目标 —— 改善瘫痪肢体的运动能力，促进认知功能、言语功能的恢复，矫正患者的不良行为和改善情绪，预防护理不良事件的发生，提高患者 ADL 能力，最终回归家庭及社会

六、康复护理措施

1. 急性期

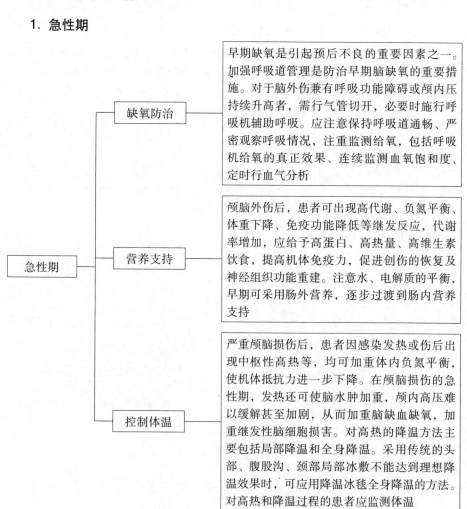

急性期 —— 缺氧防治 —— 早期缺氧是引起预后不良的重要因素之一。加强呼吸道管理是防治早期脑缺氧的重要措施。对于脑外伤兼有呼吸功能障碍或颅内压持续升高者，需行气管切开，必要时施行呼吸机辅助呼吸。应注意保持呼吸道通畅、严密观察呼吸情况，注重监测给氧，包括呼吸机给氧的真正效果、连续监测血氧饱和度、定时行血气分析

急性期 —— 营养支持 —— 颅脑外伤后，患者可出现高代谢、负氮平衡、体重下降、免疫功能降低等继发反应，代谢率增加，应给予高蛋白、高热量、高维生素饮食，提高机体免疫力，促进创伤的恢复及神经组织功能重建。注意水、电解质的平衡，早期可采用肠外营养，逐步过渡到肠内营养支持

急性期 —— 控制体温 —— 严重颅脑损伤后，患者因感染发热或伤后出现中枢性高热等，均可加重体内负氮平衡，使机体抵抗力进一步下降。在颅脑损伤的急性期，发热还可使脑水肿加重，颅内高压难以缓解甚至加剧，从而加重脑缺血缺氧，加重继发性脑细胞损害。对高热的降温方法主要包括局部降温和全身降温。采用传统的头部、腹股沟、颈部局部冰敷不能达到理想降温效果时，可应用降温冰毯全身降温的方法。对高热和降温过程的患者应监测体温

续流程

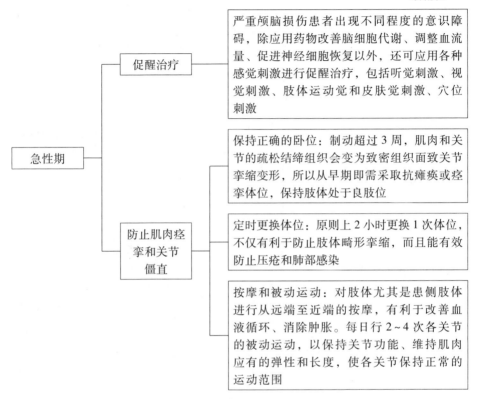

2. 恢复期

恢复期康复主要是减少患者的定向障碍和言语错乱，提高记忆、注意力、思维、组织和学习能力；最大限度恢复感觉、运动、认知、言语功能和生活自理能力。

（1）认知功能障碍的康复护理

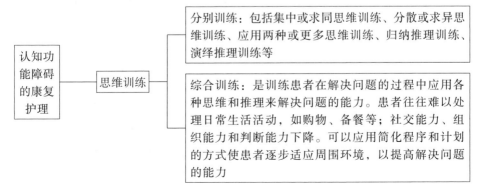

续流程

认知功能障碍的康复护理

记忆力训练

视觉记忆：先将3~5张绘有日常生活中熟悉物品的图片卡放在患者面前，告诉患者每卡可以看5秒，看后将卡收去，让患者用笔写下所看到的物品的名称，反复数次；成功后增加卡的数目，反复数次；成功后再增加卡片的行数

地图作业（map task）：在患者面前放一张大的有街道和建筑物而无文字标明的城市地图，先由治疗师用手指从某处出发，沿其中街道走到某一点停住，让患者将手指放在治疗师手指停住处，从该处找回到出发点，反复10次。连续2天无错误后，再增加难度（路程更长或绕弯更多等）

彩色积木块排列：用品为6块不同颜色的积木块和2块秒表，以每3秒块的速度向患者展示木块。展示完毕，让患者按治疗师所展示次序向治疗师展示木块，正确的记"+"，不正确的记"-"，反复10次；连续2天均10次完全正确时，加大难度进行（增多木块数或缩短展示时间等）

注意力训练

猜测游戏：取一个玻璃球和两个透明玻璃杯，护士在患者的注视下将一杯扣在玻璃球上，让患者指出有球的杯子，反复进行无误后，改用不透明的杯子重复上述过程

删除游戏：在纸上写几个大写的汉语拼音字母，如A、O、E、Y、W、U（也可依患者文化程度选用数字或图形），让患者用铅笔删去治疗师指定的字母如"A"。成功之后改换字母的顺序和规定要删的字母，反复进行数次

时间感训练：给患者一只秒表，要求按口令启动秒表，并予10秒停止；当误差小于1~2秒时改为不让患者看表，启动后让患者心算到10秒时停止，然后将时间逐步延长到2分钟时停止

定向力训练：定向力是指对人、地点、时间的辨别能力。患者不能回答定向方面的问题、反复提问简单问题，且由于定向异常而易于激惹。通常采用代偿方法治疗，如提示卡、钟表、日历、复诵等

其他

如视信息加工训练、视结构能力训练、心理反应速度训练及眼手协调和精细运动灵巧度训练等

（2）心理护理：颅脑损伤常因突发意外所致，患者在心理上遭受巨大的打击，常出现焦虑、抑郁和悲观甚至产生轻生的念头。因此，要树立患者的康复信心，营造乐观、积极的氛围，激发患者的主观能动性，使康复计划顺利实施；患者的康复计划应循序渐进，量力而行，避免患者产生挫折感和烦躁心理；每日的训练要有明确的目标，使患者在完成训练后，有一种成就感；帮助他们协调与社会间的关系，使其适应工作和生活环境。

运动功能障碍和语言障碍的康复护理与脑卒中康复训练相似。

3. 后遗症期

后遗症期的康复护理主要在于帮助患者逐渐适应功能不全的状况并学会用新的方法代偿，增强患者的独立生活能力并逐步回归社会。

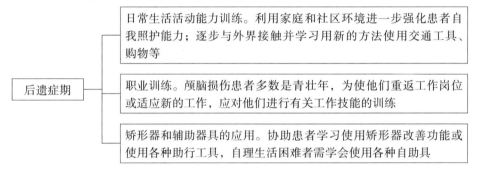

后遗症期
- 日常生活活动能力训练。利用家庭和社区环境进一步强化患者自我照护能力；逐步与外界接触并学习用新的方法使用交通工具、购物等
- 职业训练。颅脑损伤患者多数是青壮年，为使他们重返工作岗位或适应新的工作，应对他们进行有关工作技能的训练
- 矫形器和辅助器具的应用。协助患者学习使用矫形器改善功能或使用各种助行工具，自理生活困难者需学会使用各种自助具

七、注意事项

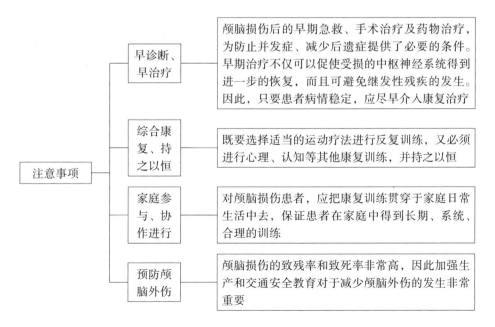

注意事项
- 早诊断、早治疗：颅脑损伤后的早期急救、手术治疗及药物治疗，为防止并发症、减少后遗症提供了必要的条件。早期治疗不仅可以促使受损的中枢神经系统得到进一步的恢复，而且可避免继发性残疾的发生。因此，只要患者病情稳定，应尽早介入康复治疗
- 综合康复、持之以恒：既要选择适当的运动疗法进行反复训练，又必须进行心理、认知等其他康复训练，并持之以恒
- 家庭参与、协作进行：对颅脑损伤患者，应把康复训练贯穿于家庭日常生活中去，保证患者在家庭中得到长期、系统、合理的训练
- 预防颅脑外伤：颅脑损伤的致残率和致死率非常高，因此加强生产和交通安全教育对于减少颅脑外伤的发生非常重要

<h1 style="text-align:center">第三节 脊髓损伤的康复护理</h1>

一、概述

1. 定义

脊髓损伤（SCI）是由于各种原因引起的脊髓结构、功能的损害，造成损伤水平以下运动、感觉及自主神经功能障碍的临床综合征。脊髓损伤是一种严重的致残病变，如果得不到及时的康复处理，将会造成患者长期不能生活自理，需要消耗相当大的人力、物力，成为其家庭、单位及社会的沉重负担。

2. 病因

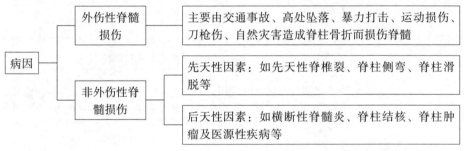

3. 分类

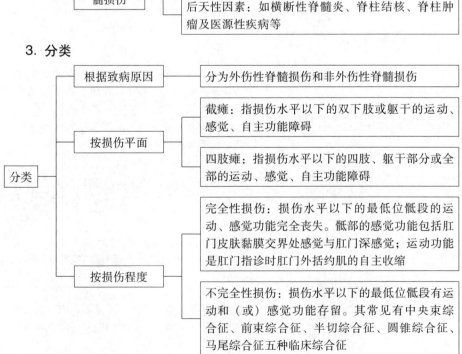

二、主要功能障碍

1. 运动障碍

根据损伤部位，脊髓损伤可表现出下运动神经元损伤或上运动神经元（主要是皮质脊髓束）损伤。

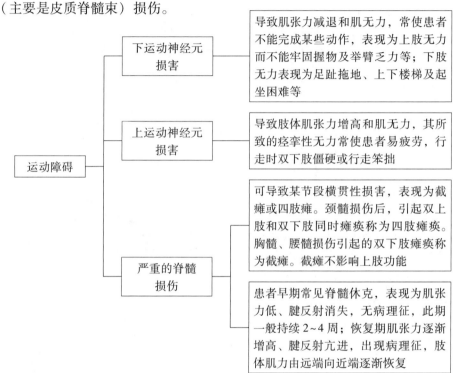

运动障碍

下运动神经元损害：导致肌张力减退和肌无力，常使患者不能完成某些动作，表现为上肢无力而不能牢固握物及举臂乏力等；下肢无力表现为足趾拖地、上下楼梯及起坐困难等

上运动神经元损害：导致肢体肌张力增高和肌无力，其所致的痉挛性无力常使患者易疲劳，行走时双下肢僵硬或行走笨拙

严重的脊髓损伤：可导致某节段横贯性损害，表现为截瘫或四肢瘫。颈髓损伤后，引起双上肢和双下肢同时瘫痪称为四肢瘫痪。胸髓、腰髓损伤引起的双下肢瘫痪称为截瘫。截瘫不影响上肢功能

患者早期常见脊髓休克，表现为肌张力低、腱反射消失，无病理征，此期一般持续2~4周；恢复期肌张力逐渐增高、腱反射亢进，出现病理征，肢体肌力由远端向近端逐渐恢复

2. 感觉障碍

主要表现为脊髓损伤平面以下感觉的减退、消失或感觉异常。

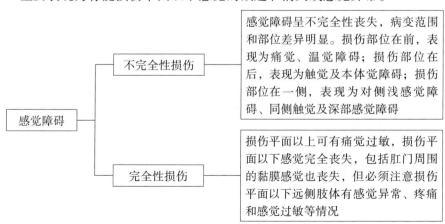

感觉障碍

不完全性损伤：感觉障碍呈不完全性丧失，病变范围和部位差异明显。损伤部位在前，表现为痛觉、温觉障碍；损伤部位在后，表现为触觉及本体觉障碍；损伤部位在一侧，表现为对侧浅感觉障碍、同侧触觉及深部感觉障碍

完全性损伤：损伤平面以上可有痛觉过敏，损伤平面以下感觉完全丧失，包括肛门周围的黏膜感觉也丧失，但必须注意损伤平面以下远侧肢体有感觉异常、疼痛和感觉过敏等情况

续流程

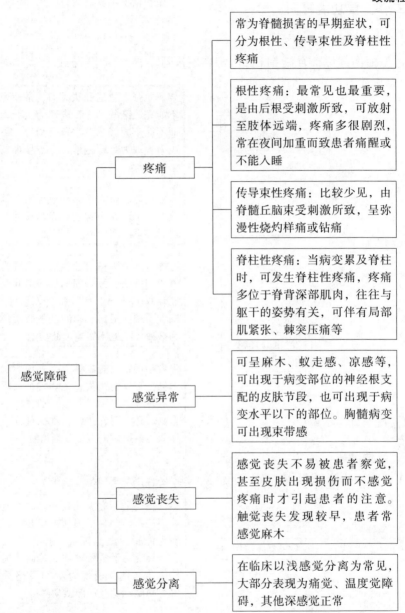

感觉障碍

疼痛
- 常为脊髓损害的早期症状，可分为根性、传导束性及脊柱性疼痛
- 根性疼痛：最常见也最重要，是由后根受刺激所致，可放射至肢体远端，疼痛多很剧烈，常在夜间加重而致患者痛醒或不能入睡
- 传导束性疼痛：比较少见，由脊髓丘脑束受刺激所致，呈弥漫性烧灼样痛或钻痛
- 脊柱性疼痛：当病变累及脊柱时，可发生脊柱性疼痛，疼痛多位于脊背深部肌肉，往往与躯干的姿势有关，可伴有局部肌紧张、棘突压痛等

感觉异常
- 可呈麻木、蚁走感、凉感等，可出现于病变部位的神经根支配的皮肤节段，也可出现于病变水平以下的部位。胸髓病变可出现束带感

感觉丧失
- 感觉丧失不易被患者察觉，甚至皮肤出现损伤而不感觉疼痛时才引起患者的注意。触觉丧失发现较早，患者常感觉麻木

感觉分离
- 在临床以浅感觉分离为常见，大部分表现为痛觉、温度觉障碍，其他深感觉正常

3. 括约肌功能障碍

主要为膀胱括约肌和肛门括约肌功能障碍，表现为尿潴留、尿失禁和排便障碍。

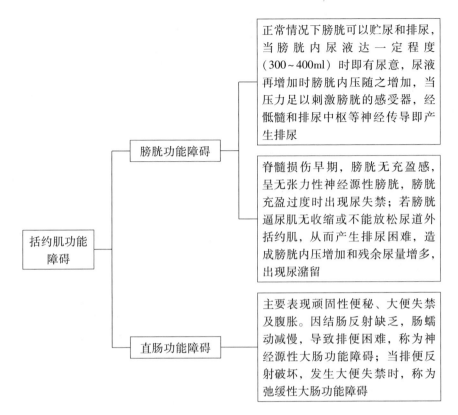

括约肌功能障碍

膀胱功能障碍

正常情况下膀胱可以贮尿和排尿，当膀胱内尿液达一定程度（300～400ml）时即有尿意，尿液再增加时膀胱内压随之增加，当压力足以刺激膀胱的感受器，经骶髓和排尿中枢等神经传导即产生排尿

脊髓损伤早期，膀胱无充盈感，呈无张力性神经源性膀胱，膀胱充盈过度时出现尿失禁；若膀胱逼尿肌无收缩或不能放松尿道外括约肌，从而产生排尿困难，造成膀胱内压增加和残余尿量增多，出现尿潴留

直肠功能障碍

主要表现顽固性便秘、大便失禁及腹胀。因结肠反射缺乏，肠蠕动减慢，导致排便困难，称为神经源性大肠功能障碍；当排便反射破坏，发生大便失禁时，称为弛缓性大肠功能障碍

4. 自主神经功能障碍

表现为排汗功能和血管运动功能障碍，出现高热及 Guttmann 征（张口呼吸、鼻黏膜血管扩张、鼻水肿而发生鼻堵）、心动过缓、直立性低血压、皮肤脱屑及水肿、指甲松脆和角化过度等。

三、康复评定

1. 脊髓损伤水平的评定

脊髓损伤水平是指保留身体双侧正常感觉、运动功能的最尾端的脊髓节段水平，即功能存在的最低平面。感觉和运动平面可不一致，左右两侧也可能不同。

脊髓损伤水平的评定主要以运动损伤平面为依据。运动损伤平面是指最低的正常运动平面而言。但 $T_2 \sim L_1$ 损伤无法评定运动平面，所以主要依赖感觉平面来确定损伤平面。美国脊髓损伤学会（ASIA）根据神经支配的特点，选择 10 块关键性肌肉和 28 对关键性感觉点，通过对这些肌肉和感觉点的检查，可迅速确定脊髓损伤水平和感觉损伤平面。

脊髓损伤水平的评定

运动水平（3 级及以上的肌力）	关键肌（10 块）	皮肤感觉点（28 对）
C_2		枕骨粗隆
C_3		锁骨上窝
C_4		肩锁关节顶部
C_5	屈肘肌（肱二头肌、肱桡肌）	肘窝桡侧面
C_6	伸腕肌（桡侧伸腕肌）	拇指
C_7	伸肘肌（肱三头肌）	中指
C_8	中指屈指肌（中指指深屈肌）	小指
T_1	小指外展肌	肘窝尺侧面
T_2		腋窝顶部（胸骨角）
T_3		第 3 肋间
T_4		第 4 肋间（乳头连线）
T_5		第 5 肋间（$T_4 \sim T_6$）
T_6		第 6 肋间（剑突水平）
T_7		第 7 肋间（$T_6 \sim T_8$）
T_8		第 8 肋间（$T_7 \sim T_9$）
T_9		第 9 肋间（$T_8 \sim T_{10}$）
T_{10}		第 10 肋间（脐水平）
T_{11}		第 11 肋间（$T_{10} \sim T_{12}$）
T_{12}		腹股沟水平
L_1		T_{12} 与 L_2 之间上 1/3 处
L_2	屈髋肌（髂腰肌）	大腿前中部
L_3	伸膝肌（股四头肌）	股骨内上髁
L_4	踝背伸肌（胫前肌）	内踝
L_5	趾长伸肌（蹲长伸肌）	足背第 3 跖趾关节
S_1	踝跖屈肌（腓肠肌、比目鱼肌）	足跟外侧
S_2		腘窝中点
S_3		坐骨结节
$S_{4 \sim 5}$		肛门周围

脊髓损伤水平的评定

运动损伤平面评定 —— 根据神经支配的特点，选择 10 块关键性肌肉，按照徒手肌力检查法进行肌力测试，分级评分。肌力为 3 级的关键肌确定运动平面，但该平面以上的关键肌肌力必须正常

运动积分是将肌力（0～5 级）作为分值，把各关键肌的分值相加，以增加评估可比性。正常者两侧运动平面总积分为 100 分

评定时分左、右侧进行，根据所测试到的肌力级别，记相应的分值，如测得的肌力为 2 级则评定为 2 分，5 级则评 5 分。最高得分为左侧 50 分，右侧 50 分，共 100 分

评分越高表示肌肉功能越佳，据此可评定运动功能。若将治疗前、后的运动指数进行比较，可以得到运动功能的恢复率

感觉损伤平面评定 —— 选择 C_2～S_5 共 28 对皮肤标志性关键性感觉点。每个关键点要检查 2 种感觉，即痛觉和轻触觉，并按 3 个等级分别评定打分

0 分为感觉缺失；1 分为感觉异常（减退或过敏）；2 分为感觉正常。无法检查时用 NT 标记。分值越高表示感觉功能越接近正常

脊髓损伤平面与功能预后的关系 —— 对于脊髓损伤患者而言，要达到理想的预后目标，需要及时的临床抢救和合适的康复治疗，但患者的损伤水平与预后有一定关系，可根据脊髓损伤水平推断康复治疗效果和进行功能恢复的预测

脊髓损伤平面与功能预后的关系

损伤平面	最低位有功能的肌肉	活动能力	生活能力
$C_1 \sim C_3$	颈肌	依赖膈肌维持呼吸，可用声控方式操纵某些活动	完全依赖
C_4	膈肌、斜方肌	使用电动高靠背轮椅，用口或下颌操纵，有时需辅助呼吸	高度依赖
C_5	三角肌、肱二头肌	可用手在平坦路面上驱动高靠背轮椅，需上肢辅助具及特殊推轮	大部依赖
C_6	胸大肌、桡侧腕伸肌	可用手驱动轮椅，独立穿上衣，基本独立完成转移，可驾驶特殊改装汽车	中度依赖
$C_7 \sim C_8$	肱三头肌、桡侧腕屈肌、指深屈肌、手肌	可用手驱动轮椅，可独立完成床-轮椅/厕所/浴室的转移	大部自理
$T_1 \sim T_6$	上部肋间肌、上部背肌	独立轮椅活动，用连腰带的支具扶拐室内步行（治疗性步行）	大部自理
T_{12}	腹肌、胸肌、背肌	用长腿支具扶拐短距离步行，长距离行动需要轮椅（家庭功能性步行）	基本自理
L_2	髂腰肌	用长腿支具扶拐室外长距离步行，有时需要轮椅（社区功能性步行）	基本自理
L_4	股四头肌	戴短腿支具扶手杖步行，不需要轮椅	基本自理

2. 脊髓损伤程度的评定

评定脊髓损伤程度通常采用的是美国脊髓损伤学会（ASIA）的损伤分级。

ASIA 的损伤分级

损伤程度	临床表现
A 完全性损伤	在骶段（$S_4 \sim S_5$）无任何感觉或运动功能
B 不完全性损伤	在受损平面以下包括骶段（$S_4 \sim S_5$）有感觉功能，但无运动功能
C 不完全性损伤	在受损平面以下，运动功能存在，大多数关键肌肌力<3级
D 不完全性损伤	在受损平面以下，运动功能存在，大多数关键肌肌力≥3级
E 正常	感觉和运动功能正常，但可遗留肌张力增高

3. 其他康复评定

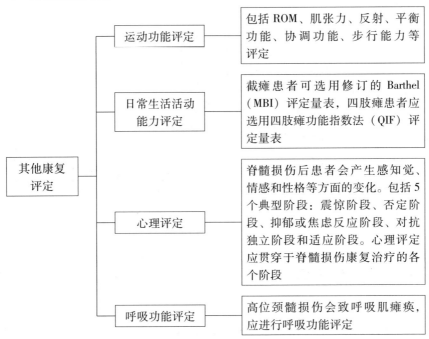

四、主要护理问题

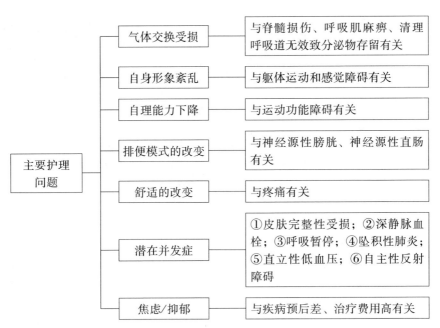

五、护理目标

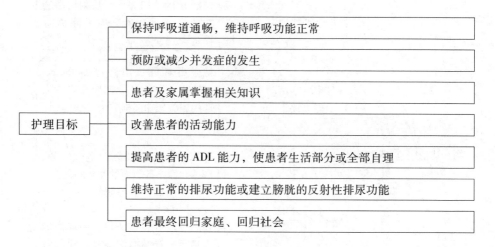

护理目标 —
- 保持呼吸道通畅，维持呼吸功能正常
- 预防或减少并发症的发生
- 患者及家属掌握相关知识
- 改善患者的活动能力
- 提高患者的 ADL 能力，使患者生活部分或全部自理
- 维持正常的排尿功能或建立膀胱的反射性排尿功能
- 患者最终回归家庭、回归社会

六、康复护理措施

1. 急性期

患者生命体征和病情基本平稳即可开始康复训练。在脊髓损伤后的 8 周之内，患者需要卧床和必要制动，所有的康复及治疗均需在床上进行，训练强度不宜过强。

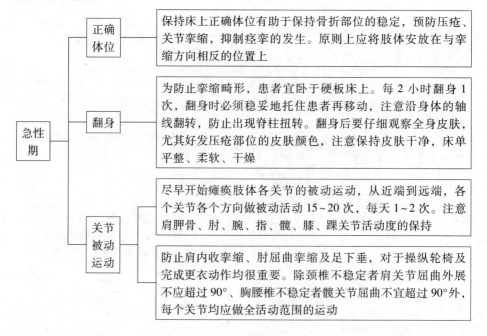

急性期 —
- 正确体位：保持床上正确体位有助于保持骨折部位的稳定，预防压疮、关节挛缩，抑制痉挛的发生。原则上应将肢体安放在与挛缩方向相反的位置上
- 翻身：为防止挛缩畸形，患者宜卧于硬板床上。每 2 小时翻身 1 次，翻身时必须稳妥地托住患者再移动，注意沿身体的轴线翻转，防止出现脊柱扭转。翻身后要仔细观察全身皮肤，尤其好发压疮部位的皮肤颜色，注意保持皮肤干净，床单平整、柔软、干燥
- 关节被动运动：
  - 尽早开始瘫痪肢体各关节的被动运动，从近端到远端，各个关节各个方向做被动活动 15~20 次，每天 1~2 次。注意肩胛骨、肘、腕、指、髋、膝、踝关节活动度的保持
  - 防止肩内收挛缩、肘屈曲挛缩及足下垂，对于操纵轮椅及完成更衣动作均很重要。除颈椎不稳定者肩关节屈曲外展不应超过 90°、胸腰椎不稳定者髋关节屈曲不宜超过 90°外，每个关节均应做全活动范围的运动

肌力训练 —— 所有能主动运动且不影响骨折稳定性的肌肉都应在床上进行肌力训练,特别是肱三头肌、肱二头肌、腰背肌、腹肌的训练,使急性期不发生肌力下降

坐起与起立训练 ——

为防止直立性低血压,应使患者逐步从卧位转向半卧位或坐位,并逐渐增加角度和时间。床头从 30° 开始摇起,如无不良反应,则每 1~2 天升高 10°~15°,直到 90°,以患者无头晕等直立性低血压症状为度。每日 2 次,每次 30 分钟左右

起立训练宜在伤后或术后 3 周以后开始,患者经过坐起训练后,训练效果良好,无直立性低血压等不良反应即可利用电动起立床进行起立训练,从倾斜 20° 开始,角度逐渐增加,8 周后达到站立 90°,训练时可佩戴腰围以保持脊柱的稳定性,注意观察患者反应,如有不良反应发生,应及时降低站立床的倾斜度

呼吸与排痰训练 ——

颈髓损伤的患者,由于损伤部位以下的呼吸肌麻痹,明显降低了胸廓的活动能力,导致肺活量降低,痰不能咳出,易发生肺部感染与肺不张,而导致呼吸功能减退,是其早期死亡的主要原因。应鼓励和帮助患者进行呼吸和排痰训练

呼吸训练包括胸式呼吸(胸腰段损伤)训练和腹式呼吸(颈段损伤)训练。每日进行 2 次以上呼吸训练,重点是通过长呼气和深吸气,增加每次换气量。也可单手或双手放在患者胸骨下部或上腹部,在呼气时加压,在吸气接近结束时突然松开双手,以替代腹肌功能。对能随意支配呼吸者,进行缩口呼吸训练、吹蜡烛等方法增加呼气阻力,使气体缓慢呼出,压力增大肺泡扩张

排痰训练应先做 X 线检查,了解痰所在部位采取适当体位,双手叩击配合手部加压、震颤,促进痰的排出

膀胱与直肠训练 ——

脊髓损伤早期的排尿异常主要表现为尿潴留和尿失禁,易导致泌尿系感染。根据患者情况常采取留置导尿或间歇性导尿

直肠问题主要是便秘,应在早期进行肠道的护理教育,包括多摄入粗纤维的饮食,每天让患者有较长时间的坐位,增加腹压,适当刺激或手指刺激,如按压肛门部及下腹部,有计划地定时排便,对于排便困难者可用缓泻剂、润滑剂及灌肠等方法

(左侧主干:急性期)

2. 中后期的康复护理措施

脊髓损伤的中后期是指受伤后 2~6 个月内。患者骨折部位、神经损害或压迫症状稳定、呼吸平稳后即可进入恢复期治疗。

（1）ROM 及肌肉牵伸训练：通过关节活动训练改善瘫痪肢体的关节活动度。进行肌肉牵伸训练防止关节挛缩，降低肌肉张力，并抑制痉挛，扩大关节活动范围。如腘绳肌牵伸训练是为了使患者直腿抬高大于 90°，能独立保持长坐位；牵伸内收肌是为了避免因内收肌痉挛而造成会阴部清洁和行走困难；牵伸跟腱是为了防止跟腱挛缩，以利于步行训练。

（2）肌力训练：为了训练脊髓损伤患者使用轮椅、助行器或持拐，要重视训练肩和肩胛带的肌肉，特别是肱三头肌、肱二头肌、腰背肌、腹肌的训练。对于下肢有残存肌力的患者，应鼓励其早期进行主动运动。早期在床上可采用拉力器、弹力带、砂袋、哑铃、铅球、滑轮、吊环等进行训练；腰背肌训练，如仰卧位腰背弓训练及俯卧位上肢及头背后仰训练；离床时可采用电动自行车、支具、双拐、平行杠进行训练。

（3）垫上训练

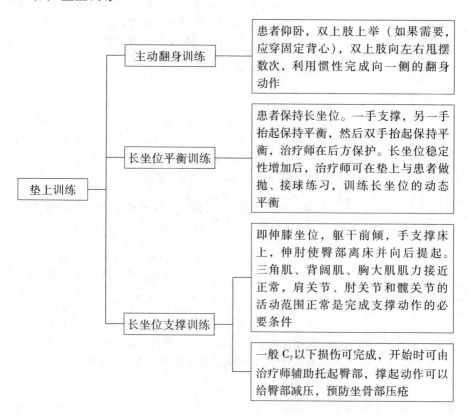

垫上训练	主动翻身训练	患者仰卧，双上肢上举（如果需要，应穿固定背心），双上肢向左右甩摆数次，利用惯性完成向一侧的翻身动作
	长坐位平衡训练	患者保持长坐位。一手支撑，另一手抬起保持平衡，然后双手抬起保持平衡，治疗师在后方保护。长坐位稳定性增加后，治疗师可在垫上与患者做抛、接球练习，训练长坐位的动态平衡
	长坐位支撑训练	即伸膝坐位，躯干前倾，手支撑床上，伸肘使臀部离床并向后提起。三角肌、背阔肌、胸大肌肌力接近正常，肩关节、肘关节和髋关节的活动范围正常是完成支撑动作的必要条件
		一般 C_7 以下损伤可完成，开始时可由治疗师辅助托起臀部，撑起动作可以给臀部减压，预防坐骨部压疮

（4）轮椅训练：伤后 2~3 个月损伤部位较低、上肢功能健全、脊柱稳定性良好的患者，可独立坐 15 分钟以上时，开始进行轮椅训练。

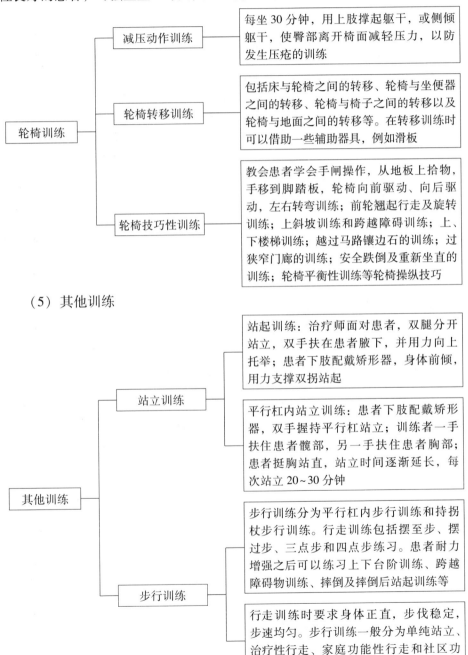

轮椅训练	减压动作训练	每坐 30 分钟，用上肢撑起躯干，或侧倾躯干，使臀部离开椅面减轻压力，以防发生压疮的训练
	轮椅转移训练	包括床与轮椅之间的转移、轮椅与坐便器之间的转移、轮椅与椅子之间的转移以及轮椅与地面之间的转移等。在转移训练时可以借助一些辅助器具，例如滑板
	轮椅技巧性训练	教会患者学会手闸操作，从地板上拾物，手移到脚踏板，轮椅向前驱动、向后驱动，左右转弯训练；前轮翘起行走及旋转训练；上斜坡训练和跨越障碍训练；上、下楼梯训练；越过马路镶石边的训练；过狭窄门廊的训练；安全跌倒及重新坐直的训练；轮椅平衡性训练等轮椅操纵技巧

（5）其他训练

其他训练	站立训练	站起训练：治疗师面对患者，双腿分开站立，双手扶在患者腋下，并用力向上托举；患者下肢配戴矫形器，身体前倾，用力支撑双拐站起
		平行杠内站立训练：患者下肢配戴矫形器，双手握持平行杠站立；训练者一手扶住患者髋部，另一手扶住患者胸部；患者挺胸站直，站立时间逐渐延长，每次站立 20~30 分钟
	步行训练	步行训练分为平行杠内步行训练和持拐杖步行训练。行走训练包括摆至步、摆过步、三点步和四点步练习。患者耐力增强之后可以练习上下台阶训练、跨越障碍物训练、摔倒及摔倒后站起训练等
		行走训练时要求身体正直，步伐稳定，步速均匀。步行训练一般分为单纯站立、治疗性行走、家庭功能性行走和社区功能性行走四个水平

续流程

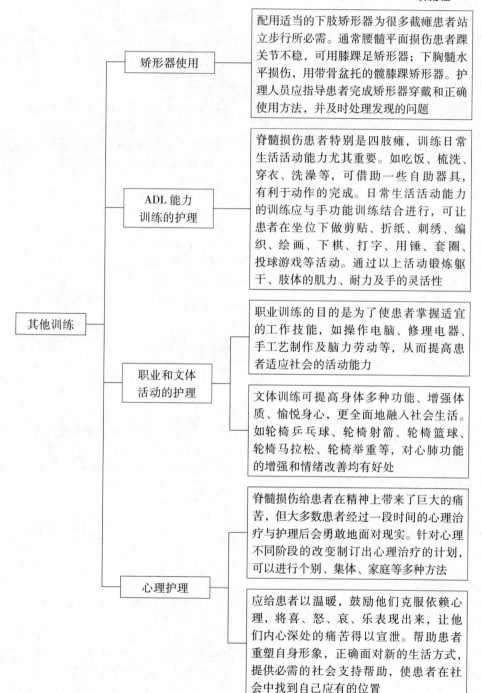

矫形器使用

配用适当的下肢矫形器为很多截瘫患者站立步行所必需。通常腰髓平面损伤患者踝关节不稳，可用膝踝足矫形器；下胸髓水平损伤，用带骨盆托的髋膝踝矫形器。护理人员应指导患者完成矫形器穿戴和正确使用方法，并及时处理发现的问题

ADL能力训练的护理

脊髓损伤患者特别是四肢瘫，训练日常生活活动能力尤其重要。如吃饭、梳洗、穿衣、洗澡等，可借助一些自助器具，有利于动作的完成。日常生活活动能力的训练应与手功能训练结合进行，可让患者在坐位下做剪贴、折纸、刺绣、编织、绘画、下棋、打字、用锤、套圈、投球游戏等活动。通过以上活动锻炼躯干、肢体的肌力、耐力及手的灵活性

其他训练

职业和文体活动的护理

职业训练的目的是为了使患者掌握适宜的工作技能，如操作电脑、修理电器、手工艺制作及脑力劳动等，从而提高患者适应社会的活动能力

文体训练可提高身体多种功能、增强体质、愉悦身心，更全面地融入社会生活。如轮椅乒乓球、轮椅射箭、轮椅篮球、轮椅马拉松、轮椅举重等，对心肺功能的增强和情绪改善均有好处

心理护理

脊髓损伤给患者在精神上带来了巨大的痛苦，但大多数患者经过一段时间的心理治疗与护理后会勇敢地面对现实。针对心理不同阶段的改变制订出心理治疗的计划，可以进行个别、集体、家庭等多种方法

应给患者以温暖，鼓励他们克服依赖心理，将喜、怒、哀、乐表现出来，让他们内心深处的痛苦得以宣泄。帮助患者重塑自身形象，正确面对新的生活方式，提供必需的社会支持帮助，使患者在社会中找到自己应有的位置

3. 并发症的康复护理措施

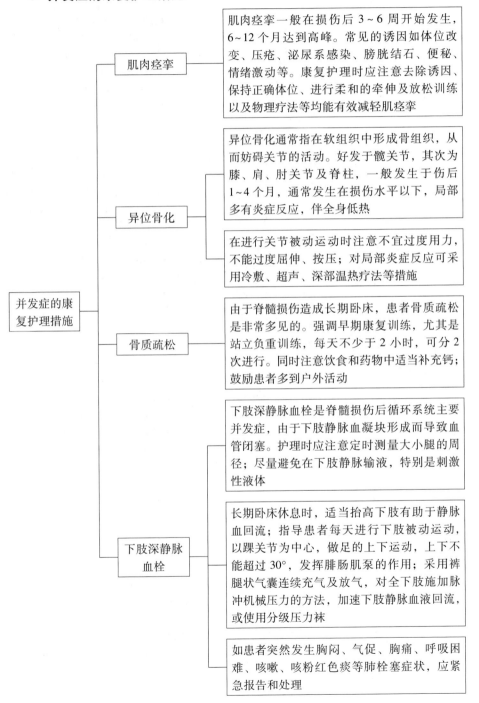

并发症的康复护理措施

肌肉痉挛

肌肉痉挛一般在损伤后 3~6 周开始发生，6~12 个月达到高峰。常见的诱因如体位改变、压疮、泌尿系感染、膀胱结石、便秘、情绪激动等。康复护理时应注意去除诱因、保持正确体位、进行柔和的牵伸及放松训练以及物理疗法等均能有效减轻肌痉挛

异位骨化

异位骨化通常指在软组织中形成骨组织，从而妨碍关节的活动。好发于髋关节，其次为膝、肩、肘关节及脊柱，一般发生于伤后 1~4 个月，通常发生在损伤水平以下，局部多有炎症反应，伴全身低热

在进行关节被动运动时注意不宜过度用力，不能过度屈伸、按压；对局部炎症反应可采用冷敷、超声、深部温热疗法等措施

骨质疏松

由于脊髓损伤造成长期卧床，患者骨质疏松是非常多见的。强调早期康复训练，尤其是站立负重训练，每天不少于 2 小时，可分 2 次进行。同时注意饮食和药物中适当补充钙；鼓励患者多到户外活动

下肢深静脉血栓

下肢深静脉血栓是脊髓损伤后循环系统主要并发症，由于下肢静脉血凝块形成而导致血管闭塞。护理时应注意定时测量大小腿的周径；尽量避免在下肢静脉输液，特别是刺激性液体

长期卧床休息时，适当抬高下肢有助于静脉血回流；指导患者每天进行下肢被动运动，以踝关节为中心，做足的上下运动，上下不能超过 30°，发挥腓肠肌泵的作用；采用裤腿状气囊连续充气及放气，对全下肢施加脉冲机械压力的方法，加速下肢静脉血液回流，或使用分级压力袜

如患者突然发生胸闷、气促、胸痛、呼吸困难、咳嗽、咳粉红色痰等肺栓塞症状，应紧急报告和处理

续流程

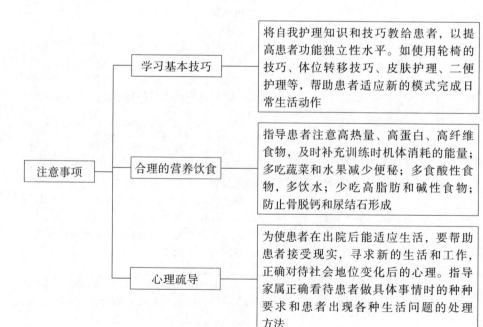

并发症的康复护理措施 —— 自主神经反射障碍

- 由自主神经系统中交感神经和副交感神经平衡失衡引起，在损伤平面以下刺激引起肾上腺素能介质突然释放。引起自主性反射障碍常见的原因有尿潴留、泌尿系感染、便秘、压疮、疼痛、痉挛、局部感染、衣服过紧、矫形器的压迫或不适、过冷、过热等
- 患者表现为排汗功能和心血管功能障碍，这是一种急性的交感神经兴奋综合征，机体对来自内外环境不良的刺激而发生血压增高、心动过缓、搏动性头痛、视物模糊、损伤平面以上出汗、面部潮红等症状
- 患者出现症状时应尽快寻找诱因，如检查膀胱是否过度充盈、导尿管是否通畅、直肠内有无粪块未排出、指甲有无嵌甲等，若发现问题立即予以解决

七、注意事项

注意事项

- 学习基本技巧：将自我护理知识和技巧教给患者，以提高患者功能独立性水平。如使用轮椅的技巧、体位转移技巧、皮肤护理、二便护理等，帮助患者适应新的模式完成日常生活动作
- 合理的营养饮食：指导患者注意高热量、高蛋白、高纤维食物，及时补充训练时机体消耗的能量；多吃蔬菜和水果减少便秘；多食酸性食物，多饮水；少吃高脂肪和碱性食物；防止骨脱钙和尿结石形成
- 心理疏导：为使患者在出院后能适应生活，要帮助患者接受现实，寻求新的生活和工作，正确对待社会地位变化后的心理。指导家属正确看待患者做具体事情时的种种要求和患者出现各种生活问题的处理方法

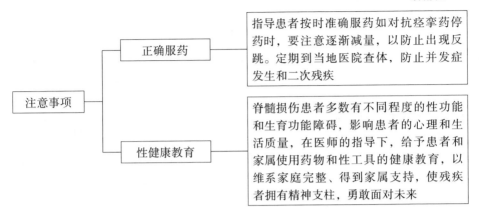

续流程

第四节 小儿脑性瘫痪的康复护理

一、概述

1. 定义

小儿脑性瘫痪（脑瘫）又称儿童脑性瘫痪综合征，是指由于出生前、出生时、婴儿早期的某些原因造成的非进行性脑损伤综合征，以中枢性运动障碍和姿势异常为主表现，并常伴有智力、视觉、语言、听觉和感知等多种障碍。严重影响患儿的生长发育、学习及就业，给家庭及社会带来沉重的经济负担，是小儿康复中的主要对象。

2. 病因

小儿脑性瘫痪的直接病因是脑损伤和脑发育缺陷，其发生时间可分为三个阶段：出生因素、出生时因素和出生后因素。

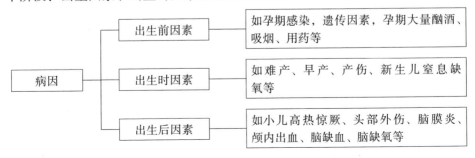

3. 分类

（1）按运动障碍性质分类

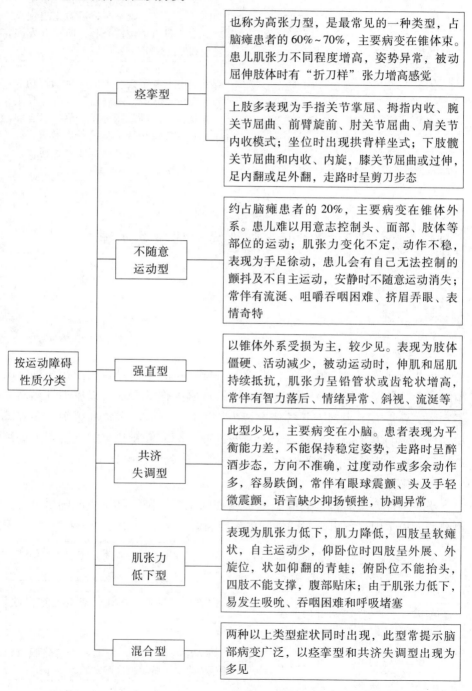

按运动障碍性质分类

痉挛型
- 也称为高张力型，是最常见的一种类型，占脑瘫患者的 60%~70%，主要病变在锥体束。患儿肌张力不同程度增高，姿势异常，被动屈伸肢体时有"折刀样"张力增高感觉
- 上肢多表现为手指关节掌屈、拇指内收、腕关节屈曲、前臂旋前、肘关节屈曲、肩关节内收模式；坐位时出现拱背样坐式；下肢髋关节屈曲和内收、内旋，膝关节屈曲或过伸，足内翻或足外翻，走路时呈剪刀步态

不随意运动型
- 约占脑瘫患者的 20%，主要病变在锥体外系。患儿难以用意志控制头、面部、肢体等部位的运动；肌张力变化不定，动作不稳，表现为手足徐动，患儿会有自己无法控制的颤抖及不自主运动，安静时不随意运动消失；常伴有流涎、咀嚼吞咽困难、挤眉弄眼、表情奇特

强直型
- 以锥体外系受损为主，较少见。表现为肢体僵硬、活动减少，被动运动时，伸肌和屈肌持续抵抗，肌张力呈铅管状或齿轮状增高，常伴有智力落后、情绪异常、斜视、流涎等

共济失调型
- 此型少见，主要病变在小脑。患者表现为平衡能力差，不能保持稳定姿势，走路时呈醉酒步态，方向不准确，过度动作或多余动作多，容易跌倒，常伴有眼球震颤、头及手轻微震颤，语言缺少抑扬顿挫，协调异常

肌张力低下型
- 表现为肌张力低下，肌力降低，四肢呈软瘫状，自主运动少，仰卧位时四肢呈外展、外旋位，状如仰翻的青蛙；俯卧位不能抬头，四肢不能支撑，腹部贴床；由于肌张力低下，易发生吸吮、吞咽困难和呼吸堵塞

混合型
- 两种以上类型症状同时出现，此型常提示脑部病变广泛，以痉挛型和共济失调型出现为多见

（2）按病情程度分类

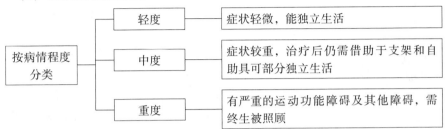

二、主要功能障碍

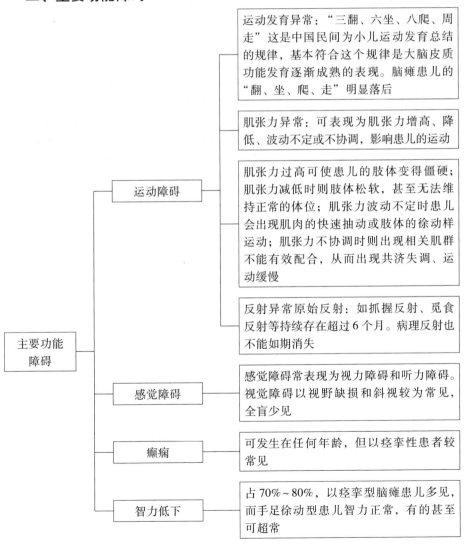

续流程

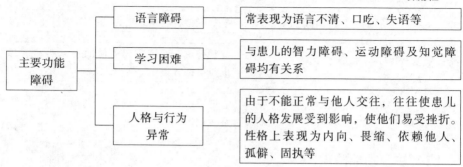

主要功能障碍
- 语言障碍 —— 常表现为语言不清、口吃、失语等
- 学习困难 —— 与患儿的智力障碍、运动障碍及知觉障碍均有关系
- 人格与行为异常 —— 由于不能正常与他人交往，往往使患儿的人格发展受到影响，使他们易受挫折。性格上表现为内向、畏缩、依赖他人、孤僻、固执等

三、康复评定

1. 运动障碍的评定

（1）运动发育落后的评定

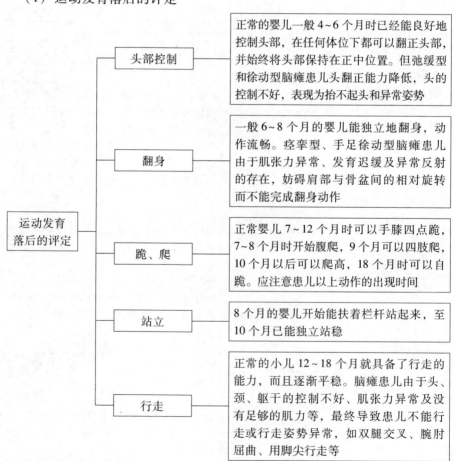

运动发育落后的评定
- 头部控制 —— 正常的婴儿一般 4~6 个月时已经能良好地控制头部，在任何体位下都可以翻正头部，并始终将头部保持在正中位置。但弛缓型和徐动型脑瘫患儿头翻正能力降低，头的控制不好，表现为抬不起头和异常姿势
- 翻身 —— 一般 6~8 个月的婴儿能独立地翻身，动作流畅。痉挛型、手足徐动型脑瘫患儿由于肌张力异常、发育迟缓及异常反射的存在，妨碍肩部与骨盆间的相对旋转而不能完成翻身动作
- 跪、爬 —— 正常婴儿 7~12 个月时可以手膝四点跪，7~8 个月时开始腹爬，9 个月可以四肢爬，10 个月以后可以爬高，18 个月时可以自跪。应注意患儿以上动作的出现时间
- 站立 —— 8 个月的婴儿开始能扶着栏杆站起来，至 10 个月已能独立站稳
- 行走 —— 正常的小儿 12~18 个月就具备了行走的能力，而且逐渐平稳。脑瘫患儿由于头、颈、躯干的控制不好、肌张力异常及没有足够的肌力等，最终导致患儿不能行走或行走姿势异常，如双腿交叉、腕肘屈曲、用脚尖行走等

（2）肌张力及关节活动度的评定

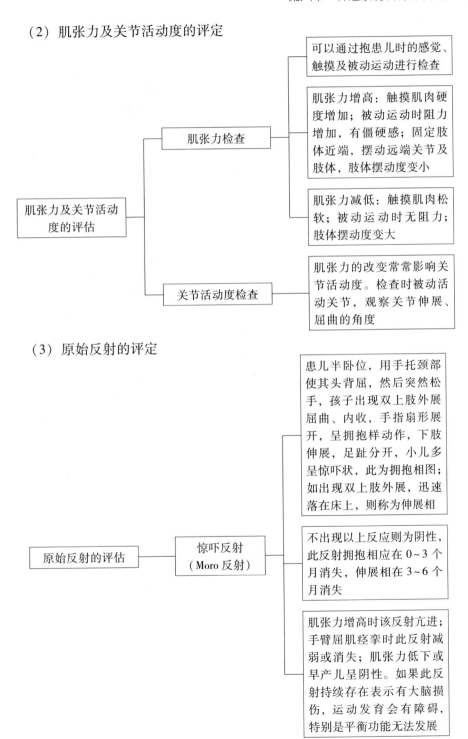

肌张力及关节活动度的评估 ─ 肌张力检查 ─ 可以通过抱患儿时的感觉、触摸及被动运动进行检查

肌张力增高：触摸肌肉硬度增加；被动运动时阻力增加，有僵硬感；固定肢体近端，摆动远端关节及肢体，肢体摆动度变小

肌张力减低：触摸肌肉松软；被动运动时无阻力；肢体摆动度变大

关节活动度检查 ─ 肌张力的改变常常影响关节活动度。检查时被动活动关节，观察关节伸展、屈曲的角度

（3）原始反射的评定

原始反射的评估 ─ 惊吓反射（Moro 反射）─ 患儿半卧位，用手托颈部使其头背屈，然后突然松手，孩子出现双上肢外展屈曲、内收，手指扇形展开，呈拥抱样动作，下肢伸展，足趾分开，小儿多呈惊吓状，此为拥抱相图；如出现双上肢外展，迅速落在床上，则称为伸展相

不出现以上反应则为阴性，此反射拥抱相应在 0~3 个月消失，伸展相在 3~6 个月消失

肌张力增高时该反射亢进；手臂屈肌痉挛时此反射减弱或消失；肌张力低下或早产儿呈阴性。如果此反射持续存在表示有大脑损伤，运动发育会有障碍，特别是平衡功能无法发展

续流程

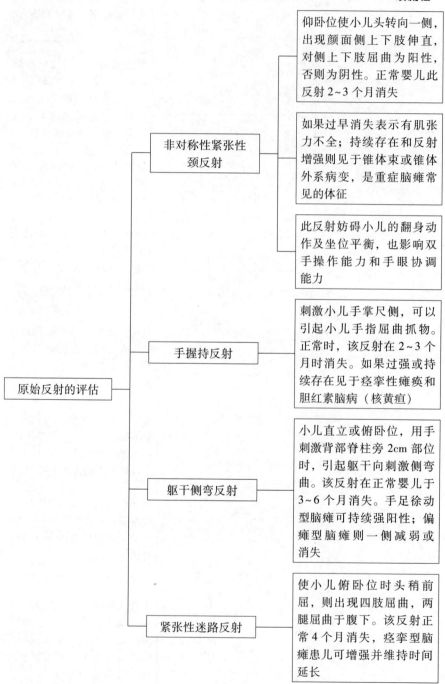

原始反射的评估

非对称性紧张性颈反射 —— 仰卧位使小儿头转向一侧，出现颜面侧上下肢伸直，对侧上下肢屈曲为阳性，否则为阴性。正常婴儿此反射 2~3 个月消失

如果过早消失表示有肌张力不全；持续存在和反射增强则见于锥体束或锥体外系病变，是重症脑瘫常见的体征

此反射妨碍小儿的翻身动作及坐位平衡，也影响双手操作能力和手眼协调能力

手握持反射 —— 刺激小儿手掌尺侧，可以引起小儿手指屈曲抓物。正常时，该反射在 2~3 个月时消失。如果过强或持续存在见于痉挛性瘫痪和胆红素脑病（核黄疸）

躯干侧弯反射 —— 小儿直立或俯卧位，用手刺激背部脊柱旁 2cm 部位时，引起躯干向刺激侧弯曲。该反射在正常婴儿于 3~6 个月消失。手足徐动型脑瘫可持续强阳性；偏瘫型脑瘫则一侧减弱或消失

紧张性迷路反射 —— 使小儿俯卧位时头稍前屈，则出现四肢屈曲，两腿屈曲于腹下。该反射正常 4 个月消失，痉挛型脑瘫患儿可增强并维持时间延长

（4）自动反应的评定

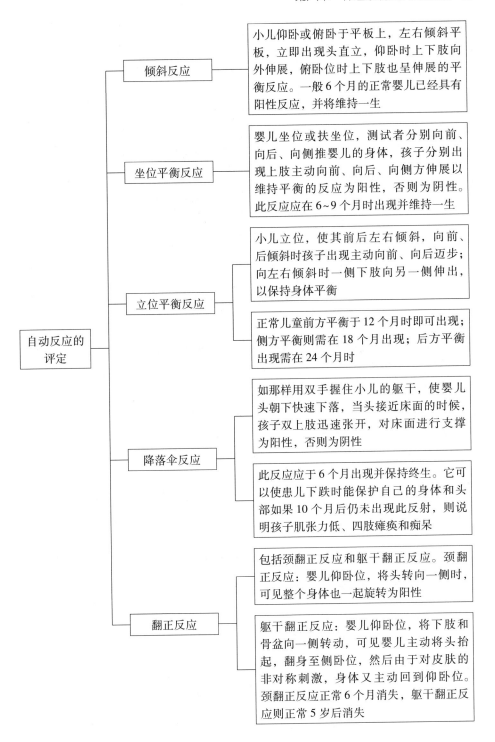

自动反应的评定

倾斜反应 —— 小儿仰卧或俯卧于平板上，左右倾斜平板，立即出现头直立，仰卧时上下肢向外伸展，俯卧位时上下肢也呈伸展的平衡反应。一般 6 个月的正常婴儿已经具有阳性反应，并将维持一生

坐位平衡反应 —— 婴儿坐位或扶坐位，测试者分别向前、向后、向侧推婴儿的身体，孩子分别出现上肢主动向前、向后、向侧方伸展以维持平衡的反应为阳性，否则为阴性。此反应应在 6~9 个月时出现并维持一生

立位平衡反应 ——
- 小儿立位，使其前后左右倾斜，向前、后倾斜时孩子出现主动向前、向后迈步；向左右倾斜时一侧下肢向另一侧伸出，以保持身体平衡
- 正常儿童前方平衡于 12 个月时即可出现；侧方平衡则需在 18 个月出现；后方平衡出现需在 24 个月时

降落伞反应 ——
- 如那样用双手握住小儿的躯干，使婴儿头朝下快速下落，当头接近床面的时候，孩子双上肢迅速张开，对床面进行支撑为阳性，否则为阴性
- 此反应应于 6 个月出现并保持终生。它可以使患儿下跌时能保护自己的身体和头部如果 10 个月后仍未出现此反射，则说明孩子肌张力低、四肢瘫痪和痴呆

翻正反应 ——
- 包括颈翻正反应和躯干翻正反应。颈翻正反应：婴儿仰卧位，将头转向一侧时，可见整个身体也一起旋转为阳性
- 躯干翻正反应：婴儿仰卧位，将下肢和骨盆向一侧转动，可见婴儿主动将头抬起，翻身至侧卧位，然后由于对皮肤的非对称刺激，身体又主动回到仰卧位。颈翻正反应正常 6 个月消失，躯干翻正反应则正常 5 岁后消失

（5）姿势的评定：脑瘫的患儿由于肌张力的异常可以出现特殊的姿势。

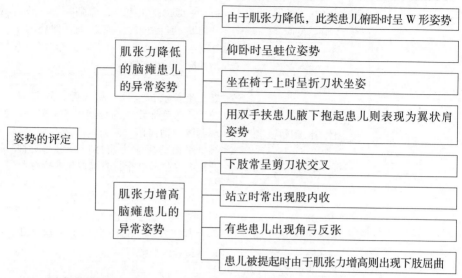

姿势的评定

肌张力降低的脑瘫患儿的异常姿势
- 由于肌张力降低，此类患儿俯卧时呈 W 形姿势
- 仰卧时呈蛙位姿势
- 坐在椅子上时呈折刀状坐姿
- 用双手挟患儿腋下抱起患儿则表现为翼状肩姿势

肌张力增高脑瘫患儿的异常姿势
- 下肢常呈剪刀状交叉
- 站立时常出现股内收
- 有些患儿出现角弓反张
- 患儿被提起时由于肌张力增高则出现下肢屈曲

2. 智力障碍的评估

智力测定是评定智力水平的科学手段，通过智力测定不仅可以了解脑瘫患儿是否合并智力障碍，从而为康复治疗提供可靠的依据，还可以及早发现智力低下的儿童，早期开展特殊教育。

不同年龄阶段的儿童可以使用不同的智力量表进行检查，一般从出生至 6 岁的儿童可以进行筛查试验，使用丹佛发育筛选测验（DDST），诊断性试验则使用我国修订的韦氏智力量表等进行检查。

3. 言语、听力的评估

小儿的语言是随着其发育和成长逐步完善的，因此对患儿进行语言评估应根据小儿语言的发育规律。一般小儿 2 周岁还不会说话应引起注意，并密切观察。脑瘫患儿常伴耳聋，尤其是手足徐动型患儿。对语言和听力的评估应包括以下方面：①进行听力测试；②检查构音器官；③检查语言发育。

四、主要护理问题

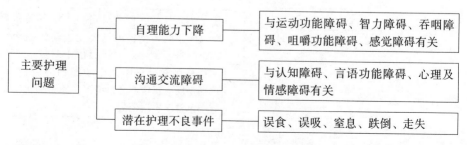

主要护理问题
- 自理能力下降 —— 与运动功能障碍、智力障碍、吞咽障碍、咀嚼功能障碍、感觉障碍有关
- 沟通交流障碍 —— 与认知障碍、言语功能障碍、心理及情感障碍有关
- 潜在护理不良事件 —— 误食、误吸、窒息、跌倒、走失

五、护理目标

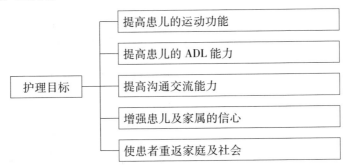

护理目标
- 提高患儿的运动功能
- 提高患儿的 ADL 能力
- 提高沟通交流能力
- 增强患儿及家属的信心
- 使患者重返家庭及社会

六、康复护理措施

1. 安全的护理环境

为了使患儿恢复至理想运动功能状态，应注意康复环境的创建，尤其是要考虑环境设施的安全性，防止发生意外事故，确保患儿的安全。如患儿的病床应有护栏，防坠床；房间内应有无障碍设施，方便患儿与轮椅活动；病房地面应防滑，过道安装扶手、呼叫器等；暖水瓶放置在远离患儿的地方，防止烫伤患儿；病房墙壁可采用粉红、橘红等颜色来代替白色墙面，以减少患儿对医院的恐惧感。

2. 纠正异常姿势

纠正异常姿势 — 头颈部控制能力的训练

- 由于受紧张性迷路反射的影响，痉挛型脑瘫患儿可能会出现角弓反张，表现为头向后仰，双肩旋前上抬姿势。因此加强头颈部的控制能力，是最先需要纠正的异常姿势之一

- 应尽早从仰卧位、俯卧位、坐位下保持头颈部正中及直立反应的训练。如使患儿取仰卧位，操作者可用双前臂轻压患儿双肩，同时双手托住患儿头部两侧，使患儿颈部伸展至水平位，再用双手轻轻向上抬起患儿头部；也可用双手抓住患儿肘部，将上肢抬高并往外旋，把患儿拉坐起来，即可将其头抬高而保持正中位

- 弛缓型脑瘫患儿肌张力低下，患儿头无法控制在正中位，可对其进行俯卧位视觉调整反应易化训练

续流程

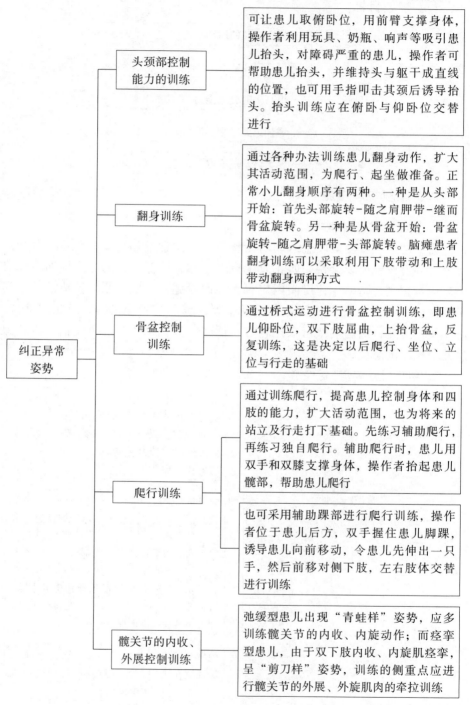

纠正异常姿势

头颈部控制能力的训练：可让患儿取俯卧位，用前臂支撑身体，操作者利用玩具、奶瓶、响声等吸引患儿抬头，对障碍严重的患儿，操作者可帮助患儿抬头，并维持头与躯干成直线的位置，也可用手指叩击其颈后诱导抬头。抬头训练应在俯卧与仰卧位交替进行

翻身训练：通过各种办法训练患儿翻身动作，扩大其活动范围，为爬行、起坐做准备。正常小儿翻身顺序有两种。一种是从头部开始：首先头部旋转-随之肩胛带-继而骨盆旋转。另一种是从骨盆开始：骨盆旋转-随之肩胛带-头部旋转。脑瘫患者翻身训练可以采取利用下肢带动和上肢带动翻身两种方式

骨盆控制训练：通过桥式运动进行骨盆控制训练，即患儿仰卧位，双下肢屈曲，上抬骨盆，反复训练，这是决定以后爬行、坐位、立位与行走的基础

爬行训练：通过训练爬行，提高患儿控制身体和四肢的能力，扩大活动范围，也为将来的站立及行走打下基础。先练习辅助爬行，再练习独自爬行。辅助爬行时，患儿用双手和双膝支撑身体，操作者抬起患儿髋部，帮助患儿爬行

也可采用辅助踝部进行爬行训练，操作者位于患儿后方，双手握住患儿脚踝，诱导患儿向前移动，令患儿先伸出一只手，然后前移对侧下肢，左右肢体交替进行训练

髋关节的内收、外展控制训练：弛缓型患儿出现"青蛙样"姿势，应多训练髋关节的内收、内旋动作；而痉挛型患儿，由于双下肢内收、内旋肌痉挛，呈"剪刀样"姿势，训练的侧重点应进行髋关节的外展、外旋肌肉的牵拉训练

3. 正确体位控制训练

由于患儿姿势异常及不对称，训练时应注意保持正确的姿势和体位，抑制原始反射、防止异常姿势和痉挛的强化。

```
正确体位
控制训练
├─ 正确卧姿
│   ├─ 正确的卧姿可以有效抑制或改善全身痉挛的状态。如侧卧位是痉挛患儿最佳床上卧位，可促进患儿双上肢前伸，保持双手靠近放在胸前，髋、膝屈曲向前，以利于降低肌张力
│   ├─ 俯卧位有利于训练患儿抬头的控制力，也可在其胸前放一枕头，使其双臂向前伸出，增强上肢支撑力，促进患儿双手在胸前的活动
│   └─ 仰卧位时，将患儿头肩垫起，屈髋屈膝，以防患儿身体过伸引起伸肌痉挛，也可根据悬吊床中间凹陷的特点，将患儿放置到悬吊床里，保持其头部在中线位置，限制患儿头背屈曲和四肢过于伸展
└─ 正确抱姿
    ├─ 如果抱的姿势不正确，异常姿势就会强化，根据患儿的自身活动能力及异常特点，采用不同的抱姿。抱患儿时应使患儿头、颈、脊柱竖直，尽可能使双上肢和手保持正中位
    ├─ 痉挛型脑瘫患儿的抱姿：抱者与患儿面对面，让患儿双手分开放于抱者肩上，在将患儿双下肢外展分开放于抱者身体两侧，有利于降低下肢肌张力，纠正双下肢交叉或尖足等异常姿势
    └─ 不随意运动型脑瘫患儿的抱姿：抱者与患儿面对背直抱，患儿由于肌张力低下，头颈部不能保持直立，因此抱者应注意使患儿头、背靠在胸前给予其依靠，促进头颈的稳定性，使患儿双手放在身体前方中线处，双腿靠拢，保持髋关节屈曲姿势
```

续流程

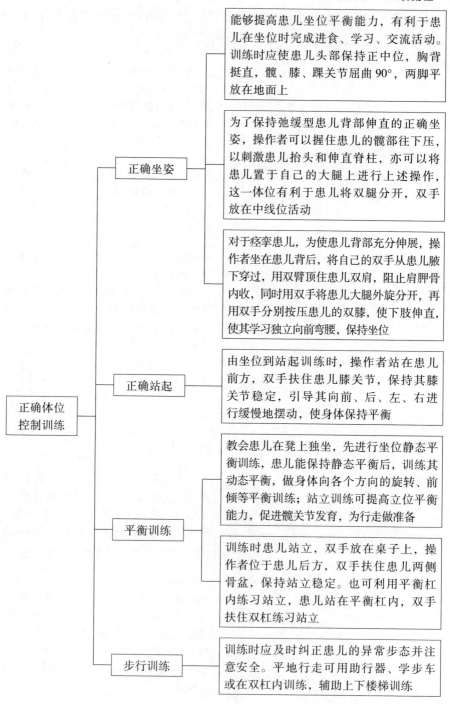

正确体位控制训练		
正确坐姿		能够提高患儿坐位平衡能力，有利于患儿在坐位时完成进食、学习、交流活动。训练时应使患儿头部保持正中位，胸背挺直，髋、膝、踝关节屈曲90°，两脚平放在地面上
		为了保持弛缓型患儿背部伸直的正确坐姿，操作者可以握住患儿的髋部往下压，以刺激患儿抬头和伸直脊柱，亦可以将患儿置于自己的大腿上进行上述操作，这一体位有利于患儿将双腿分开，双手放在中线位活动
		对于痉挛患儿，为使患儿背部充分伸展，操作者坐在患儿背后，将自己的双手从患儿腋下穿过，用双臂顶住患儿双肩，阻止肩胛骨内收，同时用双手将患儿大腿外旋分开，再用双手分别按压患儿的双膝，使下肢伸直，使其学习独立向前弯腰，保持坐位
正确站起		由坐位到站起训练时，操作者站在患儿前方，双手扶住患儿膝关节，保持其膝关节稳定，引导其向前、后、左、右进行缓慢地摆动，使身体保持平衡
平衡训练		教会患儿在凳上独坐，先进行坐位静态平衡训练，患儿能保持静态平衡后，训练其动态平衡，做身体向各个方向的旋转、前倾等平衡训练；站立训练可提高立位平衡能力，促进髋关节发育，为行走做准备
		训练时患儿站立，双手放在桌子上，操作者位于患儿后方，双手扶住患儿两侧骨盆，保持站立稳定。也可利用平衡杠内练习站立，患儿站在平衡杠内，双手扶住双杠练习站立
步行训练		训练时应及时纠正患儿的异常步态并注意安全。平地行走可用助行器、学步车或在双杠内训练，辅助上下楼梯训练

4. ADL 能力训练

应采取一切可能的方法来训练患儿的日常生活活动能力，反复练习，逐步学习自己进食、穿脱衣、个人卫生等，以达到最大程度的功能独立，提高生活质量。

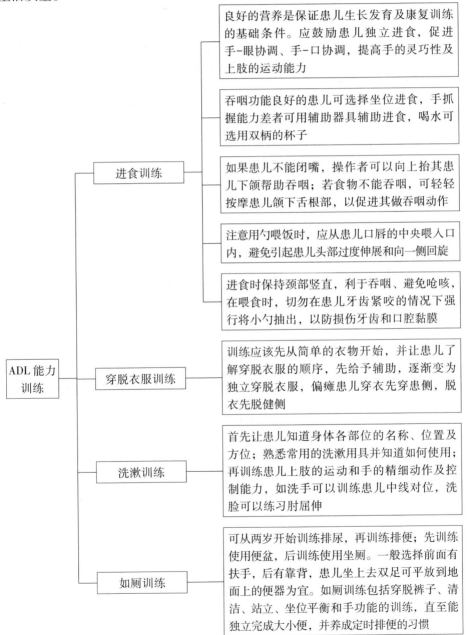

进食训练

良好的营养是保证患儿生长发育及康复训练的基础条件。应鼓励患儿独立进食，促进手-眼协调、手-口协调，提高手的灵巧性及上肢的运动能力

吞咽功能良好的患儿可选择坐位进食，手抓握能力差者可用辅助器具辅助进食，喝水可选用双柄的杯子

如果患儿不能闭嘴，操作者可以向上抬其患儿下颌帮助吞咽；若食物不能吞咽，可轻轻按摩患儿颌下舌根部，以促进其做吞咽动作

注意用勺喂饭时，应从患儿口唇的中央喂入口内，避免引起患儿头部过度伸展和向一侧回旋

进食时保持颈部竖直，利于吞咽、避免呛咳，在喂食时，切勿在患儿牙齿紧咬的情况下强行将小勺抽出，以防损伤牙齿和口腔黏膜

穿脱衣服训练

训练应该先从简单的衣物开始，并让患儿了解穿脱衣服的顺序，先给予辅助，逐渐变为独立穿脱衣服，偏瘫患儿穿衣先穿患侧，脱衣先脱健侧

洗漱训练

首先让患儿知道身体各部位的名称、位置及方位；熟悉常用的洗漱用具并知道如何使用；再训练患儿上肢的运动和手的精细动作及控制能力，如洗手可以训练患儿中线对位，洗脸可以练习肘屈伸

如厕训练

可从两岁开始训练排尿，再训练排便；先训练使用便盆，后训练使用坐厕。一般选择前面有扶手，后有靠背，患儿坐上去双足可平放到地面上的便器为宜。如厕训练包括穿脱裤子、清洁、站立、坐位平衡和手功能的训练，直至能独立完成大小便，并养成定时排便的习惯

ADL 能力训练

5. 其他康复护理措施

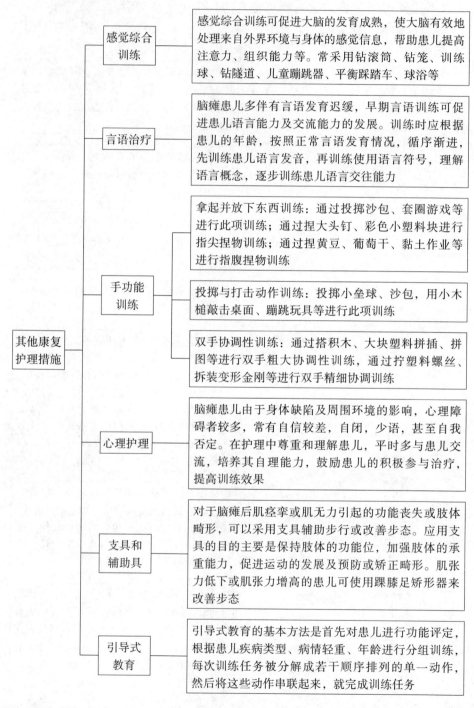

感觉综合训练：感觉综合训练可促进大脑的发育成熟，使大脑有效地处理来自外界环境与身体的感觉信息，帮助患儿提高注意力、组织能力等。常采用钻滚筒、钻笼、训练球、钻隧道、儿童蹦跳器、平衡踩踏车、球浴等

言语治疗：脑瘫患儿多伴有言语发育迟缓，早期言语训练可促进患儿语言能力及交流能力的发展。训练时应根据患儿的年龄，按照正常言语发育情况，循序渐进，先训练患儿语言发音，再训练使用语言符号，理解语言概念，逐步训练患儿语言交往能力

手功能训练：拿起并放下东西训练：通过投掷沙包、套圈游戏等进行此项训练；通过捏大头钉、彩色小塑料块进行指尖捏物训练；通过捏黄豆、葡萄干、黏土作业等进行指腹捏物训练

投掷与打击动作训练：投掷小垒球、沙包，用小木槌敲击桌面、蹦跳玩具等进行此项训练

双手协调性训练：通过搭积木、大块塑料拼插、拼图等进行双手粗大协调性训练，通过拧塑料螺丝、拆装变形金刚等进行双手精细协调训练

心理护理：脑瘫患儿由于身体缺陷及周围环境的影响，心理障碍者较多，常有自信较差，自闭，少语，甚至自我否定。在护理中尊重和理解患儿，平时多与患儿交流，培养其自理能力，鼓励患儿的积极参与治疗，提高训练效果

支具和辅助具：对于脑瘫后肌痉挛或肌无力引起的功能丧失或肢体畸形，可以采用支具辅助步行或改善步态。应用支具的目的主要是保持肢体的功能位，加强肢体的承重能力，促进运动的发展及预防或矫正畸形。肌张力低下或肌张力增高的患儿可使用踝膝足矫形器来改善步态

引导式教育：引导式教育的基本方法是首先对患儿进行功能评定，根据患儿疾病类型、病情轻重、年龄进行分组训练，每次训练任务被分解成若干顺序排列的单一动作，然后将这些动作串联起来，就完成训练任务

七、注意事项

```
                    ┌─────────────────────────────────────┐
                    │ 积极开展早期产前检查，坚持优生优育，预防早 │
                    │ 产及难产                              │
                    └─────────────────────────────────────┘
                    ┌─────────────────────────────────────┐
                    │ 保证孕妇良好的营养，做好围生期保健        │
                    └─────────────────────────────────────┘
                    ┌─────────────────────────────────────┐
                    │ 婴儿出生后定期去医院检查，以使尽早发现异 │
                    │ 常，早期干预；定期进行预防接种，防止脑膜炎 │
                    │ 及其他传染病发生                        │
          ┌──────┐  └─────────────────────────────────────┘
          │注意事项│  ┌─────────────────────────────────────┐
          └──────┘  │ 对患儿及家属应加强安全教育，防止坠床、外 │
                    │ 伤、吞入异物等意外伤害发生               │
                    └─────────────────────────────────────┘
                    ┌─────────────────────────────────────┐
                    │ 脑瘫患儿的康复是一项长期、复杂的工程，除了 │
                    │ 在康复机构进行康复训练外，家庭也是患儿生 │
                    │ 活、学习和康复的主要场所，鼓励患儿家长平时 │
                    │ 多给患儿视觉及听觉刺激（听音乐），通过游戏 │
                    │ 的方式、手势语、表情等作为语言发育基础，尽 │
                    │ 可能帮助患儿参加家庭和社会活动，以促进患儿 │
                    │ 综合能力的发展                          │
                    └─────────────────────────────────────┘
```

第五节 周围神经病损的康复护理

一、概述

1. 定义

周围神经（peripheral nerve）病损是指周围神经干或其分支受到外力直接或间接作用而发生的损伤。习惯上将属于炎症性质的称为神经炎，将受外力作用而发生损伤的称为周围神经损伤，将由于中毒、缺血、营养缺乏、代谢障碍等引起的称为周围神经病损。

周围神经分为脑神经、脊神经和自主神经，遍及全身皮肤、黏膜、肌肉、骨关节、血管及内脏等。损伤后表现为受损支配区的运动、感觉、反射障碍以及自主神经功能障碍。临床上发病率较高，损伤后功能障碍比较严重。积极康复治疗不仅能预防或减轻并发症，而且能促进神经的修复与再生，以恢复实用的功能，减少残疾的发生。

2. 病因

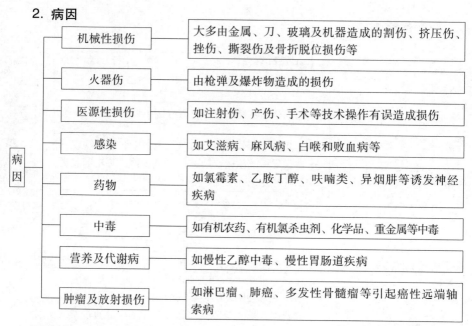

病因		
机械性损伤	大多由金属、刀、玻璃及机器造成的割伤、挤压伤、挫伤、撕裂伤及骨折脱位损伤等	
火器伤	由枪弹及爆炸物造成的损伤	
医源性损伤	如注射伤、产伤、手术等技术操作有误造成损伤	
感染	如艾滋病、麻风病、白喉和败血病等	
药物	如氯霉素、乙胺丁醇、呋喃类、异烟肼等诱发神经疾病	
中毒	如有机农药、有机氯杀虫剂、化学品、重金属等中毒	
营养及代谢病	如慢性乙醇中毒、慢性胃肠道疾病	
肿瘤及放射损伤	如淋巴瘤、肺癌、多发性骨髓瘤等引起癌性远端轴索病	

周围神经病损的原因有多种，其中开放性损伤、牵拉伤和骨折脱位造成的损伤是临床上最常见的神经致伤原因。

3. 分类

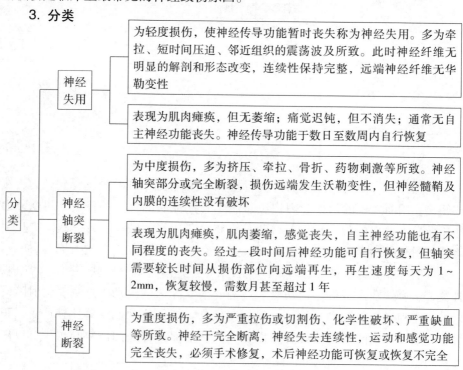

分类		
神经失用	为轻度损伤，使神经传导功能暂时丧失称为神经失用。多为牵拉、短时间压迫、邻近组织的震荡波及所致。此时神经纤维无明显的解剖和形态改变，连续性保持完整，远端神经纤维无华勒变性	
	表现为肌肉瘫痪，但无萎缩；痛觉迟钝，但不消失；通常无自主神经功能丧失。神经传导功能于数日至数周内自行恢复	
神经轴突断裂	为中度损伤，多为挤压、牵拉、骨折、药物刺激等所致。神经轴突部分或完全断裂，损伤远端发生沃勒变性，但神经髓鞘及内膜的连续性没有破坏	
	表现为肌肉瘫痪，肌肉萎缩，感觉丧失，自主神经功能也有不同程度的丧失。经过一段时间后神经功能可自行恢复，但轴突需要较长时间从损伤部位向远端再生，再生速度每天为 1~2mm，恢复较慢，需数月甚至超过 1 年	
神经断裂	为重度损伤，多为严重拉伤或切割伤、化学性破坏、严重缺血等所致。神经干完全断离，神经失去连续性，运动和感觉功能完全丧失，必须手术修复，术后神经功能可恢复或恢复不完全	

二、主要功能障碍

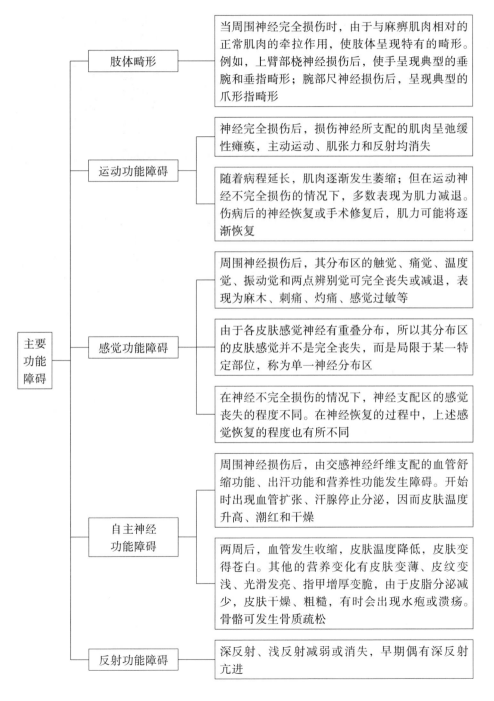

主要功能障碍

肢体畸形　当周围神经完全损伤时，由于与麻痹肌肉相对的正常肌肉的牵拉作用，使肢体呈现特有的畸形。例如，上臂部桡神经损伤后，使手呈现典型的垂腕和垂指畸形；腕部尺神经损伤后，呈现典型的爪形指畸形

运动功能障碍

神经完全损伤后，损伤神经所支配的肌肉呈弛缓性瘫痪，主动运动、肌张力和反射均消失

随着病程延长，肌肉逐渐发生萎缩；但在运动神经不完全损伤的情况下，多数表现为肌力减退。伤病后的神经恢复或手术修复后，肌力可能将逐渐恢复

感觉功能障碍

周围神经损伤后，其分布区的触觉、痛觉、温度觉、振动觉和两点辨别觉可完全丧失或减退，表现为麻木、刺痛、灼痛、感觉过敏等

由于各皮肤感觉神经有重叠分布，所以其分布区的皮肤感觉并不是完全丧失，而是局限于某一特定部位，称为单一神经分布区

在神经不完全损伤的情况下，神经支配区的感觉丧失的程度不同。在神经恢复的过程中，上述感觉恢复的程度也有所不同

自主神经功能障碍

周围神经损伤后，由交感神经纤维支配的血管舒缩功能、出汗功能和营养性功能发生障碍。开始时出现血管扩张、汗腺停止分泌，因而皮肤温度升高、潮红和干燥

两周后，血管发生收缩，皮肤温度降低，皮肤变得苍白。其他的营养变化有皮肤变薄、皮纹变浅、光滑发亮、指甲增厚变脆，由于皮脂分泌减少，皮肤干燥、粗糙，有时会出现水疱或溃疡。骨骼可发生骨质疏松

反射功能障碍　深反射、浅反射减弱或消失，早期偶有深反射亢进

三、康复评定

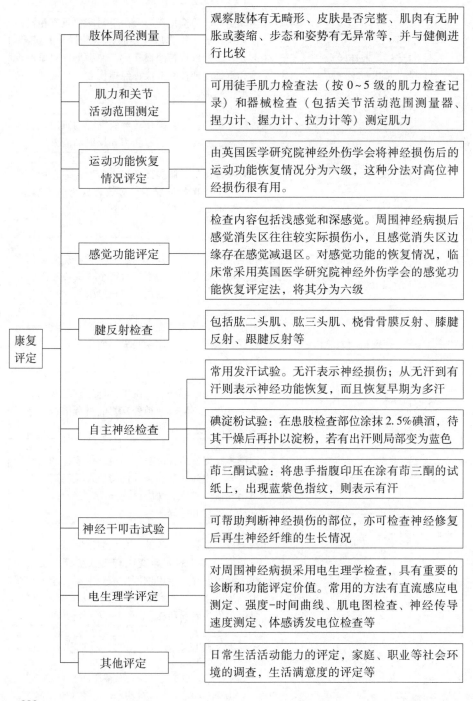

肢体周径测量	观察肢体有无畸形、皮肤是否完整、肌肉有无肿胀或萎缩、步态和姿势有无异常等，并与健侧进行比较
肌力和关节活动范围测定	可用徒手肌力检查法（按 0~5 级的肌力检查记录）和器械检查（包括关节活动范围测量器、捏力计、握力计、拉力计等）测定肌力
运动功能恢复情况评定	由英国医学研究院神经外伤学会将神经损伤后的运动功能恢复情况分为六级，这种分法对高位神经损伤很有用。
感觉功能评定	检查内容包括浅感觉和深感觉。周围神经病损后感觉消失区往往较实际损伤小，且感觉消失区边缘存在感觉减退区。对感觉功能的恢复情况，临床常采用英国医学研究院神经外伤学会的感觉功能恢复评定法，将其分为六级
腱反射检查	包括肱二头肌、肱三头肌、桡骨骨膜反射、膝腱反射、跟腱反射等
自主神经检查	常用发汗试验。无汗表示神经损伤；从无汗到有汗则表示神经功能恢复，而且恢复早期为多汗
	碘淀粉试验：在患肢检查部位涂抹 2.5% 碘酒，待其干燥后再扑以淀粉，若有出汗则局部变为蓝色
	茚三酮试验：将患手指腹印压在涂有茚三酮的试纸上，出现蓝紫色指纹，则表示有汗
神经干叩击试验	可帮助判断神经损伤的部位，亦可检查神经修复后再生神经纤维的生长情况
电生理学评定	对周围神经病损采用电生理学检查，具有重要的诊断和功能评定价值。常用的方法有直流感应电测定、强度-时间曲线、肌电图检查、神经传导速度测定、体感诱发电位检查等
其他评定	日常生活活动能力的评定，家庭、职业等社会环境的调查，生活满意度的评定等

康复评定

四、主要护理问题

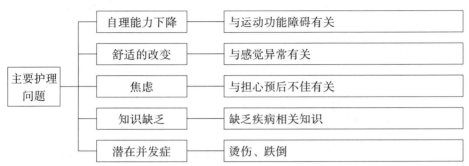

主要护理问题
- 自理能力下降 —— 与运动功能障碍有关
- 舒适的改变 —— 与感觉异常有关
- 焦虑 —— 与担心预后不佳有关
- 知识缺乏 —— 缺乏疾病相关知识
- 潜在并发症 —— 烫伤、跌倒

五、护理目标

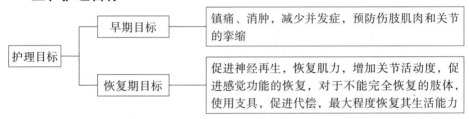

护理目标
- 早期目标 —— 镇痛、消肿，减少并发症，预防伤肢肌肉和关节的挛缩
- 恢复期目标 —— 促进神经再生，恢复肌力，增加关节活动度，促进感觉功能的恢复，对于不能完全恢复的肢体，使用支具，促进代偿，最大程度恢复其生活能力

六、康复护理措施

1. 早期康复护理措施

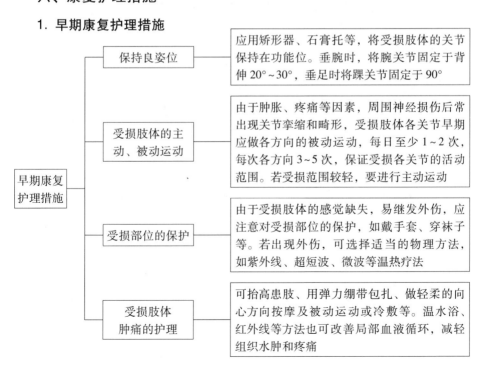

早期康复护理措施
- 保持良姿位 —— 应用矫形器、石膏托等，将受损肢体的关节保持在功能位。垂腕时，将腕关节固定于背伸20°~30°，垂足时将踝关节固定于90°
- 受损肢体的主动、被动运动 —— 由于肿胀、疼痛等因素，周围神经损伤后常出现关节挛缩和畸形，受损肢体各关节早期应做各方向的被动运动，每日至少1~2次，每次各方向3~5次，保证受损各关节的活动范围。若受损范围较轻，要进行主动运动
- 受损部位的保护 —— 由于受损肢体的感觉缺失，易继发外伤，应注意对受损部位的保护，如戴手套、穿袜子等。若出现外伤，可选择适当的物理方法，如紫外线、超短波、微波等温热疗法
- 受损肢体肿痛的护理 —— 可抬高患肢、用弹力绷带包扎、做轻柔的向心方向按摩及被动运动或冷敷等。温水浴、红外线等方法也可改善局部血液循环，减轻组织水肿和疼痛

2. 恢复期康复护理措施

急性期5~10天，炎症水肿消退后，进入恢复期。早期的治疗护理措施仍可选择使用，此期的重点是促进神经再生、保护肌肉的质量、增强肌力、促进感觉功能恢复。

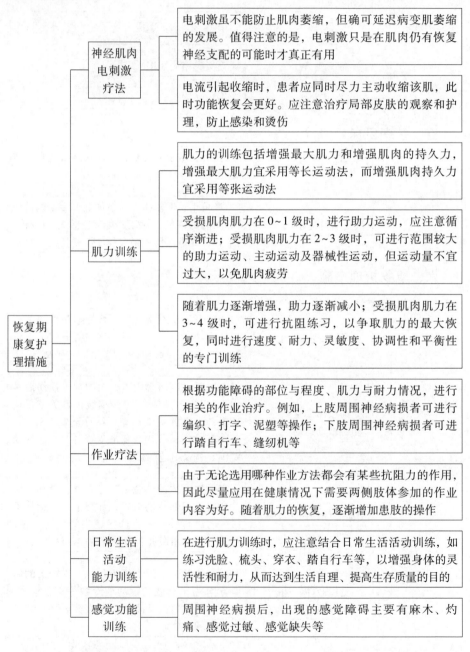

恢复期康复护理措施

神经肌肉电刺激疗法
- 电刺激虽不能防止肌肉萎缩，但确可延迟病变肌萎缩的发展。值得注意的是，电刺激只是在肌肉仍有恢复神经支配的可能时才真正有用
- 电流引起收缩时，患者应同时尽力主动收缩该肌，此时功能恢复会更好。应注意治疗局部皮肤的观察和护理，防止感染和烫伤

肌力训练
- 肌力的训练包括增强最大肌力和增强肌肉的持久力，增强最大肌力宜采用等长运动法，而增强肌肉持久力宜采用等张运动法
- 受损肌肉肌力在0~1级时，进行助力运动，应注意循序渐进；受损肌肉肌力在2~3级时，可进行范围较大的助力运动、主动运动及器械性运动，但运动量不宜过大，以免肌肉疲劳
- 随着肌力逐渐增强，助力逐渐减小；受损肌肉肌力在3~4级时，可进行抗阻练习，以争取肌力的最大恢复，同时进行速度、耐力、灵敏度、协调性和平衡性的专门训练

作业疗法
- 根据功能障碍的部位与程度、肌力与耐力情况，进行相关的作业治疗。例如，上肢周围神经病损者可进行编织、打字、泥塑等操作；下肢周围神经病损者可进行踏自行车、缝纫机等
- 由于无论选用哪种作业方法都会有某些抗阻力的作用，因此尽量应用在健康情况下需要两侧肢体参加的作业内容为好。随着肌力的恢复，逐渐增加患肢的操作

日常生活活动能力训练
- 在进行肌力训练时，应注意结合日常生活活动训练，如练习洗脸、梳头、穿衣、踏自行车等，以增强身体的灵活性和耐力，从而达到生活自理、提高生存质量的目的

感觉功能训练
- 周围神经病损后，出现的感觉障碍主要有麻木、灼痛、感觉过敏、感觉缺失等

七、注意事项

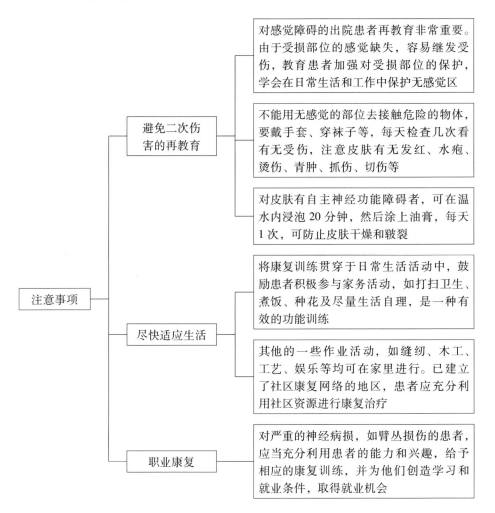

第七章
运动系统疾病的康复护理

第一节　骨折的康复护理

一、概述

1. 定义

骨折是指各种原因导致骨的连续性或完整性中断。骨折后除引起全身创伤反应外，往往伴有肌肉、肌腱、韧带、血管、神经、关节囊、滑囊、皮肤等软组织损伤。损伤后常遗留有功能障碍或肢体残疾，早期的康复护理对减少并发症、促进肢体康复是必不可少的重要方法。

2. 病因

导致骨折的原因有多方面，主要原因有如下几种：

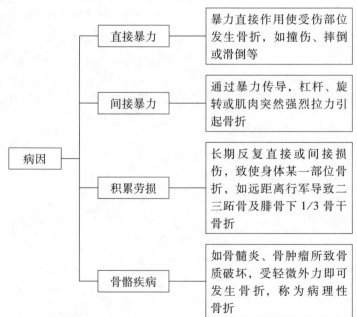

病因	直接暴力	暴力直接作用使受伤部位发生骨折，如撞伤、摔倒或滑倒等
	间接暴力	通过暴力传导，杠杆、旋转或肌肉突然强烈拉力引起骨折
	积累劳损	长期反复直接或间接损伤，致使身体某一部位骨折，如远距离行军导致二三跖骨及腓骨下 1/3 骨干骨折
	骨骼疾病	如骨髓炎、骨肿瘤所致骨质破坏，受轻微外力即可发生骨折，称为病理性骨折

3. 分类

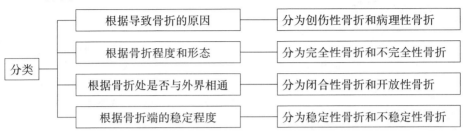

分类
- 根据导致骨折的原因 —— 分为创伤性骨折和病理性骨折
- 根据骨折程度和形态 —— 分为完全性骨折和不完全性骨折
- 根据骨折处是否与外界相通 —— 分为闭合性骨折和开放性骨折
- 根据骨折端的稳定程度 —— 分为稳定性骨折和不稳定性骨折

二、主要功能障碍

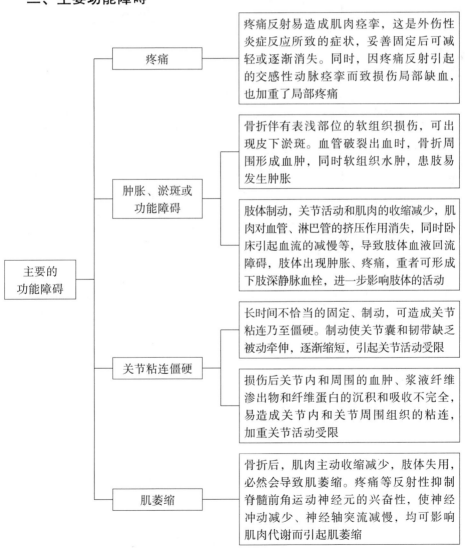

主要的功能障碍

- 疼痛 —— 疼痛反射易造成肌肉痉挛，这是外伤性炎症反应所致的症状，妥善固定后可减轻或逐渐消失。同时，因疼痛反射引起的交感性动脉痉挛而致损伤局部缺血，也加重了局部疼痛

- 肿胀、淤斑或功能障碍
  - 骨折伴有表浅部位的软组织损伤，可出现皮下淤斑。血管破裂出血时，骨折周围形成血肿，同时软组织水肿，患肢易发生肿胀
  - 肢体制动，关节活动和肌肉的收缩减少，肌肉对血管、淋巴管的挤压作用消失，同时卧床引起血流的减慢等，导致肢体血液回流障碍，肢体出现肿胀、疼痛，重者可形成下肢深静脉血栓，进一步影响肢体的活动

- 关节粘连僵硬
  - 长时间不恰当的固定、制动，可造成关节粘连乃至僵硬。制动使关节囊和韧带缺乏被动牵伸，逐渐缩短，引起关节活动受限
  - 损伤后关节内和周围的血肿、浆液纤维渗出物和纤维蛋白的沉积和吸收不完全，易造成关节内和关节周围组织的粘连，加重关节活动受限

- 肌萎缩 —— 骨折后，肌肉主动收缩减少，肢体失用，必然会导致肌萎缩。疼痛等反射性抑制脊髓前角运动神经元的兴奋性，使神经冲动减少、神经轴突流减慢，均可影响肌肉代谢而引起肌萎缩

三、康复评定

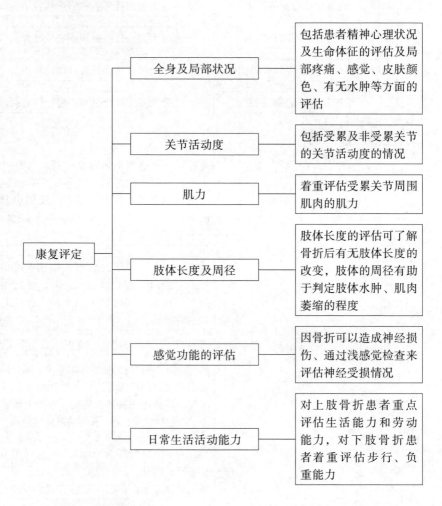

康复评定

- 全身及局部状况 —— 包括患者精神心理状况及生命体征的评估及局部疼痛、感觉、皮肤颜色、有无水肿等方面的评估
- 关节活动度 —— 包括受累及非受累关节的关节活动度的情况
- 肌力 —— 着重评估受累关节周围肌肉的肌力
- 肢体长度及周径 —— 肢体长度的评估可了解骨折后有无肢体长度的改变，肢体的周径有助于判定肢体水肿、肌肉萎缩的程度
- 感觉功能的评估 —— 因骨折可以造成神经损伤、通过浅感觉检查来评估神经受损情况
- 日常生活活动能力 —— 对上肢骨折患者重点评估生活能力和劳动能力，对下肢骨折患者着重评估步行、负重能力

四、主要护理问题

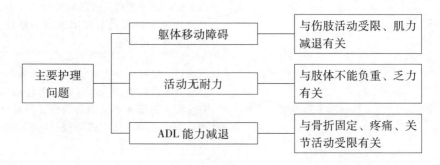

主要护理问题

- 躯体移动障碍 —— 与伤肢活动受限、肌力减退有关
- 活动无耐力 —— 与肢体不能负重、乏力有关
- ADL 能力减退 —— 与骨折固定、疼痛、关节活动受限有关

五、护理目标

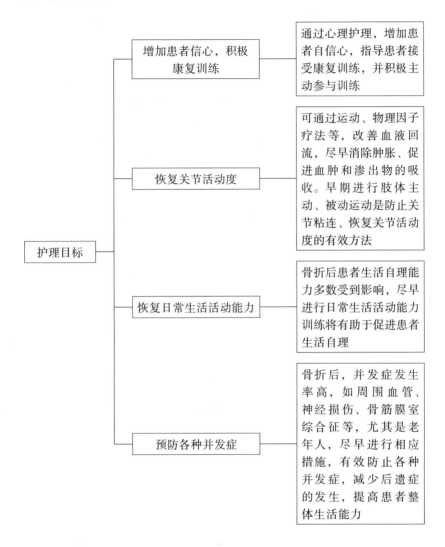

护理目标 —— 增加患者信心，积极康复训练 —— 通过心理护理，增加患者自信心，指导患者接受康复训练，并积极主动参与训练

恢复关节活动度 —— 可通过运动、物理因子疗法等，改善血液回流，尽早消除肿胀、促进血肿和渗出物的吸收。早期进行肢体主动、被动运动是防止关节粘连、恢复关节活动度的有效方法

恢复日常生活活动能力 —— 骨折后患者生活自理能力多数受到影响，尽早进行日常生活活动能力训练将有助于促进患者生活自理

预防各种并发症 —— 骨折后，并发症发生率高，如周围血管、神经损伤、骨筋膜室综合征等，尤其是老年人，尽早进行相应措施，有效防止各种并发症，减少后遗症的发生，提高患者整体生活能力

六、康复护理措施

1. 骨折早期

骨折早期指骨折后 1~3 周，肿胀和疼痛是骨折复位固定后最主要的表现，此时骨折断端不稳定，易移位。因此，早期康复护理的目标是消除肿胀，缓解疼痛及稳定骨折；加强未制动肢体和关节的功能训练，预防肌肉萎缩和关节僵硬，从被动运动、助力运动逐渐到主动运动再到抗阻运动。

骨折早期

抬高患肢 ——— 患肢出现肿胀的急性期，要严格卧床休息，肢体的远端应高于近端，近端应高于心脏平面，以利于肿胀消退，定期测量患肢周径，与健侧肢体比较，注意观察皮肤颜色、温度、感觉和肿胀消退情况

理疗 ——— 电疗及热疗应于受伤或手术后 48 小时，出血停止后开始。经皮电神经刺激（TENS）可用于镇痛；蜡疗可改善局部血液循环，促进渗出液吸收，减少粘连；无热量或微热量短波、超短波，具有消炎镇痛作用，但有金属固定时禁用

患肢肌力练习 ——— 训练患肢肌力的等长收缩。即在关节不动的情况下，肌肉做有节奏地静力收缩和放松。骨折紧急处理后 1~2 天，局部疼痛减轻后可在石膏固定下开始训练。先让患者体验健侧肢体肌肉等长收缩训练，然后训练患侧，每次收缩维持 6 秒，间隔 20 秒，重复训练 10 次为 1 组，每天至少进行 5~10 组，训练强度由小到大，以不引起疲劳为宜

关节活动训练 ——— 健肢应维持主动运动，保持正常的肌肉关节功能。患肢非固定关节的被动及主动训练。原则上骨折部上、下关节不活动，身体其他部位均应进行正常活动。指导患者在卧床期间做一定范围的体操运动，可预防术后并发症的发生

部分负重训练 ——— 只要病情许可要尽早进行负重练习，如下肢骨折后髓内钉固定的患者可在支具保护下进行部分负重训练，如卧床时可在床尾足侧放置坚硬物，让双足支撑其上，可起到下肢部分负重作用；术后早期鼓励患者在有效镇痛前提下，扶拐下地进行部分负重训练，有助于骨折断段早日愈合，减少长期卧床导致的并发症

支具的使用 ——— 可采用夹板、石膏托及弹性支架。当关节挛缩较严重时，可在运动与牵引的间歇期用夹板或石膏托固定患肢，以减少纤维组织的弹性回缩，加强牵引的效果

2. 骨折中期

骨折中期指骨折后 4~8 周。此期患肢肿胀消退，疼痛减轻，骨折端有纤维性连结，并逐渐形成骨痂，骨折部趋于稳定。功能锻炼的主要目的是防止肌肉萎缩，避免关节僵硬。继续增强患肢肌肉等长收缩活动，在他人或健肢的帮助下逐步由骨折部邻近关节的被动活动恢复到主动活动。

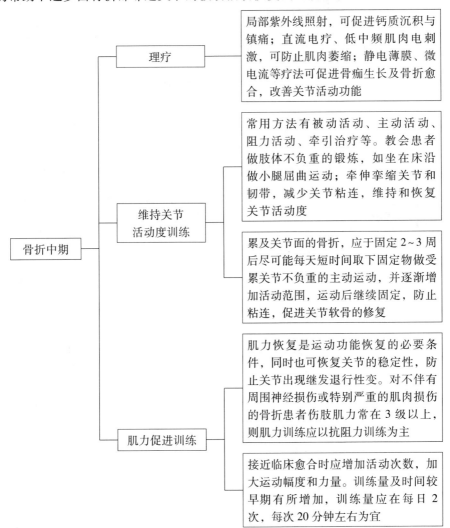

骨折中期

理疗
局部紫外线照射，可促进钙质沉积与镇痛；直流电疗、低中频肌肉电刺激，可防止肌肉萎缩；静电薄膜、微电流等疗法可促进骨痂生长及骨折愈合，改善关节活动功能

维持关节活动度训练
常用方法有被动活动、主动活动、阻力活动、牵引治疗等。教会患者做肢体不负重的锻炼，如坐在床沿做小腿屈曲运动；牵伸挛缩关节和韧带，减少关节粘连，维持和恢复关节活动度

累及关节面的骨折，应于固定 2~3 周后尽可能每天短时间取下固定物做受累关节不负重的主动运动，并逐渐增加活动范围，运动后继续固定，防止粘连，促进关节软骨的修复

肌力促进训练
肌力恢复是运动功能恢复的必要条件，同时也可恢复关节的稳定性，防止关节出现继发退行性变。对不伴有周围神经损伤或特别严重的肌肉损伤的骨折患者伤肢肌力常在 3 级以上，则肌力训练应以抗阻力训练为主

接近临床愈合时应增加活动次数，加大运动幅度和力量。训练量及时间较早期有所增加，训练量应在每日 2 次，每次 20 分钟左右为宜

3. 骨折后期

骨折后期指骨折 8~10 周后。骨性骨痂已经形成，骨骼有了一定的支撑力，患肢去除外固定，可以进一步扩大活动范围和力量。此期训练形式以主动和被动牵伸运动为主，辅以关节牵引。

	主动运动	由患者自己掌握，一般不会增加或减弱骨折端压力，对肢体无损伤。重点维持并扩大受累关节各方向的主动运动，以牵伸挛缩、粘连的组织。每一动作重复多遍，每日练习数次
骨折后期	被动运动与助力运动	多用于刚拆去石膏、肢体僵硬难以进行主动运动的患者。如对损伤部位远端的肢体进行按摩，使受累部位组织放松，改善血液循环，减轻肿胀疼痛
		对组织挛缩、粘连严重者，可采取被动运动和助力运动，动作应注意平稳、柔和，随关节活动范围增加而逐渐减少辅助力量，尽量靠近受累关节，避免骨折线受力；为主动运动和牵引创造良好条件
	关节牵引	对比较僵硬的关节可进行机械性关节牵引，使挛缩组织被动延长，即将受累关节近端适当固定，在其远端按需要的方向（屈、伸、内收、外展、内旋、外旋）用适当重量进行牵引
		使组成关节的骨端能在关节囊和韧带等软组织的弹性范围内发生移动；对于中度及重度关节挛缩者，在运动及牵引的间歇期，配合使用夹板或支具，减少纤维组织回缩，维持治疗效果
		每次牵引训练时间10~15分钟，每日进行2~3次。牵引重量以引起可耐受的酸痛感觉，但无肌肉痉挛为宜。牵引前后可辅以按摩、理疗能够增强治疗效果
	肌力训练	恢复肌力的有效方法是逐步增强肌肉的工作量，引起肌肉的适度疲劳
		当患肢肌力0~1级时，宜采用水疗、按摩、低频脉冲刺激、被动运动或助力运动为主；患肢肌力2~3级时，采用主动运动为主适当辅以助力运动；当肌力4级或以上时，可采用渐进抗阻练习，或用等速练习仪进行训练
	物理治疗	红外线、热敷、蜡疗等能促进血液循环、改善关节活动功能，可作为手法治疗前的辅助治疗。中药内服、外敷、熏洗、牵引、针灸及推拿等方法可在最大程度上恢复机体原有生理功能
	恢复ADL能力训练	当关节活动范围和肌力有所恢复时，应尽早开始各种日常生活活动，如正确的患肢摆放、转移、进食、洗脸、梳头、穿衣、如厕和家务活动的训练，改善运动技能，以促进日常生活活动及工作能力的恢复

七、注意事项

注意事项	减轻或消除患者心理问题	对患者应给予耐心开导，减轻恐惧心理、急于求成的想法，介绍骨折的治疗和康复训练方法、可能的预后等，并给予悉心的照顾。鼓励患者调节好心理状态，使其积极参与康复训练，并正确指导患者进行康复训练
	积极观察病情变化，防止并发症	指导患者观察远端皮肤有无发绀、发凉，有无疼痛和感觉异常等，若有则应尽早就医。指导患者进行日常生活活动的自我护理，尽早生活独立。皮肤的清洁护理非常重要，以避免局部感染的发生，尤其是带有外固定者，还需注意避免外固定引起的压疮
	饮食指导	鼓励患者多食蔬菜和水果，绝大部分骨折患者食欲下降，易便秘，所以需给予易消化的食物；老年人宜给予高钙饮食，骨折后易引起失用性骨质疏松症，必要时补充维生素 D 和钙剂，甚至是接受专业的骨质疏松用药。适量的高蛋白、高热量饮食有助于骨折后骨折愈合和软组织修复
		骨折后患者体内的锌、铁、锰等微量元素的血清浓度均明显降低，动物肝脏、海产品、黄豆、蘑菇等含锌较多；动物肝脏、鸡蛋、豆类、绿叶蔬菜等含铁较多；麦片、芥菜、蛋黄等含锰较多，可指导患者适当补充
	功能锻炼	积极进行功能训练，需按照循序渐进的原则，运动范围由小到大，次数由少到多，时间由短到长，强度由弱到强，锻炼以不感到很疲劳、骨折部位无疼痛为宜
		避免因不恰当的锻炼引起意外的发生。指导患者进行相关的活动度、肌力、坐位、站立位、步行等功能训练，特别要牢记锻炼中的注意事项
		进行功能锻炼者，需每 1～2 周至康复科随访，由专业人员给予功能训练的指导，了解当前的训练状况及功能恢复情况，及时调整训练方案
	定期复查	一般患者术后定期到骨科复查 X 线平片，了解骨折愈合情况。若有石膏外固定者，术后 1 周复诊，确定是否需更换石膏，以调整石膏的松紧度

第二节 肩关节周围炎的康复护理

一、概述

1. 定义

肩关节周围炎简称肩周炎，又称凝肩、冻结肩、五十肩、漏风肩，是指肩关节周围肌肉、韧带、肌腱、滑囊、关节囊等软组织损伤、退变而引起的一种慢性无菌性炎症。

2. 病因

肩关节在日常生活中活动比较频繁，周围软组织经常受到磨擦挤压，并且随着年龄的增长而易发生退行性改变。多见于 50 岁左右的中老年人，女性发病率高于男性，比例约为 3∶1。

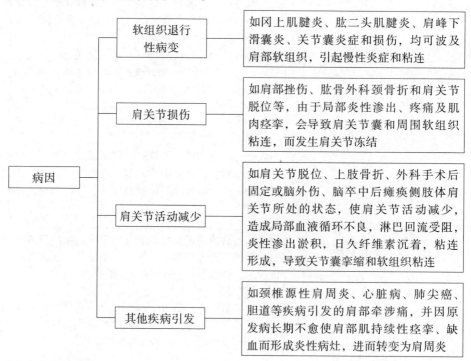

	软组织退行性病变	如冈上肌腱炎、肱二头肌腱炎、肩峰下滑囊炎、关节囊炎症和损伤，均可波及肩部软组织，引起慢性炎症和粘连
病因	肩关节损伤	如肩部挫伤、肱骨外科颈骨折和肩关节脱位等，由于局部炎性渗出、疼痛及肌肉痉挛，会导致肩关节囊和周围软组织粘连，而发生肩关节冻结
	肩关节活动减少	如肩关节脱位、上肢骨折、外科手术后固定或脑外伤、脑卒中后瘫痪侧肢体肩关节所处的状态，使肩关节活动减少，造成局部血液循环不良，淋巴回流受阻，炎性渗出淤积，日久纤维素沉着，粘连形成，导致关节囊挛缩和软组织粘连
	其他疾病引发	如颈椎源性肩周炎、心脏病、肺尖癌、胆道等疾病引发的肩部牵涉痛，并因原发病长期不愈使肩部肌持续性痉挛、缺血而形成炎性病灶，进而转变为肩周炎

3. 病理过程

肩周炎的病理过程可分为疼痛期、僵硬期和恢复期或分为凝结期、冻结期和解冻期。

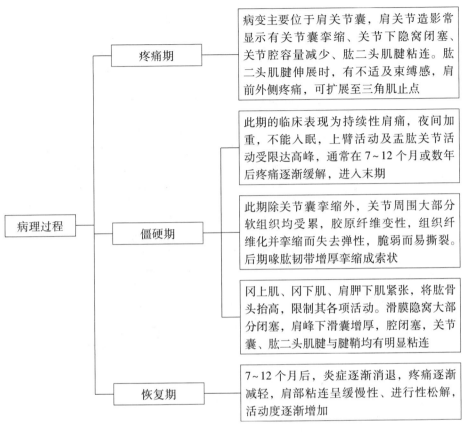

病理过程

疼痛期 —— 病变主要位于肩关节囊，肩关节造影常显示有关节囊挛缩、关节下隐窝闭塞、关节腔容量减少、肱二头肌腱粘连。肱二头肌腱伸展时，有不适及束缚感，肩前外侧疼痛，可扩展至三角肌止点

僵硬期 ——
此期的临床表现为持续性肩痛，夜间加重，不能入眠，上臂活动及盂肱关节活动受限达高峰，通常在 7~12 个月或数年后疼痛逐渐缓解，进入末期

此期除关节囊挛缩外，关节周围大部分软组织均受累，胶原纤维变性，组织纤维化并挛缩而失去弹性，脆弱而易撕裂。后期喙肱韧带增厚挛缩成索状

冈上肌、冈下肌、肩胛下肌紧张，将肱骨头抬高，限制其各项活动。滑膜隐窝大部分闭塞，肩峰下滑囊增厚，腔闭塞，关节囊、肱二头肌腱与腱鞘均有明显粘连

恢复期 —— 7~12 个月后，炎症逐渐消退，疼痛逐渐减轻，肩部粘连呈缓慢性、进行性松解，活动度逐渐增加

二、主要功能障碍

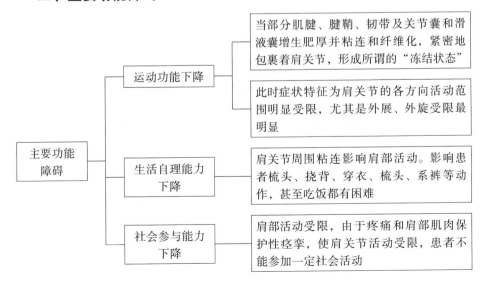

主要功能障碍

运动功能下降 ——
当部分肌腱、腱鞘、韧带及关节囊和滑液囊增生肥厚并粘连和纤维化，紧密地包裹着肩关节，形成所谓的"冻结状态"

此时症状特征为肩关节的各方向活动范围明显受限，尤其是外展、外旋受限最明显

生活自理能力下降 —— 肩关节周围粘连影响肩部活动。影响患者梳头、挠背、穿衣、梳头、系裤等动作，甚至吃饭都有困难

社会参与能力下降 —— 肩部活动受限，由于疼痛和肩部肌肉保护性痉挛，使肩关节活动受限，患者不能参加一定社会活动

三、康复评定

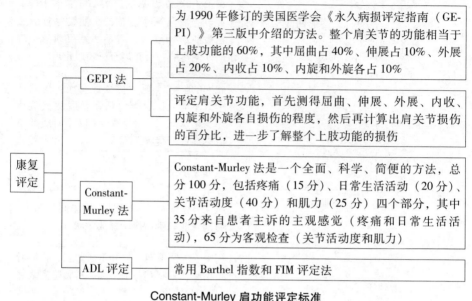

康复评定	GEPI 法	为1990年修订的美国医学会《永久病损评定指南（GE-PI）》第三版中介绍的方法。整个肩关节的功能相当于上肢功能的60%，其中屈曲占40%、伸展占10%、外展占20%、内收占10%、内旋和外旋各占10%
		评定肩关节功能，首先测得屈曲、伸展、外展、内收、内旋和外旋各自损伤的程度，然后再计算出肩关节损伤的百分比，进一步了解整个上肢功能的损伤
	Constant-Murley 法	Constant-Murley 法是一个全面、科学、简便的方法，总分100分，包括疼痛（15分）、日常生活活动（20分）、关节活动度（40分）和肌力（25分）四个部分，其中35分来自患者主诉的主观感觉（疼痛和日常生活活动），65分为客观检查（关节活动度和肌力）
	ADL 评定	常用 Barthel 指数和 FIM 评定法

Constant-Murley 肩功能评定标准

项目	评分
疼痛 （最高15分）	无疼痛15分；轻度疼痛10分；中度疼痛5分；严重疼痛0分
ADL （最高20分）	日常生活活动的水平：全日工作4分；正常的娱乐和体育活动3分；不影响睡眠2分 手的位置：上抬到腰部2分；上抬到剑突4分；上举到颈部6分；上举到头部8分；举过头顶部10分
ROM （最高40分）	前屈、后伸、外展、内收4种活动分别按下列标准评分：（每种活动最高10分，4项最高40分） 0°~30°为0分；31°~60°为2分；61°~90°为4分；91°~120°为6分；121°~150°为8分；151°~180°为10分 外旋（最高10分）：手放在头后、肘部保持向前为2分；手放在头后、肘部保持向后为2分；手放在头顶、肘部保持向前为2分；手放在头顶、肘部保持向后为2分；手放在头顶、再充分向上伸直上肢为2分 内旋（最高10分）：手背可达大腿外侧为0分；手背可达臀部为2分；手背可达腰骶部为4分；手背可达腰部（L_3水平）为6分；手背可达 T_{12} 椎体水平为8分；手背可达肩胛下角水平（T_7水平）10分
肌力 （最高25分）	0级为0分；I级为5分；II级为10分；III级为15分；IV级为20分；V级为25分

四、主要护理问题

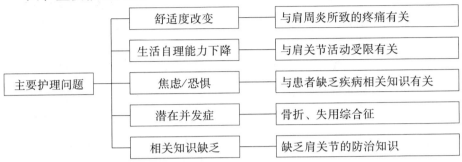

主要护理问题
- 舒适度改变 —— 与肩周炎所致的疼痛有关
- 生活自理能力下降 —— 与肩关节活动受限有关
- 焦虑/恐惧 —— 与患者缺乏疾病相关知识有关
- 潜在并发症 —— 骨折、失用综合征
- 相关知识缺乏 —— 缺乏肩关节的防治知识

五、护理目标

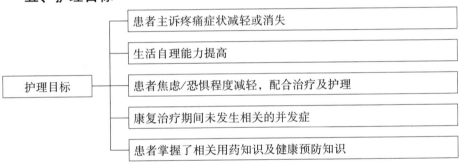

护理目标
- 患者主诉疼痛症状减轻或消失
- 生活自理能力提高
- 患者焦虑/恐惧程度减轻，配合治疗及护理
- 康复治疗期间未发生相关的并发症
- 患者掌握了相关用药知识及健康预防知识

六、康复护理措施

1. 急性期护理

此期以消炎镇痛、缓解肌肉痉挛、改善局部血液循环为主。可采用药物治疗、物理因子疗法、局部封闭疗法等。

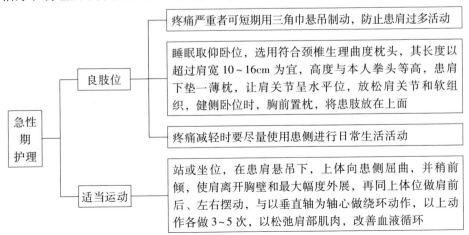

急性期护理
- 良肢位
  - 疼痛严重者可短期用三角巾悬吊制动，防止患肩过多活动
  - 睡眠取仰卧位，选用符合颈椎生理曲度枕头，其长度以超过肩宽 10～16cm 为宜，高度与本人拳头等高，患肩下垫一薄枕，让肩关节呈水平位，放松肩关节和软组织，健侧卧位时，胸前置枕，将患肢放在上面
  - 疼痛减轻时要尽量使用患侧进行日常生活活动
- 适当运动
  - 站或坐位，在患肩悬吊下，上体向患侧屈曲，并稍前倾，使肩离开胸壁和最大幅度外展，再同上体位做肩前后、左右摆动，与以垂直轴为轴心做绕环动作，以上动作各做 3～5 次，以松弛肩部肌肉，改善血液循环

2. 粘连期护理

此期以防治肌肉萎缩、肌力减退、松解关节粘连、促进关节功能为主。可继续采取药物治疗、物理疗法、按摩、手法治疗（关节松动术）等，重在功能锻炼。

运动疗法：以肩关节活动度练习为主，辅以肌力练习，同时配合被动运动及中西医结合的按摩手法治疗。

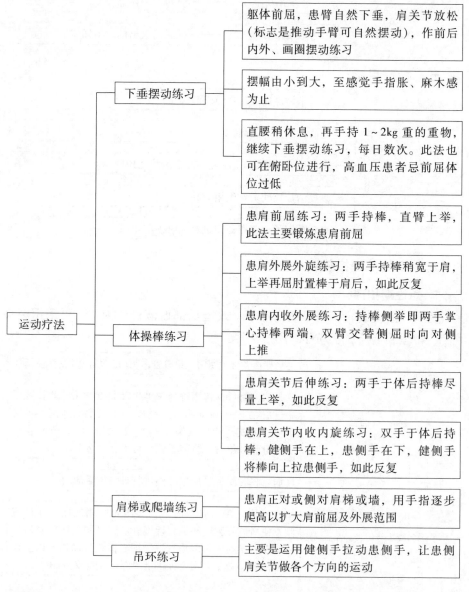

躯体前屈，患臂自然下垂，肩关节放松（标志是推动手臂可自然摆动），作前后内外、画圈摆动练习

摆幅由小到大，至感觉手指胀、麻木感为止

直腰稍休息，再手持 1~2kg 重的重物，继续下垂摆动练习，每日数次。此法也可在俯卧位进行，高血压患者忌前屈体位过低

患肩前屈练习：两手持棒，直臂上举，此法主要锻炼患肩前屈

患肩外展外旋练习：两手持棒稍宽于肩，上举再屈肘置棒于肩后，如此反复

患肩内收外展练习：持棒侧举即两手掌心持棒两端，双臂交替侧屈时向对侧上推

患肩关节后伸练习：两手于体后持棒尽量上举，如此反复

患肩关节内收内旋练习：双手于体后持棒，健侧手在上，患侧手在下，健侧手将棒向上拉患侧手，如此反复

患肩正对或侧对肩梯或墙，用手指逐步爬高以扩大肩前屈及外展范围

主要是运用健侧手拉动患侧手，让患侧肩关节做各个方向的运动

下垂摆动练习

体操棒练习

肩梯或爬墙练习

吊环练习

运动疗法

以上几项运动只在无疼痛或疼痛较轻时练习，以防引起肌肉痉挛及剧烈疼痛。在后期亦可采用哑铃、拉力器等锻炼肌力。按摩与手法治疗理疗、针灸、局部封闭疗法等，对长期不愈的冻结肩可行手术治疗。

3. 缓解期护理

此期以继续恢复关节功能为主，继续进行上述康复治疗护理，以达到肩关节活动范围和肌力基本正常，不断提高 ADL 能力。

七、注意事项

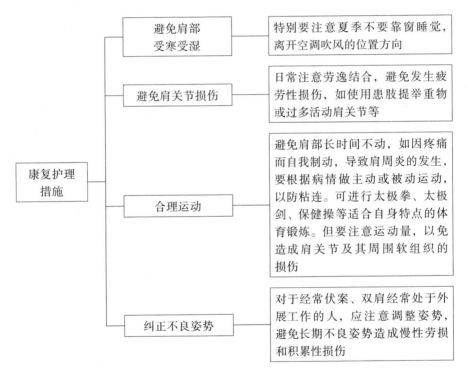

第三节　颈椎病的康复护理

一、概述

1. 定义

颈椎病是颈椎椎间盘组织退行性改变及其继发病理改变累及周围组织结构（神经根、脊髓、椎动脉、交感神经等），并出现相应的临床表现。颈椎病是临床常见病、多发病，以中老年人群居多，发病率为 10%~20%。近年来，其发病有年轻化趋势，青少年颈椎病患者逐年增多。从事伏案工作者发病率较高，性别无差异。

2. 病因

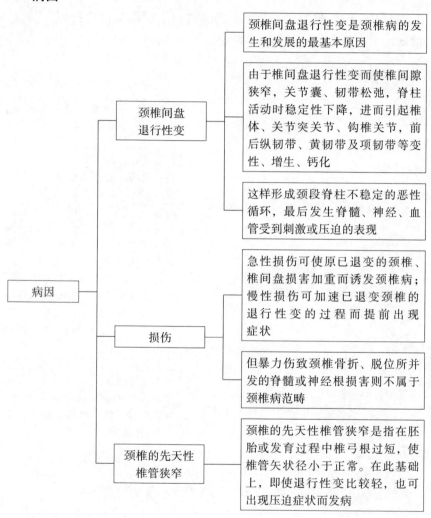

病因	颈椎间盘退行性变	颈椎间盘退行性变是颈椎病的发生和发展的最基本原因
		由于椎间盘退行性变而使椎间隙狭窄，关节囊、韧带松弛，脊柱活动时稳定性下降，进而引起椎体、关节突关节、钩椎关节，前后纵韧带、黄韧带及项韧带等变性、增生、钙化
		这样形成颈段脊柱不稳定的恶性循环，最后发生脊髓、神经、血管受到刺激或压迫的表现
	损伤	急性损伤可使原已退变的颈椎、椎间盘损害加重而诱发颈椎病；慢性损伤可加速已退变颈椎的退行性变的过程而提前出现症状
		但暴力伤致颈椎骨折、脱位所并发的脊髓或神经根损害则不属于颈椎病范畴
	颈椎的先天性椎管狭窄	颈椎的先天性椎管狭窄是指在胚胎或发育过程中椎弓根过短，使椎管矢状径小于正常。在此基础上，即使退行性变比较轻，也可出现压迫症状而发病

3. 分型

颈椎病的临床表现多样化，故其分型方法也不尽相同。从本病的定义看，颈椎病是脊髓、神经、血管受到刺激或压迫而表现的一系列症状、体征，故选用以下 4 种分型：神经根型颈椎病、脊髓型颈椎病、交感型颈椎病以及椎动脉型颈椎病。颈椎病除上述 4 种类型外，尚可同时有两种或多种类型的症状同时出现，有学者将此称为复合型颈椎病。

神经根型颈椎病是由于颈椎间盘侧后方突出、钩椎关节或关节突关节增生、肥大、刺激或压迫神经根所致

在颈椎病中，此型发病率最高（50%～60%），主要表现为颈部活动受限，颈部、肩部疼痛，患者上颈椎病变，颈椎疼痛向枕部放射，枕部感觉障碍或皮肤麻木；下颈椎病变，颈肩部疼痛可向前臂放射，手指呈神经根性分布的麻木和疼痛，并可伴有头痛、头晕、视物模糊、耳鸣等表现

检查可见颈部活动受限，棘突、棘突旁或沿肩胛骨内缘有压痛点。常有外伤、长时间从事伏案工作和睡眠姿势不当的病史

脊髓型颈椎病是由颈椎间盘的突出物刺激或压迫交感神经纤维，反射性地引起脊髓血管痉挛、缺血而产生脊髓损害的症状，占颈椎病的10%～15%

患者表现为颈肩痛伴有四肢麻木、肌力减弱或步态异常；严重者发展至四肢瘫痪、尿潴留、卧床不起

检查可见颈部活动受限不明显，肢体远端常有不规则的感觉障碍、腱反射亢进、肌张力增高和病理反射

交感型颈椎病本型的发病机制尚不太清楚。多数有轻微的颈肩痛等交感神经的刺激症状，表现为头晕、头痛、头沉重感、偏头痛、视物模糊、耳鸣、耳聋、心律失常；肢体或面部区域性麻木，以及出汗异常等

椎动脉型颈椎病是椎间关节退变压迫并刺激椎动脉，引起椎基底动脉供血不足的临床症状

患者典型症状为转头时突发眩晕、恶心、呕吐、四肢无力、共济失调甚至倾倒，但意识清醒；卧床休息数小时，多至数日症状可消失

症状严重者或病程长久者，可出现脑供血不足、进食呛咳、咽部异物感、说话吐字不清以及一过性耳聋、失明等症状，有时很难与交感颈椎病区别

分型

神经根型颈椎病

脊髓型颈椎病

交感型颈椎病

椎动脉型颈椎病

二、主要功能障碍

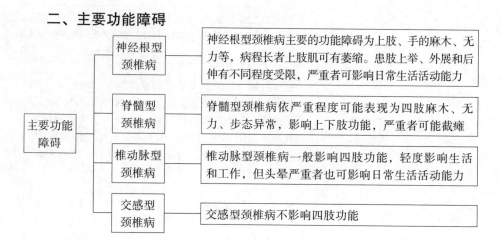

三、康复评定

颈椎病的护理评估可以从疼痛程度、颈椎活动范围受限情况以及对日常生活活动的影响进行单项评定，也可根据颈椎病分型，采用不同的评定方法。

1. 量表评价法

可采用日本学者和日本骨科学会的评价量表，对神经根型颈椎病、脊髓型颈椎病进行评定，评价方法较为全面且实用。国内常应用的是颈椎病脊髓功能40分评分法，主要从患者生活自理能力以及疾病痛苦程度等 5 个方面进行评估。

神经根型颈椎病评价表

症状与主诉	颈、肩部的疼痛与不适	没有	3
		时有	2
		常有或有时严重	1
		常很严重	0
	上肢疼痛或麻木	没有	3
		时有	2
		常有或有时严重	1
		常很严重	0
	手指疼痛与麻木	没有	3
		时有	2
		常有或有时严重	1
		常很严重	0

体征	椎间孔挤压试验	阴性	3
		颈肩痛（+）、颈椎活动受限（−）	2
		颈肩手痛（+）、颈椎活动受限（−）或颈肩手痛（+）、颈椎活动受限（+）	1
		颈肩手痛（+）、颈椎活动受限（+）	0
	感觉	正常	2
		轻度异常	1
		明显异常	0
	肌力	正常	2
		轻度异常	1
		明显异常	0
	腱反射	正常	1
		减弱或消失	0
工作能力和手功能	工作和生活能力	正常	3
		不能持续	2
		轻度障碍	1
		不能完成	0
	手功能	正常	0
		仅有无力、不适，而无功能障碍	−1
		有功能障碍	−2

评价说明：正常值为 20 分

脊髓型颈椎病评价表

项目	状 态	评分
上肢功能（4分）	不能写字	0
	字迹不能识别	1
	只能写大写字母	2
	笔迹变形	3
	正常	4

续 表

项目	状 态	评分
下肢功能 （4分）	不能行走	0
	即便平地行走也需要支持物	1
	平地行走可不用支持物，上下楼梯需要	2
	平地或上下楼梯行走不需用支撑物，但下肢不灵活	3
	基本正常	4
感觉 （6分，包括上肢2分、 下肢2分、躯干2分）	有明显感觉障碍或疼痛	0
	轻度感觉障碍或麻木	1
	基本正常	2
膀胱功能 （3分）	尿潴留	0
	严重排尿困难（排尿费力及失禁）	1
	轻度排尿障碍（尿频、尿踌躇）	2
	正常	3

评价说明：17分为正常值，分数越低表示功能越差，以此可评价手术前后的功能变化；术后改善率＝（术后总分−术前总分）/（17分−术前总分）×100%

颈椎病脊髓功能评分法

项目	功能状态	评分
上肢功能（16分）	无使用功能	0
左右侧分别评分 （每侧8分）	勉强握食物进食，不能系扣，写字	2
	能持勺进餐，勉强系扣，写字扭曲	4
	能持筷进餐，能系扣但不灵活	6
	基本正常	8
下肢功能 （12分），左右不分	不能端坐，站立	0
	能端坐，但不能站立	2
	能站立，但不能行走	4
	拄双拐或需人费力搀扶勉强行走	6
	拄单拐或扶梯勉强行走	8
	能独立行走，跛行步态	10
	基本正常	12

续　表

项目	功能状态	评分
括约肌功能 （6分）	尿滞留或大小便失禁	0
	大小便困难或其他障碍	3
	基本正常	6
束带感觉 （躯干2分）	有束带感	0
	基本正常	2

2. 特征性检查

特征性检查颈椎病常需进行一些特殊的检查。影像学与其他检查也可显示颈椎生理曲线变直或畸形、椎间隙狭窄、骨质增生、椎间孔变小、韧带钙化等改变。

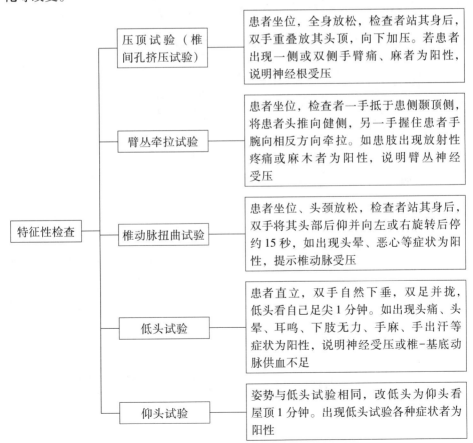

四、主要护理问题

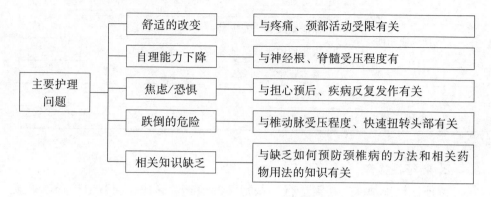

主要护理问题
- 舒适的改变 —— 与疼痛、颈部活动受限有关
- 自理能力下降 —— 与神经根、脊髓受压程度有
- 焦虑/恐惧 —— 与担心预后、疾病反复发作有关
- 跌倒的危险 —— 与椎动脉受压程度、快速扭转头部有关
- 相关知识缺乏 —— 与缺乏如何预防颈椎病的方法和相关药物用法的知识有关

五、护理目标

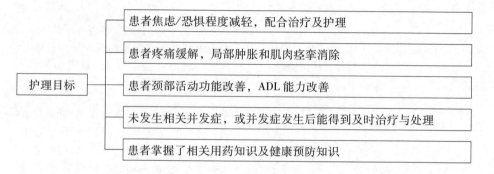

护理目标
- 患者焦虑/恐惧程度减轻，配合治疗及护理
- 患者疼痛缓解，局部肿胀和肌肉痉挛消除
- 患者颈部活动功能改善，ADL 能力改善
- 未发生相关并发症，或并发症发生后能得到及时治疗与处理
- 患者掌握了相关用药知识及健康预防知识

六、康复护理措施

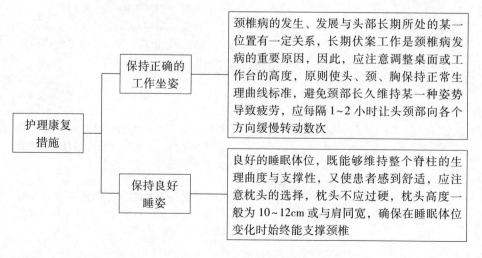

护理康复措施
- 保持正确的工作坐姿 —— 颈椎病的发生、发展与头部长期所处的某一位置有一定关系，长期伏案工作是颈椎病发病的重要原因，因此，应注意调整桌面或工作台的高度，原则使头、颈、胸保持正常生理曲线标准，避免颈部长久维持某一种姿势导致疲劳，应每隔 1~2 小时让头颈部向各个方向缓慢转动数次
- 保持良好睡姿 —— 良好的睡眠体位，既能够维持整个脊柱的生理曲度与支撑性，又使患者感到舒适，应注意枕头的选择，枕头不应过硬，枕头高度一般为 10~12cm 或与肩同宽，确保在睡眠体位变化时始终能支撑颈椎

续流程

```
                    ┌─────────────┐     ┌────────────────────────────────────┐
                    │ 颈椎牵引的  │     │ 颈椎牵引是治疗颈椎病常用方法之一，应用 │
                    │   护理      │─────│ 广泛、简便易行。对颈型、神经根型颈椎病 │
                    └─────────────┘     │ 疗效最好，常采用颌枕吊带牵引法。在牵引 │
                                        │ 时应为患者选取好体位，牵引过程中观察患 │
                                        │ 者身体反应，注意有无头晕、恶心等不适情 │
                                        │ 况，如有不适及时停止牵引                │
                                        └────────────────────────────────────┘

                    ┌─────────────┐     ┌────────────────────────────────────┐
                    │ 配合理疗的  │     │ 各种疗法应用较多，常用的方法有高频电疗、 │
                    │   护理      │─────│ 中频电疗、经皮神经电刺激等，在治疗前做 │
                    └─────────────┘     │ 好患者的准备，治疗过程中要注意观察患者 │
                                        │ 的皮肤情况、治疗效果和其他不良反应      │
                                        └────────────────────────────────────┘

                    ┌─────────────┐     ┌────────────────────────────────────┐
                    │   医疗体操  │     │ 对各型颈椎病症状缓解期或术后均可应用，  │
                    └─────────────┘─────│ 是提高和巩固疗效的重要手段。锻炼内容包 │
                                        │ 括保持和恢复颈部和肩部活动范围的练习；  │
                                        │ 加强颈部和肩胛带肌肉力量的练习。可采用 │
                                        │ 医疗体操的方式，如颈椎操                │
                                        └────────────────────────────────────┘
```

护理康复措施

七、注意事项

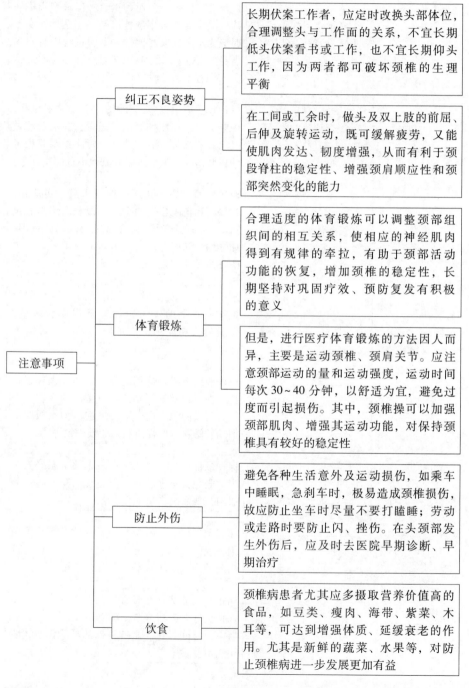

注意事项

纠正不良姿势
- 长期伏案工作者，应定时改换头部体位，合理调整头与工作面的关系，不宜长期低头伏案看书或工作，也不宜长期仰头工作，因为两者都可破坏颈椎的生理平衡
- 在工间或工余时，做头及双上肢的前屈、后伸及旋转运动，既可缓解疲劳，又能使肌肉发达、韧度增强，从而有利于颈段脊柱的稳定性、增强颈肩顺应性和颈部突然变化的能力

体育锻炼
- 合理适度的体育锻炼可以调整颈部组织间的相互关系，使相应的神经肌肉得到有规律的牵拉，有助于颈部活动功能的恢复，增加颈椎的稳定性，长期坚持对巩固疗效、预防复发有积极的意义
- 但是，进行医疗体育锻炼的方法因人而异，主要是运动颈椎、颈肩关节。应注意颈部运动的量和运动强度，运动时间每次30~40分钟，以舒适为宜，避免过度而引起损伤。其中，颈椎操可以加强颈部肌肉、增强其运动功能，对保持颈椎具有较好的稳定性

防止外伤
- 避免各种生活意外及运动损伤，如乘车中睡眠，急刹车时，极易造成颈椎损伤，故应防止坐车时尽量不要打瞌睡；劳动或走路时要防止闪、挫伤。在头颈部发生外伤后，应及时去医院早期诊断、早期治疗

饮食
- 颈椎病患者尤其应多摄取营养价值高的食品，如豆类、瘦肉、海带、紫菜、木耳等，可达到增强体质、延缓衰老的作用。尤其是新鲜的蔬菜、水果等，对防止颈椎病进一步发展更加有益

第四节　腰椎间盘突出症的康复护理

一、概述

1. 定义

腰椎间盘突出症（LDH）是常见的腰椎疾病，是由于腰椎间盘的退变、在外力作用下纤维环部分或全部破裂、髓核突出，刺激压迫相应水平的一侧或双侧神经、血管或脊髓等组织，引起的一系列症状和体征。

腰椎间盘突出症是目前患病率最多的脊椎病之一。好发于20~50岁的青壮年，以劳动强度较大的行业多见，男女比例约为3∶1。临床上以腰4~5、腰5至骶1两节段发病率最高，可达90%以上。

2. 病因

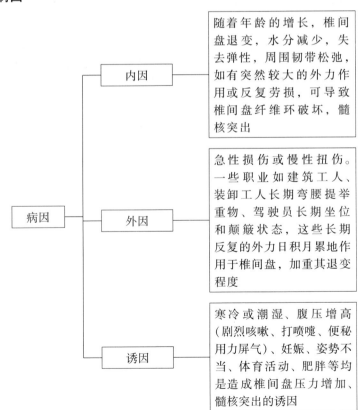

3. 分类

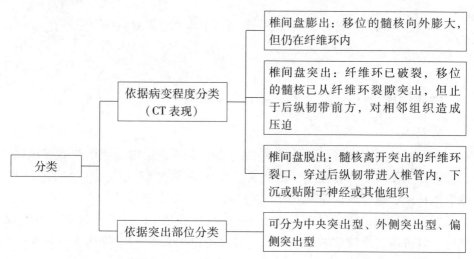

分类

├─ 依据病变程度分类（CT 表现）
│   ├─ 椎间盘膨出：移位的髓核向外膨大，但仍在纤维环内
│   ├─ 椎间盘突出：纤维环已破裂，移位的髓核已从纤维环裂隙突出，但止于后纵韧带前方，对相邻组织造成压迫
│   └─ 椎间盘脱出：髓核离开突出的纤维环裂口，穿过后纵韧带进入椎管内，下沉或贴附于神经或其他组织
└─ 依据突出部位分类：可分为中央突出型、外侧突出型、偏侧突出型

二、主要功能障碍

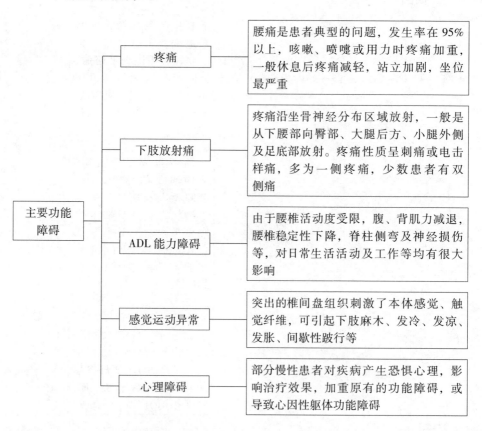

主要功能障碍

├─ 疼痛：腰痛是患者典型的问题，发生率在 95% 以上，咳嗽、喷嚏或用力时疼痛加重，一般休息后疼痛减轻，站立加剧，坐位最严重
├─ 下肢放射痛：疼痛沿坐骨神经分布区域放射，一般是从下腰部向臀部、大腿后方、小腿外侧及足底部放射。疼痛性质呈刺痛或电击样痛，多为一侧疼痛，少数患者有双侧痛
├─ ADL 能力障碍：由于腰椎活动度受限，腹、背肌力减退，腰椎稳定性下降，脊柱侧弯及神经损伤等，对日常生活活动及工作等均有很大影响
├─ 感觉运动异常：突出的椎间盘组织刺激了本体感觉、触觉纤维，可引起下肢麻木、发冷、发凉、发胀、间歇性跛行等
└─ 心理障碍：部分慢性患者对疾病产生恐惧心理，影响治疗效果，加重原有的功能障碍，或导致心因性躯体功能障碍

三、康复评定

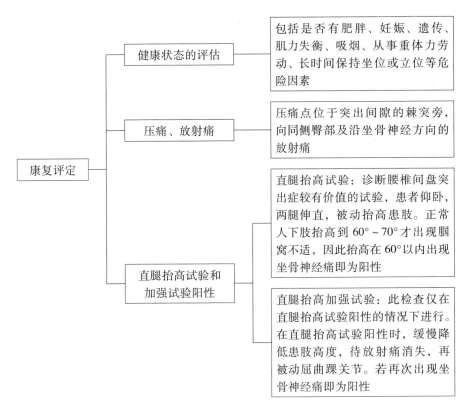

康复评定
- 健康状态的评估 —— 包括是否有肥胖、妊娠、遗传、肌力失衡、吸烟、从事重体力劳动、长时间保持坐位或立位等危险因素
- 压痛、放射痛 —— 压痛点位于突出间隙的棘突旁，向同侧臀部及沿坐骨神经方向的放射痛
- 直腿抬高试验和加强试验阳性
  - 直腿抬高试验：诊断腰椎间盘突出症较有价值的试验，患者仰卧，两腿伸直，被动抬高患肢。正常人下肢抬高到 60°～70° 才出现腘窝不适，因此抬高在 60° 以内出现坐骨神经痛即为阳性
  - 直腿抬高加强试验：此检查仅在直腿抬高试验阳性的情况下进行。在直腿抬高试验阳性时，缓慢降低患肢高度，待放射痛消失，再被动屈曲踝关节。若再次出现坐骨神经痛即为阳性

四、主要护理问题

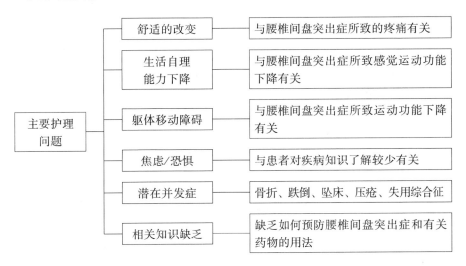

主要护理问题
- 舒适的改变 —— 与腰椎间盘突出症所致的疼痛有关
- 生活自理能力下降 —— 与腰椎间盘突出症所致感觉运动功能下降有关
- 躯体移动障碍 —— 与腰椎间盘突出症所致运动功能下降有关
- 焦虑/恐惧 —— 与患者对疾病知识了解较少有关
- 潜在并发症 —— 骨折、跌倒、坠床、压疮、失用综合征
- 相关知识缺乏 —— 缺乏如何预防腰椎间盘突出症和有关药物的用法

五、护理目标

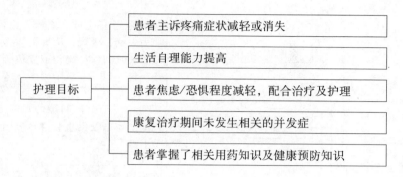

护理目标
- 患者主诉疼痛症状减轻或消失
- 生活自理能力提高
- 患者焦虑/恐惧程度减轻，配合治疗及护理
- 康复治疗期间未发生相关的并发症
- 患者掌握了相关用药知识及健康预防知识

六、康复护理措施

1. 急性期的护理

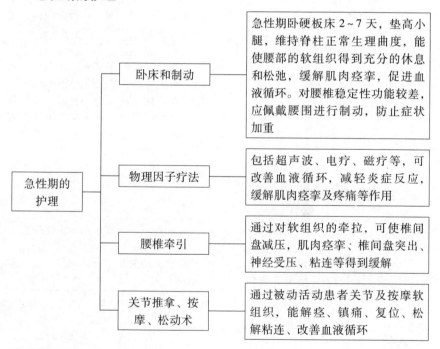

急性期的护理

卧床和制动	急性期卧硬板床 2~7 天，垫高小腿，维持脊柱正常生理曲度，能使腰部的软组织得到充分的休息和松弛，缓解肌肉痉挛，促进血液循环。对腰椎稳定性功能较差，应佩戴腰围进行制动，防止症状加重
物理因子疗法	包括超声波、电疗、磁疗等，可改善血液循环，减轻炎症反应，缓解肌肉痉挛及疼痛等作用
腰椎牵引	通过对软组织的牵拉，可使椎间盘减压，肌肉痉挛；椎间盘突出、神经受压、粘连等得到缓解
关节推拿、按摩、松动术	通过被动活动患者关节及按摩软组织，能解痉、镇痛、复位、松解粘连、改善血液循环

2. 恢复期护理

当患者症状有所缓解时，应及时加强腰背部柔韧性及稳定性的训练，以保持疗效，防止复发。腰椎柔韧性训练包括腰部关节活动度训练、腰背部和下肢软组织牵拉。腰背部稳定性训练包括腹肌、腰背肌训练，其对维持脊柱稳定性起重要作用。

腹横肌锻炼 —— 自然呼吸，保持骨盆不动，内收下腹部，每日数次，每次 10～20 分钟

恢复期护理

腰背肌训练

按摩：①起势：坐位或立位均可，两手掌对搓发热后，紧按腰部。②动作：双手掌用力向下推摩到骶尾部，然后再向上推回背部，重复 12～24 次

摆腰：起势：两腿开立比肩稍宽，双手叉腰，拇指在前。动作：腰部自左-前-右-后做回旋动作，重复 12～24 次；腰部自右-前-左-后做回旋动作，重复 12～24 次，运动时两腿始终伸直，膝关节稍屈，上肢伸直，双手轻拖腰部，回旋的圆圈可以逐渐增大

转腰：起势，两腿开立比肩稍宽，两臂下垂。动作：向右转体，左手成立掌向正前方推出，右手变拳抽回至腰际抱肘，眼看右后方；向左转体，右手变立掌向正前方推出，左掌变拳抽回至腰际抱肘，眼看左后方，重复 12～24 次

挺腰：起势，患者俯卧，头偏向一侧。动作：两腿交替向后过伸动作；两腿同时作过伸动作；两腿不动上身躯体向后背伸；上身与两腿同时背伸；还原，每个动作重复 12～24 次

拱腰：起势，患者仰卧以双手叉腰作支撑点，两腿屈曲成 90°。动作：两脚支持下半身成半拱桥状，挺起躯干。当挺起躯干架桥时，膝部稍向两边分开，重复 12～24 次

七、注意事项

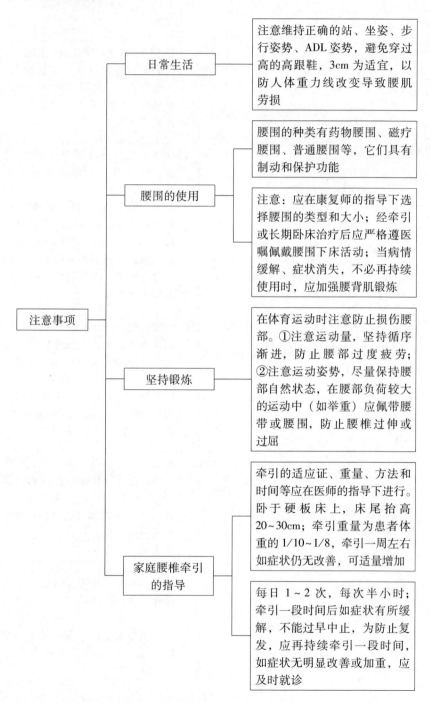

注意事项

日常生活 —— 注意维持正确的站、坐姿、步行姿势、ADL姿势，避免穿过高的高跟鞋，3cm为适宜，以防人体重力线改变导致腰肌劳损

腰围的使用 —— 腰围的种类有药物腰围、磁疗腰围、普通腰围等，它们具有制动和保护功能

注意：应在康复师的指导下选择腰围的类型和大小；经牵引或长期卧床治疗后应严格遵医嘱佩戴腰围下床活动；当病情缓解、症状消失，不必再持续使用时，应加强腰背肌锻炼

坚持锻炼 —— 在体育运动时注意防止损伤腰部。①注意运动量，坚持循序渐进，防止腰部过度疲劳；②注意运动姿势，尽量保持腰部自然状态，在腰部负荷较大的运动中（如举重）应佩带腰带或腰围，防止腰椎过伸或过屈

家庭腰椎牵引的指导 —— 牵引的适应证、重量、方法和时间等应在医师的指导下进行。卧于硬板床上，床尾抬高20~30cm；牵引重量为患者体重的1/10~1/8，牵引一周左右如症状仍无改善，可适量增加

每日1~2次，每次半小时；牵引一段时间后如症状有所缓解，不能过早中止，为防止复发，应再持续牵引一段时间，如症状无明显改善或加重，应及时就诊

第五节　关节炎的康复护理

一、概述

1. 定义

关节炎是泛指累及关节的各种炎症性疾病的统称，也是风湿性疾病中最常见的一类疾病，其种类繁多，较常见且易致残的有类风湿关节炎、骨性关节炎和强直性关节炎。

2. 分类

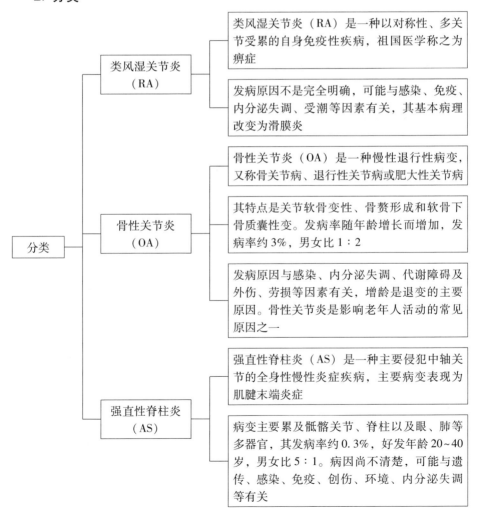

二、主要功能障碍

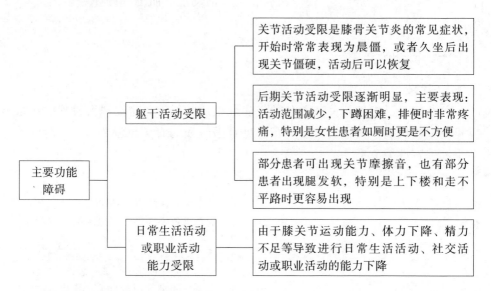

主要功能障碍
- 躯干活动受限
  - 关节活动受限是膝骨关节炎的常见症状，开始时常常表现为晨僵，或者久坐后出现关节僵硬，活动后可以恢复
  - 后期关节活动受限逐渐明显，主要表现：活动范围减少，下蹲困难，排便时非常疼痛，特别是女性患者如厕时更是不方便
  - 部分患者可出现关节摩擦音，也有部分患者出现腿发软，特别是上下楼和走不平路时更容易出现
- 日常生活活动或职业活动能力受限
  - 由于膝关节运动能力、体力下降、精力不足等导致进行日常生活活动、社交活动或职业活动的能力下降

三、康复评定

关节炎主要共同表现为关节疼痛、肿胀、僵硬或不灵活，甚至活动困难，有的伴有全身症状如疲劳、虚弱、发热、皮疹、贫血、腹泻等。由于此类患者病程长，常反复发作，慢性迁延，如治疗不及时会造成不同程度残疾，患者心身疲惫，影响正常生活、工作和学习。

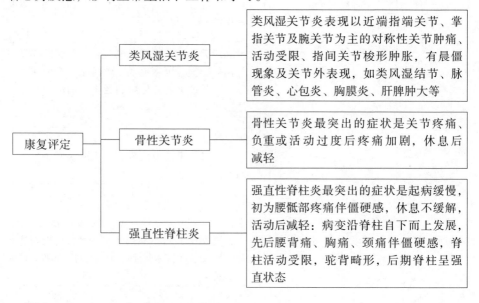

康复评定
- 类风湿关节炎
  - 类风湿关节炎表现以近端指端关节、掌指关节及腕关节为主的对称性关节肿痛、活动受限、指间关节梭形肿胀，有晨僵现象及关节外表现，如类风湿结节、脉管炎、心包炎、胸膜炎、肝脾肿大等
- 骨性关节炎
  - 骨性关节炎最突出的症状是关节疼痛、负重或活动过度后疼痛加剧，休息后减轻
- 强直性脊柱炎
  - 强直性脊柱炎最突出的症状是起病缓慢，初为腰骶部疼痛伴僵硬感，休息不缓解，活动后减轻；病变沿脊柱自下而上发展，先后腰背痛、胸痛、颈痛伴僵硬感，脊柱活动受限，驼背畸形，后期脊柱呈强直状态

目前对疼痛评定参照言语量表、视觉类比法、数字量表、药物定量等进行。一般多用视觉类比法，简单易行。关节活动度、肌力等的评定参见康复评定相关内容。

四、主要护理问题

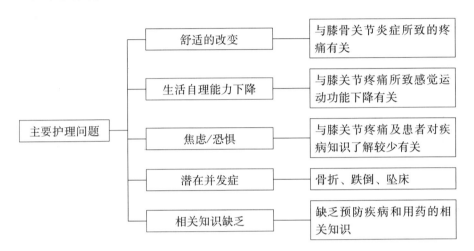

五、护理目标

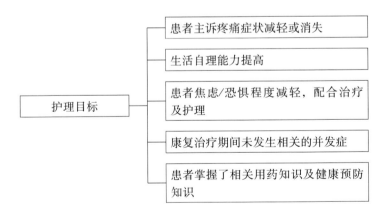

六、康复护理措施

1. 良肢位

不正常关节位置会造成不良姿势，不良姿势与不适当体位又可引起肢体的挛缩，不适当的固定会导致局部神经受压或引发压疮，故关节炎患者保持良好的姿势和体位十分重要。

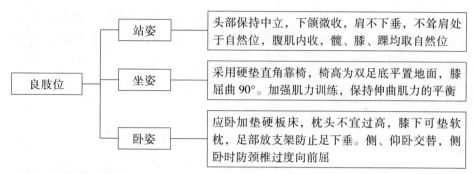

良肢位
- 站姿：头部保持中立，下颌微收，肩不下垂，不耸肩处于自然位，腹肌内收，髋、膝、踝均取自然位
- 坐姿：采用硬垫直角靠椅，椅高为双足底平置地面，膝屈曲90°。加强肌力训练，保持伸曲肌力的平衡
- 卧姿：应卧加垫硬板床，枕头不宜过高，膝下可垫软枕，足部放支架防止足下垂。侧、仰卧交替，侧卧时防颈椎过度向前屈

2. 合理安排休息

关节炎急性期伴有发热、乏力等，应完全静卧休息，关节肿痛严重时应加以制动，以减轻疼痛，减少炎性渗出。症状稍有缓解就应该加强关节、肌肉运动，防止过多静养造成关节僵硬、肌肉萎缩，所以要处理好动与静的关系。

3. 运动疗法

运动疗法的目的是维持和增强肌力、耐力和关节活动范围，增强骨质密度，改善日常生活能力，增强体质。

（1）手法按摩：通过手法按摩可改善局部血液循环，缓解疼痛，减轻肿胀及炎症反应，松弛肌肉，解除组织粘连，防止肌肉萎缩，提高关节活动功能等。

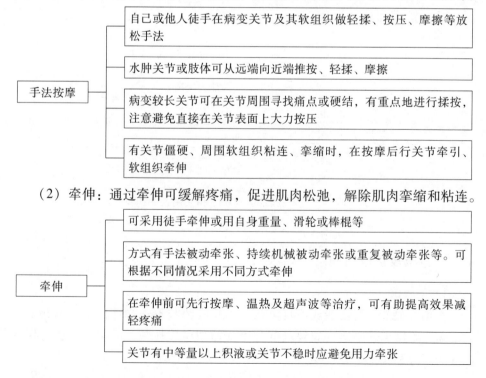

手法按摩
- 自己或他人徒手在病变关节及其软组织做轻揉、按压、摩擦等放松手法
- 水肿关节或肢体可从远端向近端推按、轻揉、摩擦
- 病变较长关节可在关节周围寻找痛点或硬结，有重点地进行揉按，注意避免直接在关节表面上大力按压
- 有关节僵硬、周围软组织粘连、挛缩时，在按摩后行关节牵引、软组织牵伸

（2）牵伸：通过牵伸可缓解疼痛，促进肌肉松弛，解除肌肉挛缩和粘连。

牵伸
- 可采用徒手牵伸或用自身重量、滑轮或棒棍等
- 方式有手法被动牵张、持续机械被动牵张或重复被动牵张等。可根据不同情况采用不同方式牵伸
- 在牵伸前可先行按摩、温热及超声波等治疗，可有助提高效果减轻疼痛
- 关节有中等量以上积液或关节不稳时应避免用力牵张

（3）肌力锻炼：肌力锻炼在急性期或关节固定期以等长收缩为主，进行肌肉静力性收缩，每日数次。最大等长收缩可有助肌肉产生最大张力或关节应力最小，能保持和增强肌力与耐力，此法简便安全易行。恢复期或慢性期加强关节主动运动，抗阻力练习，以等张收缩为主。如在泳池或温水中做等张运动最适宜，浮力可降低关节的应力，水温有助于软组织的松弛。

（4）关节操：关节操可有效地改善关节活动功能，预防关节僵硬。不同的关节有不同的运动方法。做操注意：①做操前对受累关节进行按摩或热疗，可防止损伤提高疗效。②做操中用力应缓慢、忌粗暴，坚持循序渐进原则，活动度以不引起明显疼痛为度，尽量达到关节最大活动范围。③在温水中做操最适宜。具体方法如下：

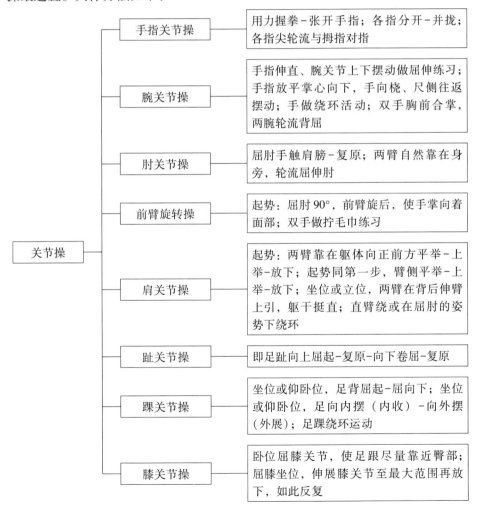

续流程

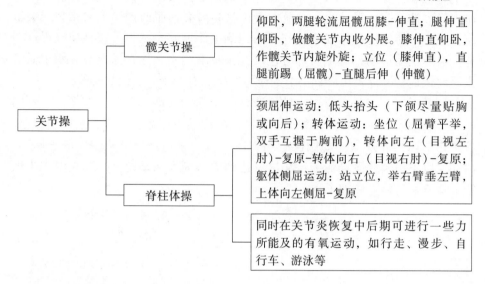

关节操 —— 髋关节操 —— 仰卧，两腿轮流屈髋屈膝-伸直；腿伸直仰卧，做髋关节内收外展。膝伸直仰卧，作髋关节内旋外旋；立位（膝伸直），直腿前踢（屈髋）-直腿后伸（伸髋）

脊柱体操 —— 颈屈伸运动：低头抬头（下颌尽量贴胸或向后）；转体运动：坐位（屈臂平举，双手互握于胸前），转体向左（目视左肘）-复原-转体向右（目视右肘）-复原；躯体侧屈运动：站立位，举右臂垂左臂，上体向左侧屈-复原

同时在关节炎恢复中后期可进行一些力所能及的有氧运动，如行走、漫步、自行车、游泳等

七、注意事项

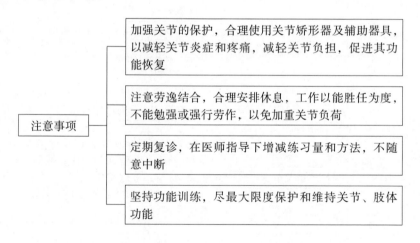

注意事项 —— 加强关节的保护，合理使用关节矫形器及辅助器具，以减轻关节炎症和疼痛，减轻关节负担，促进其功能恢复

注意劳逸结合，合理安排休息，工作以能胜任为度，不能勉强或强行劳作，以免加重关节负荷

定期复诊，在医师指导下增减练习量和方法，不随意中断

坚持功能训练，尽最大限度保护和维持关节、肢体功能

第六节 软组织损伤的康复护理

一、概述

1. 定义

软组织损伤是指皮肤、黏膜、皮下组织、肌肉和筋膜、韧带的损伤，不

包括内脏、神经、呼吸及循环系统等器官损伤。人们维持某一种姿势，需要肌肉、韧带的力量平衡，这些肌肉和韧带长时间处于收缩或者被牵拉、被挤压状态，可以直接造成局部组织细胞变性坏死，局部血液循环系统的破坏，毛细血管壁的通透性改变，使局部内环境改变、组织细胞缺氧、代谢紊乱，产生创伤性无菌性炎症反应和局部水肿，加重组织细胞进一步变性，加重局部组织损害的程度，从而导致局部软组织的慢性炎症过程。

2. 分类

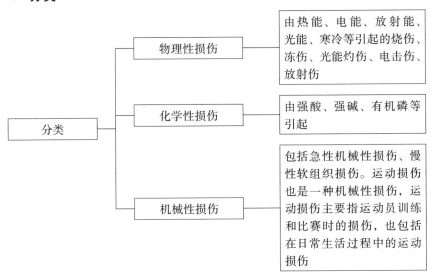

二、主要功能障碍

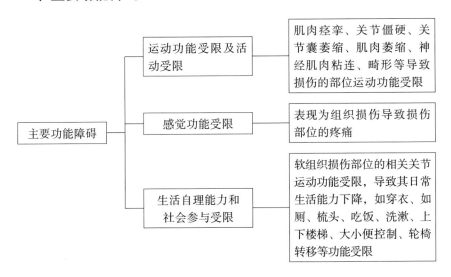

三、康复评定

软组织损伤有其共同特征，均可表现为局部疼痛、活动受限，但因其部位不同又各有特点。

康复评定
├ 肩部软组织损伤
│ ├ 肩关节由于关节盂较浅、关节囊松弛、韧带薄弱，其稳定性主要依赖周围的肌肉，并在此基础上进行灵活的运动，所以其损伤较为多见
│ ├ 常见的损伤有肩袖急慢性损伤、肱二头肌长头肌腱炎、肩关节周围炎等
│ └ 肩袖损伤可引起肩关节失稳，表现为局部疼痛，活动受限，时间长者可致肌肉萎缩。肱二头肌长头肌腱炎表现为肩前部疼痛，可向上臂和颈部放射，活动后加剧。查体局部可有局限性深压痛，肩部肌肉痉挛，外展和外旋明显受限，肱二头肌抗阻力试验（Yergason 试验）阳性
└ 肘部软组织损伤
  ├ 肘关节由肱骨远端、尺骨近端、桡骨头三部分组成。其两侧有坚韧的尺侧、桡侧副韧带；腕和手部的屈肌均起于肱骨内上髁，而伸肌起于肱骨外上髁。肘部软组织损伤包括尺侧及桡侧副韧带损伤，肱骨外上髁、内上髁炎等
  ├ 肱骨外上髁炎俗称网球肘，多见于网球运动员、砖瓦工和木工等。主要表现为肘关节外侧疼痛，握拳旋转时加剧，如提水、拖地板、拧毛巾等动作，局部可不红肿，重者可感局部微热，做抗阻力的腕关节背伸和前臂旋后动作可引起患处疼痛
  └ 肱骨内上髁炎表现为肘内侧疼痛，久之可向上臂和前臂放射，前臂旋前动作和肘屈曲动作受限，做抗阻力的腕关节掌屈和前臂旋前动作可诱发疼痛加剧

续流程

```
                              ┌─────────────────────────────────┐
                              │ 手、腕部解剖结构细致，功能复杂精细，    │
                              │ 其组织损伤较为常见。其慢性损伤主要    │
                              │ 有桡侧伸腕肌腱周围炎、屈指肌腱腱鞘    │
                              │ 炎、腱鞘囊肿以及腕管综合征等         │
                              └─────────────────────────────────┘
              ┌──────────┐    ┌─────────────────────────────────┐
              │ 手、腕部软 │    │ 桡侧伸腕肌腱周围炎表现为前臂中下 1/3 │
              │ 组织损伤   │    │ 处疼痛、局部肿胀和腕部活动受限       │
              └──────────┘    └─────────────────────────────────┘
                              ┌─────────────────────────────────┐
                              │ 屈指肌腱腱鞘炎又称为"弹响指"或      │
                              │ "扳机指"，好发于长期依靠手指用力和    │
                              │ 持硬物的工作人员，主要表现为晨起时    │
                              │ 感手指不灵活，活动后缓解，后期随着    │
                              │ 腱鞘的增厚和管道的狭窄，需用力扳推    │
                              │ 手指才能完成屈曲活动，查体时在掌骨    │
                              │ 头部有明显压痛，多数患者可扪及硬结    │
                              └─────────────────────────────────┘
康复评定
                              ┌─────────────────────────────────┐
                              │ 膝关节是人体中最大最复杂的关节，具    │
                              │ 有承受体重、传递荷载、为小腿活动提    │
                              │ 供矩力、运动等功能。由于位于身体两    │
                              │ 个最大杠杆臂之间，承受较大的力量，    │
                              │ 易引起扭伤和骨折，最常见的软组织损    │
                              │ 伤有韧带损伤、半月板损伤、膝关节创    │
                              │ 伤性滑膜炎、髌下脂肪垫损伤等         │
                              └─────────────────────────────────┘
              ┌──────────┐    ┌─────────────────────────────────┐
              │ 膝部软组织损伤│    │ 膝关节内侧副韧带对膝关节起稳定和协    │
              └──────────┘    │ 调作用，当暴力作用于膝外侧引起小腿    │
                              │ 外翻，如滑冰、跳跃、打球等运动，易    │
                              │ 造成内侧副韧带损伤，临床表现为膝部    │
                              │ 疼痛，较严重者可表现为局部皮下淤血、  │
                              │ 肿胀及膝关节活动范围受限、不能行    │
                              │ 走等                              │
                              └─────────────────────────────────┘
                              ┌─────────────────────────────────┐
                              │ 膝关节过度屈伸和旋转易至髌下脂肪垫    │
                              │ 急性损伤或慢性劳损，产生无菌性炎症，  │
                              │ 造成出血、机化、粘连，继而增生肥厚，  │
                              │ 刺激皮神经而引起局部疼痛，关节功能    │
                              │ 受限，体检可发现髌下脂肪垫肥厚、压    │
                              │ 痛，膝关节屈或伸至最后 10°~20°时出现   │
                              │ 疼痛，时间长者可出现股四头肌轻度    │
                              │ 萎缩                              │
                              └─────────────────────────────────┘
```

续流程

```
康复评定 ─── 足踝部软组织
              损伤
```

足踝部主要功能是负重和行走，是人体容易受损伤的部位。一旦受损如处理不当可造成长期的或永久性功能障碍，甚至影响行走导致创伤性关节炎，常见损伤以踝关节韧带和跟腱损伤为多

单纯的踝关节韧带损伤以外侧副韧带常见，多发于青壮年，踝内翻是致其损伤的直接原因，其表现为踝关节肿胀、活动受限、外踝部压痛，足背外侧皮下淤斑

跟腱是人体中最大的肌腱，是行走、跳跃等动作的主要传递组织，其作用为使足跖屈，如跑、跳、从高处落下时足前部先着地，导致小腿三头肌突然收缩，使跟腱及其周围的筋膜、滑囊等组织牵拉而损伤，长时行走也可致小腿三头肌劳损使局部产生无菌性慢性炎症而引起。主要表现为跟腱及其周围组织肿胀、疼痛，行走时足跟不能着地，踝背伸疼痛加剧，局部压痛，多有皮温增高

四、主要护理问题

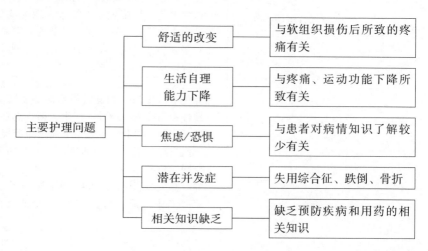

```
主要护理问题 ─┬─ 舒适的改变 ───── 与软组织损伤后所致的疼痛有关
              ├─ 生活自理
              │   能力下降 ───── 与疼痛、运动功能下降所致有关
              ├─ 焦虑/恐惧 ───── 与患者对病情知识了解较少有关
              ├─ 潜在并发症 ───── 失用综合征、跌倒、骨折
              └─ 相关知识缺乏 ─── 缺乏预防疾病和用药的相关知识
```

五、护理目标

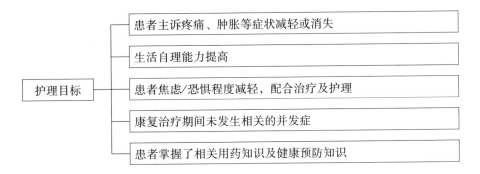

护理目标

- 患者主诉疼痛、肿胀等症状减轻或消失
- 生活自理能力提高
- 患者焦虑/恐惧程度减轻，配合治疗及护理
- 康复治疗期间未发生相关的并发症
- 患者掌握了相关用药知识及健康预防知识

六、康复护理措施

软组织损伤患者康复治疗护理原则主要包括尽快缓解患者疼痛，预防肌肉萎缩和慢性劳损、炎症，最大限度地恢复局部功能。

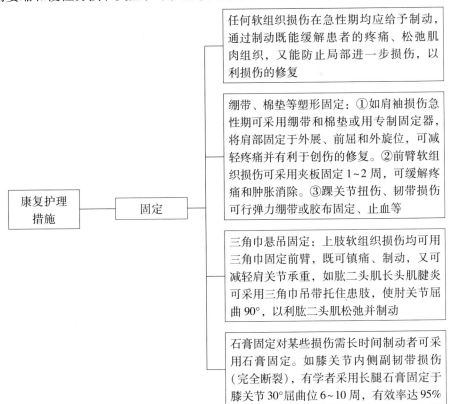

康复护理措施

固定

- 任何软组织损伤在急性期均应给予制动，通过制动既能缓解患者的疼痛、松弛肌肉组织，又能防止局部进一步损伤，以利损伤的修复
- 绷带、棉垫等塑形固定：①如肩袖损伤急性期可采用绷带和棉垫或用专制固定器，将肩部固定于外展、前屈和外旋位，可减轻疼痛并有利于创伤的修复。②前臂软组织损伤可采用夹板固定 1~2 周，可缓解疼痛和肿胀消除。③踝关节扭伤、韧带损伤可行弹力绷带或胶布固定、止血等
- 三角巾悬吊固定：上肢软组织损伤均可用三角巾固定前臂，既可镇痛、制动，又可减轻肩关节承重，如肱二头肌长头肌腱炎可采用三角巾吊带托住患肢，使肘关节屈曲 90°，以利肱二头肌松弛并制动
- 石膏固定对某些损伤需长时间制动者可采用石膏固定。如膝关节内侧副韧带损伤（完全断裂），有学者采用长腿石膏固定于膝关节 30°屈曲位 6~10 周，有效率达 95%

续流程

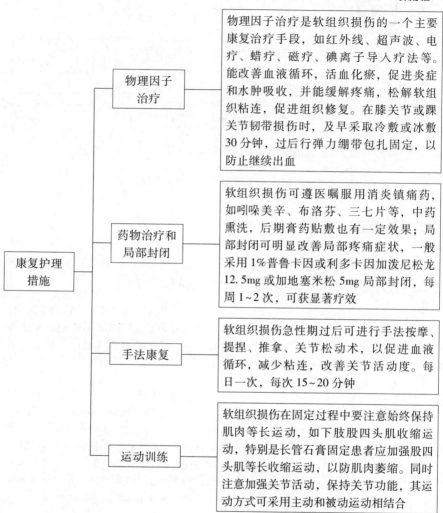

物理因子治疗是软组织损伤的一个主要康复治疗手段，如红外线、超声波、电疗、蜡疗、磁疗、碘离子导入疗法等。能改善血液循环，活血化瘀，促进炎症和水肿吸收，并能缓解疼痛，松解软组织粘连，促进组织修复。在膝关节或踝关节韧带损伤时，及早采取冷敷或冰敷30分钟，过后行弹力绷带包扎固定，以防止继续出血

软组织损伤可遵医嘱服用消炎镇痛药，如吲哚美辛、布洛芬、三七片等，中药熏洗，后期膏药贴敷也有一定效果；局部封闭可明显改善局部疼痛症状，一般采用1%普鲁卡因或利多卡因加泼尼松龙12.5mg或加地塞米松5mg局部封闭，每周1~2次，可获显著疗效

软组织损伤急性期过后可进行手法按摩、提捏、推拿、关节松动术，以促进血液循环，减少粘连，改善关节活动度。每日一次，每次15~20分钟

软组织损伤在固定过程中要注意始终保持肌肉等长运动，如下肢股四头肌收缩运动，特别是长管石膏固定患者应加强股四头肌等长收缩运动，以防肌肉萎缩。同时注意加强关节活动，保持关节功能，其运动方式可采用主动和被动运动相结合

七、注意事项

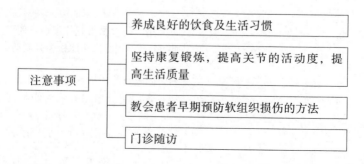

养成良好的饮食及生活习惯

坚持康复锻炼，提高关节的活动度，提高生活质量

教会患者早期预防软组织损伤的方法

门诊随访

第七节 关节脱位的康复护理

一、概述

1. 定义

关节脱位是指构成关节的各个骨端的关节面之间失去正常的对合关系，多由暴力作用所致，以肩、肘、下颌及手指关节最易发生脱位。

2. 分类

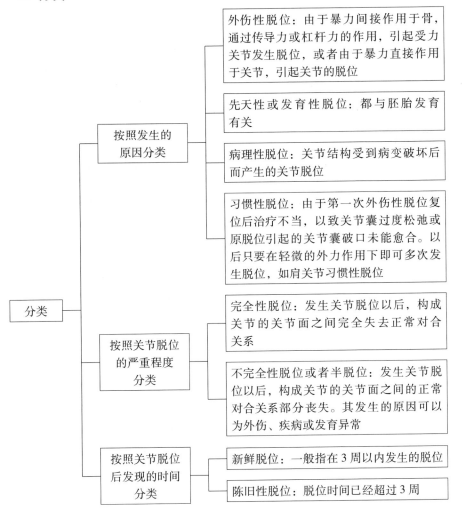

二、主要功能障碍

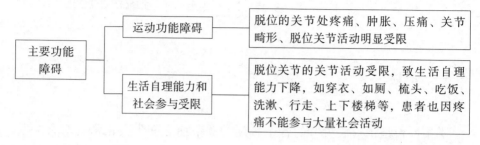

主要功能障碍 —— 运动功能障碍 —— 脱位的关节处疼痛、肿胀、压痛、关节畸形、脱位关节活动明显受限

生活自理能力和社会参与受限 —— 脱位关节的关节活动受限，致生活自理能力下降，如穿衣、如厕、梳头、吃饭、洗漱、行走、上下楼梯等，患者也因疼痛不能参与大量社会活动

三、康复评定

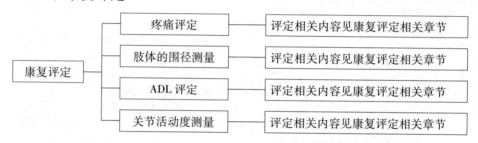

康复评定
- 疼痛评定 —— 评定相关内容见康复评定相关章节
- 肢体的围径测量 —— 评定相关内容见康复评定相关章节
- ADL 评定 —— 评定相关内容见康复评定相关章节
- 关节活动度测量 —— 评定相关内容见康复评定相关章节

四、主要护理问题

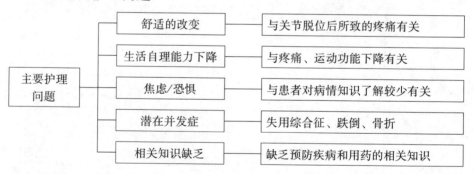

主要护理问题
- 舒适的改变 —— 与关节脱位后所致的疼痛有关
- 生活自理能力下降 —— 与疼痛、运动功能下降有关
- 焦虑/恐惧 —— 与患者对病情知识了解较少有关
- 潜在并发症 —— 失用综合征、跌倒、骨折
- 相关知识缺乏 —— 缺乏预防疾病和用药的相关知识

五、护理目标

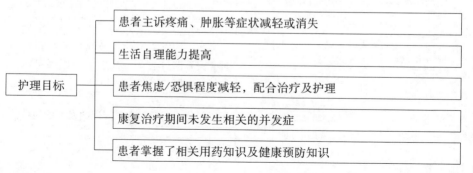

护理目标
- 患者主诉疼痛、肿胀等症状减轻或消失
- 生活自理能力提高
- 患者焦虑/恐惧程度减轻，配合治疗及护理
- 康复治疗期间未发生相关的并发症
- 患者掌握了相关用药知识及健康预防知识

六、康复护理措施

1. 肩关节脱位康复护理

复位后尽早进行以手法治疗为主的训练，做完手法治疗后，可使用冰绿豆外敷，减轻消除局部肿胀、肌肉痉挛、疼痛。

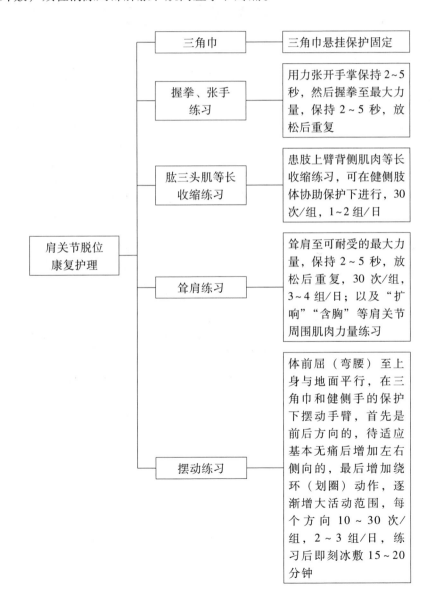

2. 肘关节脱位康复护理

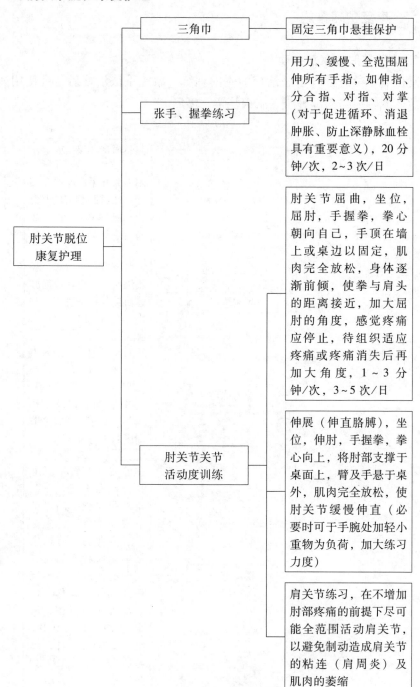

肘关节脱位
康复护理

三角巾 —— 固定三角巾悬挂保护

张手、握拳练习 —— 用力、缓慢、全范围屈伸所有手指，如伸指、分合指、对指、对掌（对于促进循环、消退肿胀、防止深静脉血栓具有重要意义），20分钟/次，2~3次/日

肘关节关节活动度训练 ——

肘关节屈曲，坐位，屈肘，手握拳，拳心朝向自己，手顶在墙上或桌边以固定，肌肉完全放松，身体逐渐前倾，使拳与肩头的距离接近，加大屈肘的角度，感觉疼痛应停止，待组织适应疼痛或疼痛消失后再加大角度，1~3分钟/次，3~5次/日

伸展（伸直胳膊），坐位，伸肘，手握拳，拳心向上，将肘部支撑于桌面上，臂及手悬于桌外，肌肉完全放松，使肘关节缓慢伸直（必要时可于手腕处加轻小重物为负荷，加大练习力度）

肩关节练习，在不增加肘部疼痛的前提下尽可能全范围活动肩关节，以避免制动造成肩关节的粘连（肩周炎）及肌肉的萎缩

3. 髋关节脱位康复护理

```
                                    ┌─────────────────────────────────┐
                                    │ 保持有效的牵引固定，防止再脱位，固 │
                                    │ 定后做股四头肌的收缩功能锻炼，并经 │
                                    │ 常督促检查使积极配合                │
                                    └─────────────────────────────────┘
                                    ┌─────────────────────────────────┐
                                    │ 后脱位者，患肢外展30°～40°，足尖向上 │
                                    │ 或稍外旋，以皮牵引维持固定，重量     │
                                    │ 4～5kg，牵引3～6周，应避免髋关节屈   │
                                    │ 曲、内收、内旋，以防股骨头移向髋臼   │
                    ┌──────────┐    │ 后沿，而造成再脱位。患者坐起时，髋   │
                    │ 保持有效的│────│ 关节常处于屈曲、内收、内旋位，所以   │
                    │ 牵引固定 │    │ 在牵引期间，禁止患者坐起活动         │
                    └──────────┘    └─────────────────────────────────┘
                                    ┌─────────────────────────────────┐
                                    │ 前脱位者，固定方法同后脱位，但患肢   │
                                    │ 不外展，需固定在内旋伸直位3～6周，   │
                                    │ 应避免髋关节外旋、外展，以免重复股   │
                                    │ 骨头向前方脱出的机制，造成再脱位，   │
                                    │ 前脱位的患者在牵引初期即可以坐起     │
                                    └─────────────────────────────────┘
                                    ┌─────────────────────────────────┐
                                    │ 髋关节中心性脱位，因合并骨折，故须   │
                                    │ 牵引固定8～10周，患肢应保持外展中   │
                                    │ 立位                                │
┌──────────┐                        └─────────────────────────────────┘
│ 髋关节脱位│                        ┌─────────────────────────────────┐
│ 康复护理 │                        │ 以提高臀大肌、臀中肌、股四头肌和小 │
└──────────┘                        │ 腿三头肌肌力为主，但由于各关节的每 │
                    ┌──────────┐    │ 一运动都由几组肌肉群共同完成，因此 │
                    │ 肌力训练 │────│ 肌力训练主要针对某些肌群，如臀部、 │
                    └──────────┘    │ 股四头肌、大腿后群和小腿肌肉的等长 │
                                    │ 收缩                                │
                                    └─────────────────────────────────┘
                                    ┌─────────────────────────────────┐
                                    │ 可以采用手法、持续被动活动机（CPM）│
                                    │ 或主动活动方式。先行关节的被动运动，│
                                    │ 逐渐过渡到助力和主动运动。在进行髋 │
                                    │ 关节的屈伸运动时，常以膝关节的屈伸 │
                    ┌──────────┐    │ 运动来带动髋关节的屈伸               │
                    │关节活动度训练│──└─────────────────────────────────┘
                    └──────────┘    ┌─────────────────────────────────┐
                                    │ 除了髋的屈伸运动，还应做髋关节的适 │
                                    │ 度外展，屈曲可以从30°过渡到60°，但 │
                                    │ 不能大于90°；同时可以在髋关节轻度外 │
                                    │ 展位下将小腿垂于床边，做膝的主动和 │
                                    │ 被动全范围运动                      │
                                    └─────────────────────────────────┘
```

七、注意事项

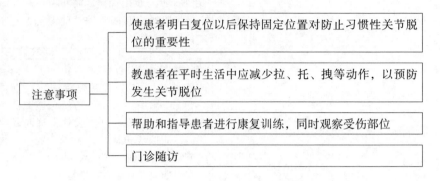

注意事项
- 使患者明白复位以后保持固定位置对防止习惯性关节脱位的重要性
- 教患者在平时生活中应减少拉、托、拽等动作，以预防发生关节脱位
- 帮助和指导患者进行康复训练，同时观察受伤部位
- 门诊随访

第八节　手外伤的康复护理

一、概述

1. 定义

手外伤的康复护理是在手外伤诊治的基础上，研究手功能障碍的原因、防治及恢复，采取相应的康复治疗和护理措施，使患手最大程度地恢复功能，以适应日常生活、工作和学习。

手是人体最复杂的器官之一，人类通过手使用各种工具，与外界接触频繁，因而最容易受伤。手外伤往往是复合型骨骼损伤与软组织损伤同时存在，制动后失用性变化和瘢痕挛缩都会导致手部功能障碍。因此，从手受伤到手术治疗、从组织愈合到功能恢复的全过程中，都离不开康复治疗和康复护理。

2. 病因

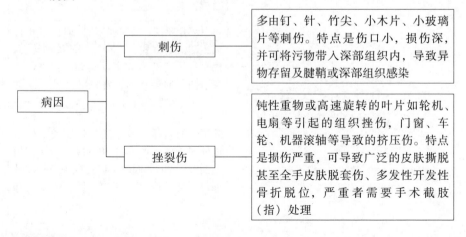

病因
- 刺伤：多由钉、针、竹尖、小木片、小玻璃片等刺伤。特点是伤口小，损伤深，并可将污物带入深部组织内，导致异物存留及腱鞘或深部组织感染
- 挫裂伤：钝性重物或高速旋转的叶片如轮机、电扇等引起的组织挫伤，门窗、车轮、机器滚轴等导致的挤压伤。特点是损伤严重，可导致广泛的皮肤撕脱甚至全手皮肤脱套伤、多发性开发性骨折脱位，严重者需要手术截肢（指）处理

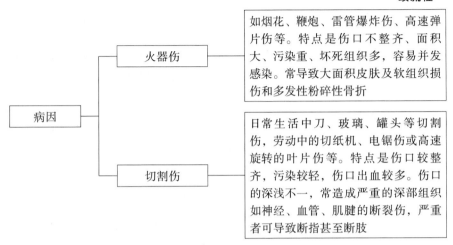

续流程

3. 分类

手外伤依据损伤的组织不同通常分为以下几种类型。

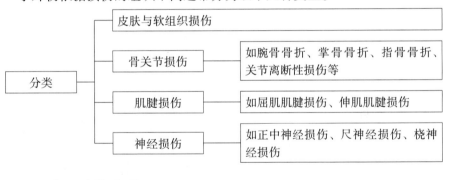

二、主要功能障碍

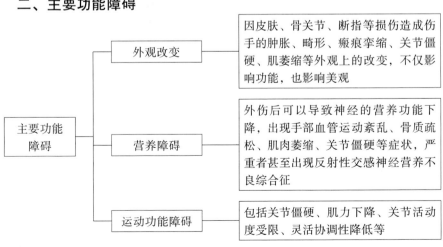

续流程

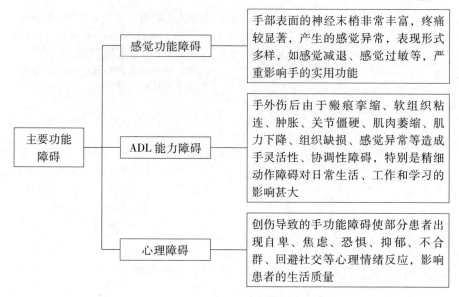

感觉功能障碍 —— 手部表面的神经末梢非常丰富，疼痛较显著，产生的感觉异常，表现形式多样，如感觉减退、感觉过敏等，严重影响手的实用功能

主要功能障碍 —— ADL能力障碍 —— 手外伤后由于瘢痕挛缩、软组织粘连、肿胀、关节僵硬、肌肉萎缩、肌力下降、组织缺损、感觉异常等造成手灵活性、协调性障碍，特别是精细动作障碍对日常生活、工作和学习的影响甚大

心理障碍 —— 创伤导致的手功能障碍使部分患者出现自卑、焦虑、恐惧、抑郁、不合群、回避社交等心理情绪反应，影响患者的生活质量

三、康复评定

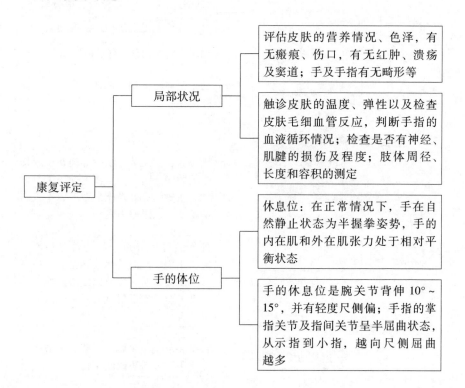

局部状况 —— 评估皮肤的营养情况、色泽，有无瘢痕、伤口，有无红肿、溃疡及窦道；手及手指有无畸形等

触诊皮肤的温度、弹性以及检查皮肤毛细血管反应，判断手指的血液循环情况；检查是否有神经、肌腱的损伤及程度；肢体周径、长度和容积的测定

康复评定 —— 手的体位 —— 休息位：在正常情况下，手在自然静止状态为半握拳姿势，手的内在肌和外在肌张力处于相对平衡状态

手的休息位是腕关节背伸 10°~15°，并有轻度尺侧偏；手指的掌指关节及指间关节呈半屈曲状态，从示指到小指，越向尺侧屈曲越多

```
                          ┌──────────────────────────────────┐
                          │ 功能位：腕背伸 20°～25°，拇指      │
                          │ 处于对掌位，掌指及指间关节微       │
                          │ 屈；其他手指略为分开，掌指关       │
              ┌─ 手的体位 ┤ 节及近侧指间关节半屈曲，远侧       │
              │           │ 指间关节微屈曲。处理手外伤特       │
              │           │ 别是骨折固定、包扎伤手时应尽       │
              │           │ 可能使手处于功能位，否则将常       │
              │           │ 会影响手的功能恢复                 │
              │           └──────────────────────────────────┘
              │           ┌──────────────────────────────────┐
              │           │ 保护位：保护和维持手部功能，       │
              │           │ 如掌指关节整复手术后宜将掌指       │
              │           │ 关节固定在屈曲 90°体位，以防侧     │
              │           │ 副韧带挛缩                         │
              │           └──────────────────────────────────┘
 康复评定 ────┤
              │           ┌──────────────────────────────────┐
              │           │ 关节活动度的测量：使用量角器       │
              │           │ 分别测量手指的掌指关节（MP）、     │
              │           │ 近侧指间关节（PIP）和远侧指间      │
              │           │ 关节（DIP）的主动及被动范围的      │
              │           │ 等级评定                           │
              │           └──────────────────────────────────┘
              │           ┌──────────────────────────────────┐
              │           │ 肌力评定：包括徒手肌力检查，       │
              │           │ 用握力计、捏力计检查手和上肢       │
              │           │ 的握力、捏力等                     │
              │           └──────────────────────────────────┘
              │           ┌──────────────────────────────────┐
              │           │ 灵巧性测定：有赖于感觉和运动       │
              │           │ 功能的健全。评定的基本原则是       │
              └─ 手的功能 ┤ 令受试者拾起指定物品并放于指       │
                          │ 定的地方，记录完成操作的时间       │
                          └──────────────────────────────────┘
                          ┌──────────────────────────────────┐
                          │ 手指触觉、痛觉、温度觉和实体       │
                          │ 觉测定                             │
                          └──────────────────────────────────┘
                          ┌──────────────────────────────────┐
                          │ 两点辨别试验：正常人手指末节掌侧   │
                          │ 皮肤的两点区分试验距离为 2～3mm，  │
                          │ 中节为 4～5mm，近节为 5～6mm        │
                          └──────────────────────────────────┘
                          ┌──────────────────────────────────┐
                          │ 本试验是神经修复后，常采用的       │
                          │ 检查方法。两点辨别试验的距离       │
                          │ 越小，越接近正常值范围，说明       │
                          │ 该神经的感觉恢复越好               │
                          └──────────────────────────────────┘
```

四、主要护理问题

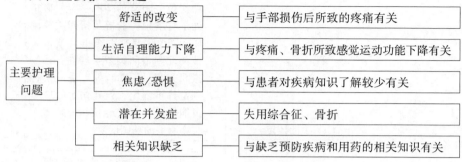

主要护理问题		
	舒适的改变	与手部损伤后所致的疼痛有关
	生活自理能力下降	与疼痛、骨折所致感觉运动功能下降有关
	焦虑/恐惧	与患者对疾病知识了解较少有关
	潜在并发症	失用综合征、骨折
	相关知识缺乏	与缺乏预防疾病和用药的相关知识有关

五、护理目标

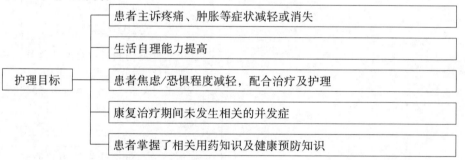

护理目标	
	患者主诉疼痛、肿胀等症状减轻或消失
	生活自理能力提高
	患者焦虑/恐惧程度减轻，配合治疗及护理
	康复治疗期间未发生相关的并发症
	患者掌握了相关用药知识及健康预防知识

六、康复护理措施

1. 肌腱修复术后的康复护理措施

肌腱修复术后的康复护理措施	
	肌腱修复术后 1~3 周，开始手指的被动运动，并了解手术伤口情况，消肿，镇痛，抬高患肢
	屈肌腱修补后做被动屈指，伸肌腱修补后做被动伸指运动，其余手指做各种主动练习；做患指的主动运动并逐步增加用力的程度和幅度，以扩大肌腱的滑移幅度，但在运动时要限制腕关节与掌指关节的姿势，如屈肌修复后腕与掌指关节应保持被动屈曲位，而伸肌修复后则与此相反
	术后 4 周，不再限制腕关节与掌指关节的姿势，继续做主动运动，并开始肌腱的主动运动，可采用微波、热疗、频谱治疗。术后 5 周，增加关节功能和抗阻练习
	术后 6~12 周，强化肌力，增加肌腱的滑动性，双手协调性训练，矫正关节挛缩，也可用矫形支架进行被动训练。术后 12 周以后，利用不同的握法和握力进行功能训练，帮助患者恢复动态工作能力

2. 肌腱粘连松解术

```
                    ┌─────────────────────────────┐
                    │ 实施肌腱松解术前,对僵硬的关 │
                    │ 节应根据病情做被动活动,使僵 │
                    │ 硬的关节尽量达到满意的活动后 │
                    │ 再进行松解术。否则术后会因关 │
                    │ 节活动不好而易再次发生粘连, │
                    │ 且术中肌腱松解应完全彻底     │
                    └─────────────────────────────┘

                    ┌─────────────────────────────┐
                    │ 患者术后1~2日去除敷料后即可 │
                    │ 练习手指的屈伸动作,此时患者 │
                    │ 因为局部的肿胀、疼痛而不敢充 │
                    │ 分练习,医护人员应鼓励患者忍 │
 ┌──────────┐       │ 住疼痛的同时,并给予对症处理, │
 │ 肌腱粘连  │       │ 尽可能用最大力量伸屈手指,反 │
 │ 松解术    │       │ 复练习,防止发生术后粘连而丧 │
 └──────────┘       │ 失恢复功能的时机             │
                    └─────────────────────────────┘

                    ┌─────────────────────────────┐
                    │ 术后3~5日开始做被松解肌主动 │
                    │ 收缩和拮抗肌动力性收缩练习, │
                    │ 尽量加大幅度;术后两周应在医 │
                    │ 护人员的指导下,开始抗阻肌力 │
                    │ 练习和增大关节活动幅度的被动 │
                    │ 运动及功能牵引,不应因锻炼而 │
                    │ 加重肿胀                     │
                    └─────────────────────────────┘

                    ┌─────────────────────────────┐
                    │ 术后2~3周进行轻微的日常生活 │
                    │ 活动;术后4~6周开始抓握力量 │
                    │ 练习;6~8周开始抗阻练习;    │
                    │ 8~12周恢复工作               │
                    └─────────────────────────────┘
```

3. 感觉训练

手的感觉恢复顺序是痛觉(保护觉)、温度觉、32Hz 振动觉、移动性触觉、恒定性触觉、256Hz 振动觉、辨别觉。

当压觉或振动觉恢复后即开始感觉训练,感觉可以通过学习而重建,且常需要眼的帮助。感觉训练程序分为早期和后期阶段,早期主要是痛觉、温度觉、触觉和定位、定向的训练。后期主要是辨别觉训练。腕部正中神经和尺神经修复术后 8 周,可以开始早期阶段的感觉训练,若存在感觉过敏,则脱敏治疗应放在感觉训练之前。当保护觉恢复时,感觉训练程序即可开始;感觉训练后的评定,每月 1 次;训练时间不宜过长、过多,每日 3 次,每次 10~15 分钟为宜。训练方法包括以下 5 种:

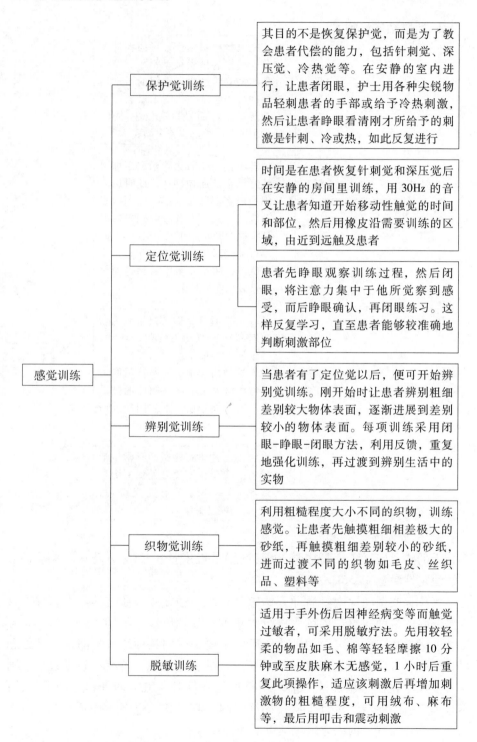

感觉训练

保护觉训练：其目的不是恢复保护觉，而是为了教会患者代偿的能力，包括针刺觉、深压觉、冷热觉等。在安静的室内进行，让患者闭眼，护士用各种尖锐物品轻刺患者的手部或给予冷热刺激，然后让患者睁眼看清刚才所给予的刺激是针刺、冷或热，如此反复进行

定位觉训练：
- 时间是在患者恢复针刺觉和深压觉后在安静的房间里训练，用 30Hz 的音叉让患者知道开始移动性触觉的时间和部位，然后用橡皮沿需要训练的区域，由近到远触及患者
- 患者先睁眼观察训练过程，然后闭眼，将注意力集中于他所觉察到感受，而后睁眼确认，再闭眼练习。这样反复学习，直至患者能够较准确地判断刺激部位

辨别觉训练：当患者有了定位觉以后，便可开始辨别觉训练。刚开始时让患者辨别粗细差别较大物体表面，逐渐进展到差别较小的物体表面。每项训练采用闭眼－睁眼－闭眼方法，利用反馈，重复地强化训练，再过渡到辨别生活中的实物

织物觉训练：利用粗糙程度大小不同的织物，训练感觉。让患者先触摸粗细相差极大的砂纸，再触摸粗细差别较小的砂纸，进而过渡不同的织物如毛皮、丝织品、塑料等

脱敏训练：适用于手外伤后因神经病变等而触觉过敏者，可采用脱敏疗法。先用较轻柔的物品如毛、棉等轻轻摩擦 10 分钟或至皮肤麻木无感觉，1 小时后重复此项操作，适应该刺激后再增加刺激物的粗糙程度，可用绒布、麻布等，最后用叩击和震动刺激

4. 关节活动度锻炼

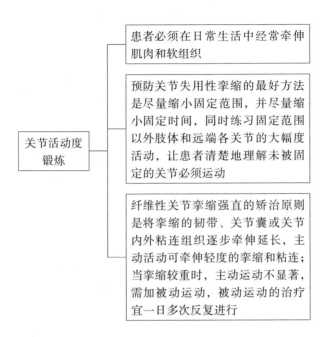

关节活动度锻炼 —— 患者必须在日常生活中经常牵伸肌肉和软组织

预防关节失用性挛缩的最好方法是尽量缩小固定范围，并尽量缩小固定时间，同时练习固定范围以外肢体和远端各关节的大幅度活动，让患者清楚地理解未被固定的关节必须运动

纤维性关节挛缩强直的矫治原则是将挛缩的韧带、关节囊或关节内外粘连组织逐步牵伸延长，主动活动可牵伸轻度的挛缩和粘连；当挛缩较重时，主动运动不显著，需加被动运动，被动运动的治疗宜一日多次反复进行

5. 其他康复护理措施

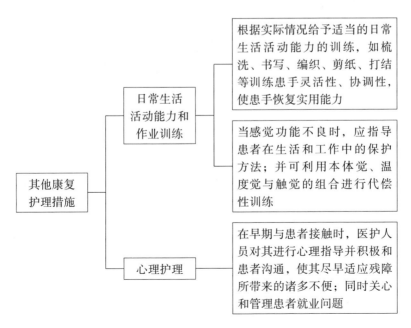

其他康复护理措施 —— 日常生活活动能力和作业训练

根据实际情况给予适当的日常生活活动能力的训练，如梳洗、书写、编织、剪纸、打结等训练患手灵活性、协调性，使患手恢复实用能力

当感觉功能不良时，应指导患者在生活和工作中的保护方法；并可利用本体觉、温度觉与触觉的组合进行代偿性训练

心理护理 —— 在早期与患者接触时，医护人员对其进行心理指导并积极和患者沟通，使其尽早适应残障所带来的诸多不便；同时关心和管理患者就业问题

七、注意事项

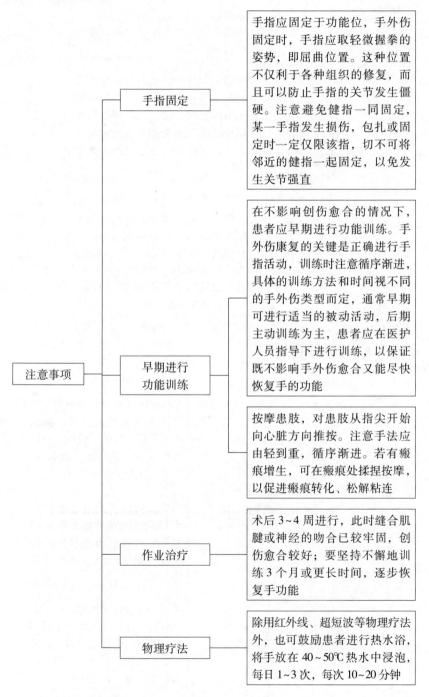

注意事项

手指固定 — 手指应固定于功能位，手外伤固定时，手指应取轻微握拳的姿势，即屈曲位置。这种位置不仅利于各种组织的修复，而且可以防止手指的关节发生僵硬。注意避免健指一同固定，某一手指发生损伤，包扎或固定时一定仅限该指，切不可将邻近的健指一起固定，以免发生关节强直

早期进行功能训练 — 在不影响创伤愈合的情况下，患者应早期进行功能训练。手外伤康复的关键是正确进行手指活动，训练时注意循序渐进，具体的训练方法和时间视不同的手外伤类型而定，通常早期可进行适当的被动活动，后期主动训练为主，患者应在医护人员指导下进行训练，以保证既不影响手外伤愈合又能尽快恢复手的功能

按摩患肢，对患肢从指尖开始向心脏方向推按。注意手法应由轻到重，循序渐进。若有瘢痕增生，可在瘢痕处揉捏按摩，以促进瘢痕转化、松解粘连

作业治疗 — 术后 3~4 周进行，此时缝合肌腱或神经的吻合已较牢固，创伤愈合较好；要坚持不懈地训练 3 个月或更长时间，逐步恢复手功能

物理疗法 — 除用红外线、超短波等物理疗法外，也可鼓励患者进行热水浴，将手放在 40~50℃ 热水中浸泡，每日 1~3 次，每次 10~20 分钟

第九节　关节置换术后的康复护理

一、概述

1. 定义

人工关节是人们为挽救已失去功能的关节而设计的一种人工器官。人工关节置换术是指通过外科手术方式使用人工关节替代和置换已经失去功能的病伤关节，达到缓解症状、改善功能的目的。

2. 病因

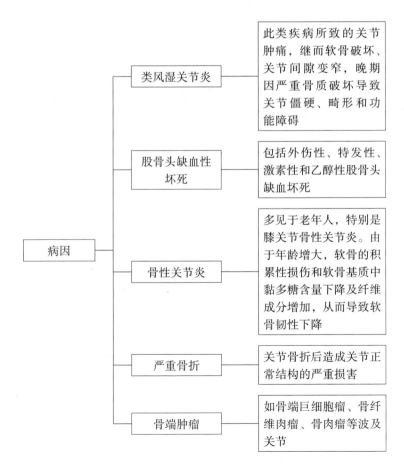

病因

- 类风湿关节炎 —— 此类疾病所致的关节肿痛，继而软骨破坏、关节间隙变窄，晚期因严重骨质破坏导致关节僵硬、畸形和功能障碍

- 股骨头缺血性坏死 —— 包括外伤性、特发性、激素性和乙醇性股骨头缺血坏死

- 骨性关节炎 —— 多见于老年人，特别是膝关节骨性关节炎。由于年龄增大，软骨的积累性损伤和软骨基质中黏多糖含量下降及纤维成分增加，从而导致软骨韧性下降

- 严重骨折 —— 关节骨折后造成关节正常结构的严重损害

- 骨端肿瘤 —— 如骨端巨细胞瘤、骨纤维肉瘤、骨肉瘤等波及关节

二、主要功能障碍

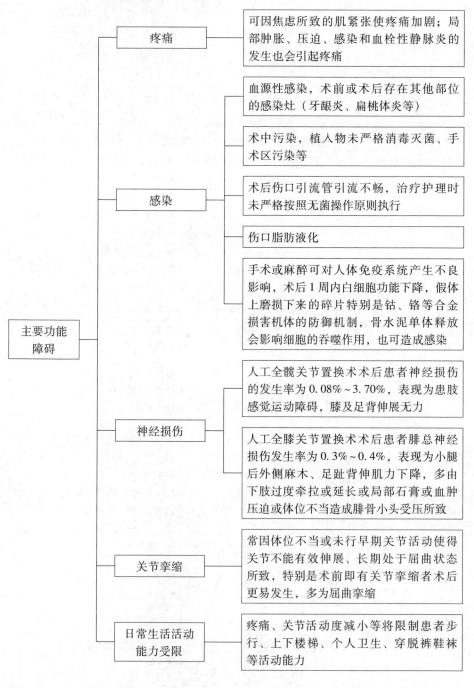

主要功能障碍

疼痛 —— 可因焦虑所致的肌紧张使疼痛加剧；局部肿胀、压迫、感染和血栓性静脉炎的发生也会引起疼痛

感染

- 血源性感染，术前或术后存在其他部位的感染灶（牙龈炎、扁桃体炎等）
- 术中污染，植入物未严格消毒灭菌、手术区污染等
- 术后伤口引流管引流不畅，治疗护理时未严格按照无菌操作原则执行
- 伤口脂肪液化
- 手术或麻醉可对人体免疫系统产生不良影响，术后1周内白细胞功能下降，假体上磨损下来的碎片特别是钴、铬等合金损害机体的防御机制，骨水泥单体释放会影响细胞的吞噬作用，也可造成感染

神经损伤

- 人工全髋关节置换术术后患者神经损伤的发生率为0.08%~3.70%，表现为患肢感觉运动障碍，膝及足背伸展无力
- 人工全膝关节置换术术后患者腓总神经损伤发生率为0.3%~0.4%，表现为小腿后外侧麻木、足趾背伸肌力下降，多由下肢过度牵拉或延长或局部石膏或血肿压迫或体位不当造成腓骨小头受压所致

关节挛缩 —— 常因体位不当或未行早期关节活动使得关节不能有效伸展、长期处于屈曲状态所致，特别是术前即有关节挛缩者术后更易发生，多为屈曲挛缩

日常生活活动能力受限 —— 疼痛、关节活动度减小等将限制患者步行、上下楼梯、个人卫生、穿脱裤鞋袜等活动能力

三、康复评定

1. 术前评定

术前评定应包括全身整体状况以及单项的康复评定。

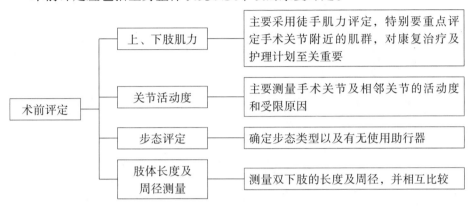

2. 术后评定

术后评定可分别在门诊患者术后 1~2 天、1 周、2 周，住院患者术后 1 个月、3 个月和 6 个月进行。评定内容如下。

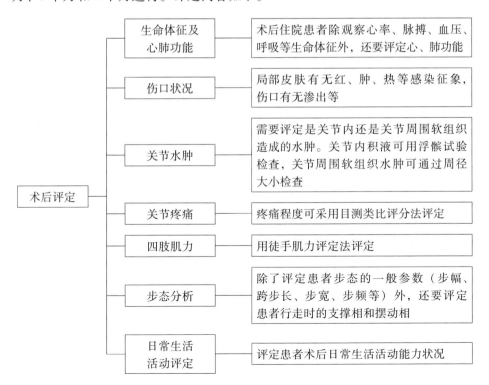

四、主要护理问题

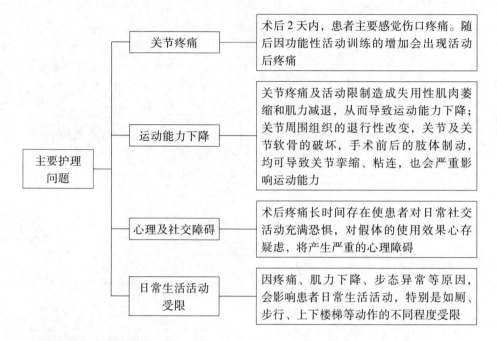

主要护理问题

- 关节疼痛 —— 术后 2 天内，患者主要感觉伤口疼痛。随后因功能性活动训练的增加会出现活动后疼痛

- 运动能力下降 —— 关节疼痛及活动限制造成失用性肌肉萎缩和肌力减退，从而导致运动能力下降；关节周围组织的退行性改变，关节及关节软骨的破坏，手术前后的肢体制动，均可导致关节挛缩、粘连，也会严重影响运动能力

- 心理及社交障碍 —— 术后疼痛长时间存在使患者对日常社交活动充满恐惧，对假体的使用效果心存疑虑，将产生严重的心理障碍

- 日常生活活动受限 —— 因疼痛、肌力下降、步态异常等原因，会影响患者日常生活活动，特别是如厕、步行、上下楼梯等动作的不同程度受限

五、护理目标

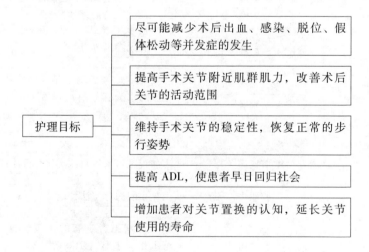

护理目标

- 尽可能减少术后出血、感染、脱位、假体松动等并发症的发生

- 提高手术关节附近肌群肌力，改善术后关节的活动范围

- 维持手术关节的稳定性，恢复正常的步行姿势

- 提高 ADL，使患者早日回归社会

- 增加患者对关节置换的认知，延长关节使用的寿命

六、康复护理措施

1. 人工全髋关节置换术后康复训练

（1）术后早期：术后早期一般是指术后 5 日内的训练。

术后早期

- 体位
  - 人工全髋关节置换术术后必须保持患肢外展中立位。术侧肢体下方垫软枕，使髋关节稍屈曲，两腿间可放置软枕或三角垫，穿防外旋鞋。搬动和移动患者时应将整个髋关节抬起，不能只牵拉抬动患肢
  - 人工全髋关节置换术术后康复开始于术后第 1 日，先从仰卧位练习开始，包括踝泵、股四头肌及臀肌等长收缩、足跟滑动使髋屈曲至 45°角、髋关节内旋至中立位。然后逐步过渡到坐位膝关节伸直及髋关节屈曲练习，同时注意髋部禁忌动作，告知患者一次坐位时间不得超过 1 小时，以免引起髋部不适及僵硬
  - 若患者条件允许，再过渡到站立训练，包括站立位髋关节后伸、外展及膝关节屈曲练习。当侧卧于健侧，两腿必须用软的大枕头相隔，避免髋关节屈曲超过 45°~60°。发现患肢缩短时，应立即与医师联系，及时摄片检查是否脱位
- 肌力及关节活动范围训练
  - 术后当日即可进行患肢自足背开始的向心性按摩以及足趾、足踝关节主动、被动伸屈练习；第 2~3 日，拔除引流管，去防外旋鞋，便可进行髋关节屈伸练习、髋关节伸展和旋转练习，以训练髋关节活动度。屈伸练习逐渐由被动向主动加辅助，到完全主动练习过渡
  - 被动训练常用持续性被动活动器辅助。其活动范围可随时调节并逐步增加，活动速度比较缓慢、均匀，易被患者接受。一般将持续性被动活动开始的最大活动角度定为 40°，此时髋关节活动范围为 25°~45°，以后每日增加 5°~10°，每日可训练 3~4 小时。至术后 1 周左右，持续性被动活动最大活动角为 90°，髋关节活动范围为 25°~85°，此时可停用持续性被动活动，而以主动活动为主
  - 关节旋转练习包括伸直位和屈髋位，屈髋位练习时双手拉住床上支架做上身轻度左右摇摆，注意臀部不能离床；当术侧髋关节中度屈曲位不稳定时，应避免上身向术侧倾斜。另外，还要加强上肢肌力练习，以便日后较好地使用拐杖

（2）术后中期：术后中期是指术后 5 日至 2 周期间的训练。此期训练方法以主动和抗阻力训练为主，训练的主要目的是恢复关节活动度，进一步提高肌力。

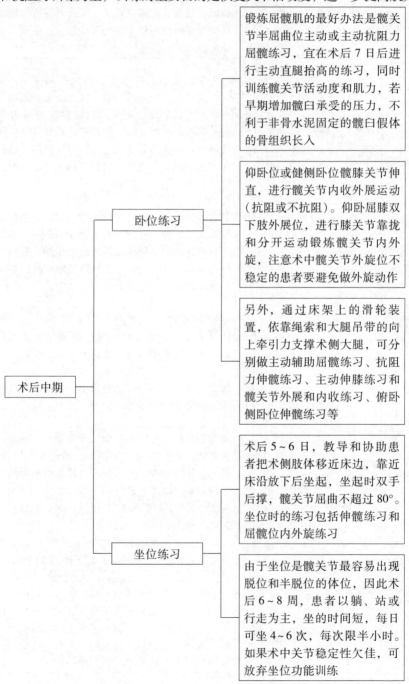

术后中期

卧位练习

锻炼屈髋肌的最好办法是髋关节半屈曲位主动或主动抗阻力屈髋练习，宜在术后 7 日后进行主动直腿抬高的练习，同时训练髋关节活动度和肌力，若早期增加髋臼承受的压力，不利于非骨水泥固定的髋臼假体的骨组织长入

仰卧位或健侧卧位髋膝关节伸直，进行髋关节内收外展运动（抗阻或不抗阻）。仰卧屈膝双下肢外展位，进行膝关节靠拢和分开运动锻炼髋关节内外旋，注意术中髋关节外旋位不稳定的患者要避免做外旋动作

另外，通过床架上的滑轮装置，依靠绳索和大腿吊带的向上牵引力支撑术侧大腿，可分别做主动辅助屈髋练习、抗阻力伸髋练习、主动伸膝练习和髋关节外展和内收练习、俯卧侧卧位伸髋练习等

坐位练习

术后 5~6 日，教导和协助患者把术侧肢体移近床边，靠近床沿放下后坐起，坐起时双手后撑，髋关节屈曲不超过 80°。坐位时的练习包括伸髋练习和屈髋位内外旋练习

由于坐位是髋关节最容易出现脱位和半脱位的体位，因此术后 6~8 周，患者以躺、站或行走为主，坐的时间短，每日可坐 4~6 次，每次限半小时。如果术中关节稳定性欠佳，可放弃坐位功能训练

续流程

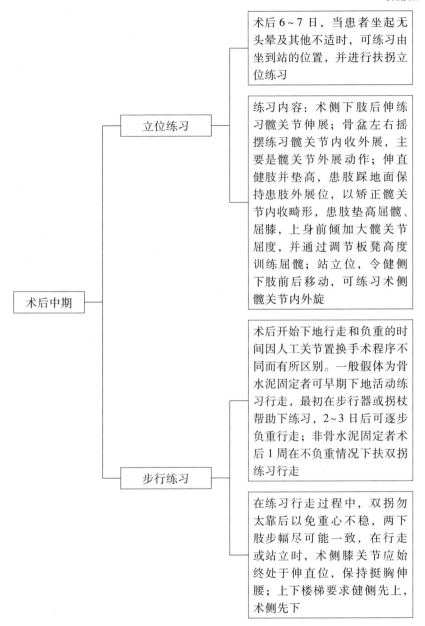

立位练习

术后6~7日，当患者坐起无头晕及其他不适时，可练习由坐到站的位置，并进行扶拐立位练习

练习内容：术侧下肢后伸练习髋关节伸展；骨盆左右摇摆练习髋关节内收外展，主要是髋关节外展动作；伸直健肢并垫高，患肢踩地面保持患肢外展位，以矫正髋关节内收畸形，患肢垫高屈髋、屈膝，上身前倾加大髋关节屈度，并通过调节板凳高度训练屈髋；站立位，令健侧下肢前后移动，可练习术侧髋关节内外旋

术后中期

步行练习

术后开始下地行走和负重的时间因人工关节置换手术程序不同而有所区别。一般假体为骨水泥固定者可早期下地活动练习行走，最初在步行器或拐杖帮助下练习，2~3日后可逐步负重行走；非骨水泥固定者术后1周在不负重情况下扶双拐练习行走

在练习行走过程中，双拐勿太靠后以免重心不稳，两下肢步幅尽可能一致，在行走或站立时，术侧膝关节应始终处于伸直位，保持挺胸伸腰；上下楼梯要求健侧先上，术侧先下

（3）术后晚期：术后晚期是指术后2周以后的训练。此期关节已不易发生脱位，手术切口及周围组织已纤维瘢痕化，关节周围软组织较牢固，故此期应注意加强患髋外展、外旋和内收功能锻炼。

让患者坐在椅子上，伸直健侧下肢，在双上肢的帮助下，屈膝、屈髋将患肢小腿置于健侧膝前，一手握住患肢足底，一手放于患膝内侧，轻轻向下按压，并逐渐屈曲健侧肢体膝关节。这个动作包含了髋关节屈曲、内收和外旋

术后晚期

踏车练习也在术后 2~3 周开始，根据患者具体情况调整车速、时间及坐垫高度

还要训练走斜坡、上下楼梯等，进一步增强肌力和关节活动度，加强平衡力和协调力

2. 人工全膝关节置换术后康复训练

（1）术后早期：术后早期是指术后 1 日内的训练。此期训练目的是减少并发症，促进伤口愈合，防止肌肉萎缩，改善关节活动度，增强肌力。此期疼痛较重，为减轻疼痛和出血，牵拉挛缩的软组织，术后通常用石膏托固定膝关节于伸直位 3~4 日。

术后当日抬高患肢，保持中立位，防止患肢外旋压迫腓总神经引起麻痹；踝关节被动伸屈及旋转运动，使用静脉泵或患肢穿弹力袜促进血液循环

术后第 1 日开始进行股四头肌等长收缩练习，尽力背屈踝关节，尽量伸膝，使髌骨向近端牵拉，持续 5~10 秒，每小时可做 50 次

术后早期

第 2~3 日拔除伤口引流管后，进行膝关节持续被动活动。方法是从 0°~40°开始，逐日增加 5°~10°，每日 2~3 次，每次 1 小时。有的学者主张术后第 1 日开始持续性被动活动，每日连续活动 12 小时

当股四头肌及腘绳肌肌力得到一定程度的恢复，伤口疼痛较轻时，在持续性被动活动锻炼的同时，进行主动膝关节屈伸活动，训练屈伸肌肌力。具体方法包括辅助主动膝关节屈伸活动、随意主动膝关节屈伸活动和抗阻力主动膝关节屈伸活动。膝关节屈伸训练可取仰卧位、俯卧位及坐位

（2）术后中期：术后中期是指术后 4 日至 2 周期间的训练。此期锻炼的目的是关节活动度的训练，至少达到 0°~90°；其次是肌力的训练。

术后中期

患者继续持续性被动活动和主动膝关节伸屈训练；仰卧位抗阻和不抗阻直腿抬高，主要锻炼股直肌，坐位主动伸膝练习主要训练股中间肌及内侧肌、外侧肌

使用骨水泥的患者，术后第 4 日开始练习下地行走，不用骨水泥者推迟至术后 5~6 周，以免影响骨组织长入而达不到生物固定的目的

正确的行走姿势是扶双拐，抬头挺胸收腹，站立位伸膝屈髋，迈出第一步，站稳后身体略前倾，再迈出另一条腿，若关节不稳，可带膝支架。对术前有较为严重屈膝畸形的患者，夜间仍用石膏托固定于伸膝位至术后 4~6 日

注意训练髋关节活动度和髋肌肌力，以及健侧肢体及上肢、背部、腹部肌肉肌力，恢复体力

（3）术后晚期：术后晚期（术后 2~6 周）以增强肌力为主，继续保持关节活动度。利用徒手、滑车、重锤、沙包或摩擦力、浮力、流体阻力进行主动抗阻力运动；还有屈膝坐位起立、下蹲起立、上下楼梯、静态自行车等生活功能训练和其他日常生活活动能力训练、作业治疗、理疗等。

七、注意事项

患者出院前为其制订好随访计划、康复措施及注意事项等，并告知家属，让家属熟悉康复训练细节，协助患者康复。

注意事项

人工关节置换术后做好随诊工作，若出现手术关节异常情况，应及时与手术医师联系。患者接受其他治疗或手术时，应告诉医师曾行关节置换术

注意预防和及时控制感染，以防细菌血运传播造成关节感染

人工全髋关节置换术患者出院后继续进行俯卧位髋关节伸展训练、侧卧位髋关节外展练习，避免内收内旋；继续行直腿抬高及单腿平衡练习、残余髋拉伸练习，并逐步提高其抗阻力强度，延长训练时间以提高肌肉耐力

肌力训练、关节活动度训练、平衡训练、患肢负重练习均需遵循循序渐进原则。活动量的增加可引起下肢水肿，加压弹力袜可最大限度地减轻下肢水肿并预防 DVT 的发生

续流程

注意事项	使用拐杖必须致无疼痛及跛行时方可弃拐。但有些患者为了减少人工关节磨损和防止跌倒，最好终生使用单手杖，尤其是外出放行或长距离行走时。避免重体力劳动和剧烈运动
	避免在凹凸不平或过于光滑的路面上行走；家居地面干爽，无杂物堆放以防跌倒；鞋底宜用软胶，不穿高跟鞋或鞋底过滑的拖鞋等；坐椅高度要适中，不宜坐矮椅或跪下。还要注意适当控制体重，减轻关节负重
	人工全髋关节置换术后易致髋关节脱位的体位在日常生活中应注意避免，包括髋关节屈曲、内收、内旋自坐位站起；双膝并拢双足分开身体向前倾斜取物；髋关节过度屈曲、内收、内旋位，如穿鞋动作、跷"二郎腿"、坐凳或厕所坐桶过低而出现身体前倾；双膝靠拢双足分开的姿势；术侧髋关节伸直内收、外旋位，如向健侧翻身时的动作
	告诫患者术后 6~8 周内避免性生活，性生活时要防止下肢极度外展，并避免受压

第十节　截肢术后的康复护理

一、概述

1. 定义

截肢是指通过外科手术方式将失去生存能力、没有生理功能或因局部疾病严重威胁生命的肢体截除。其中包括截骨（将肢体截除）和关节离断（从关节处分离）两种。

截肢的目的不仅是将已经失活、危及生命或没有生理功能的肢体截除，以挽救患者的生命，更重要的是通过残肢训练和假肢安装，以代偿失去肢体的功能，提高患者的生活质量。

2. 病因

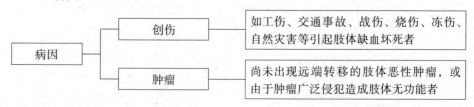

病因	创伤	如工伤、交通事故、战伤、烧伤、冻伤、自然灾害等引起肢体缺血坏死者
	肿瘤	尚未出现远端转移的肢体恶性肿瘤，或由于肿瘤广泛侵犯造成肢体无功能者

续流程

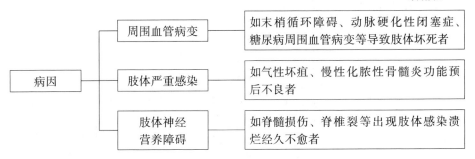

3. 分类

通常按截肢部位分类，可分为上肢截肢和下肢截肢。

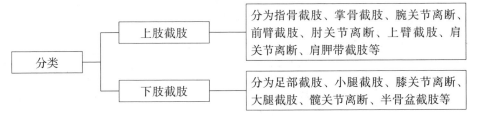

二、主要功能障碍

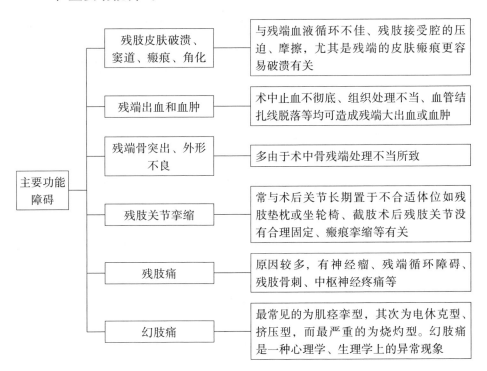

三、康复评定

1. 全身状况的评定

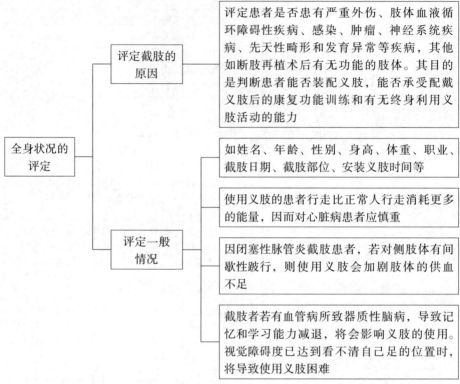

全身状况的评定 —— 评定截肢的原因 —— 评定患者是否患有严重外伤、肢体血液循环障碍性疾病、感染、肿瘤、神经系统疾病、先天性畸形和发育异常等疾病，其他如断肢再植术后有无功能的肢体。其目的是判断患者能否装配义肢，能否承受配戴义肢后的康复功能训练和有无终身利用义肢活动的能力

全身状况的评定 —— 评定一般情况
- 如姓名、年龄、性别、身高、体重、职业、截肢日期、截肢部位、安装义肢时间等
- 使用义肢的患者行走比正常人行走消耗更多的能量，因而对心脏病患者应慎重
- 因闭塞性脉管炎截肢患者，若对侧肢体有间歇性跛行，则使用义肢会加剧肢体的供血不足
- 截肢者若有血管病所致器质性脑病，导致记忆和学习能力减退，将会影响义肢的使用。视觉障碍度已达到看不清自己足的位置时，将导致使用义肢困难

2. 残肢的评定

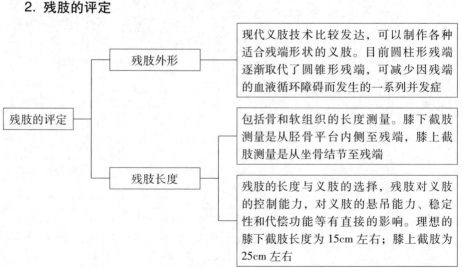

残肢的评定 —— 残肢外形 —— 现代义肢技术比较发达，可以制作各种适合残端形状的义肢。目前圆柱形残端逐渐取代了圆锥形残端，可减少因残端的血液循环障碍而发生的一系列并发症

残肢的评定 —— 残肢长度
- 包括骨和软组织的长度测量。膝下截肢测量是从胫骨平台内侧至残端，膝上截肢测量是从坐骨结节至残端
- 残肢的长度与义肢的选择，残肢对义肢的控制能力，对义肢的悬吊能力、稳定性和代偿功能等有直接的影响。理想的膝下截肢长度为 15cm 左右；膝上截肢为 25cm 左右

续流程

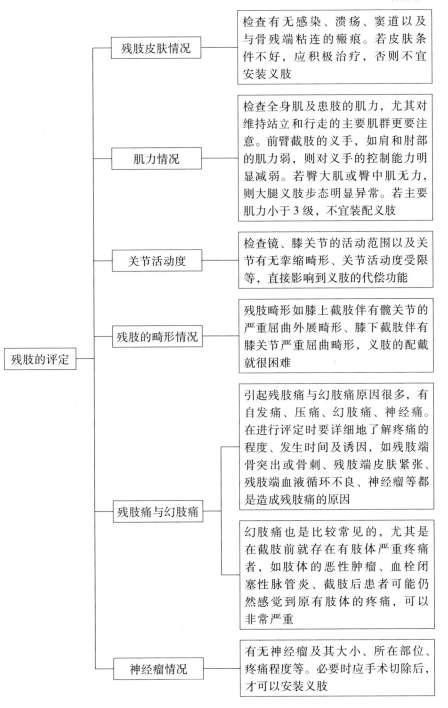

3. 临时义肢的评定

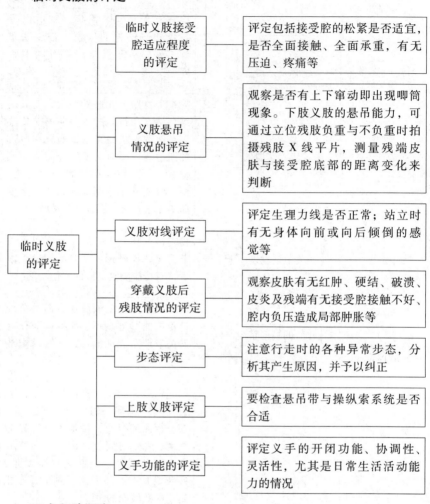

临时义肢的评定	临时义肢接受腔适应程度的评定	评定包括接受腔的松紧是否适宜，是否全面接触、全面承重，有无压迫、疼痛等
	义肢悬吊情况的评定	观察是否有上下窜动即出现唧筒现象。下肢义肢的悬吊能力，可通过立位残肢负重与不负重时拍摄残肢 X 线平片，测量残端皮肤与接受腔底部的距离变化来判断
	义肢对线评定	评定生理力线是否正常；站立时有无身体向前或向后倾倒的感觉等
	穿戴义肢后残肢情况的评定	观察皮肤有无红肿、硬结、破溃、皮炎及残端有无接受腔接触不好、腔内负压造成局部肿胀等
	步态评定	注意行走时的各种异常步态，分析其产生原因，并予以纠正
	上肢义肢评定	要检查悬吊带与操纵索系统是否合适
	义手功能的评定	评定义手的开闭功能、协调性、灵活性，尤其是日常生活活动能力的情况

4. 正式义肢评定

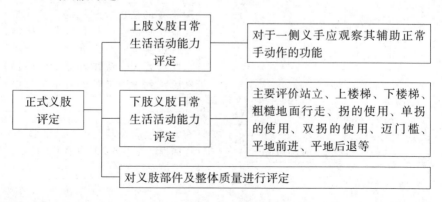

正式义肢评定	上肢义肢日常生活活动能力评定	对于一侧义手应观察其辅助正常手动作的功能
	下肢义肢日常生活活动能力评定	主要评价站立、上楼梯、下楼梯、粗糙地面行走、拐的使用、单拐的使用、双拐的使用、迈门槛、平地前进、平地后退等
	对义肢部件及整体质量进行评定	

四、主要护理问题

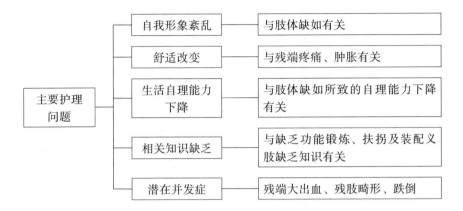

主要护理问题
- 自我形象紊乱 —— 与肢体缺如有关
- 舒适改变 —— 与残端疼痛、肿胀有关
- 生活自理能力下降 —— 与肢体缺如所致的自理能力下降有关
- 相关知识缺乏 —— 与缺乏功能锻炼、扶拐及装配义肢缺乏知识有关
- 潜在并发症 —— 残端大出血、残肢畸形、跌倒

五、护理目标

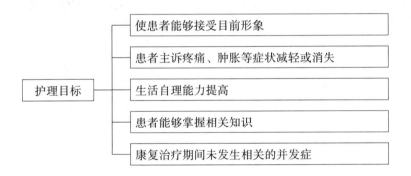

护理目标
- 使患者能够接受目前形象
- 患者主诉疼痛、肿胀等症状减轻或消失
- 生活自理能力提高
- 患者能够掌握相关知识
- 康复治疗期间未发生相关的并发症

六、康复护理措施

1. 截肢术前的康复护理

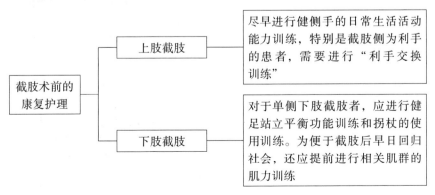

截肢术前的康复护理
- 上肢截肢 —— 尽早进行健侧手的日常生活活动能力训练，特别是截肢侧为利手的患者，需要进行"利手交换训练"
- 下肢截肢 —— 对于单侧下肢截肢者，应进行健足站立平衡功能训练和拐杖的使用训练。为便于截肢后早日回归社会，还应提前进行相关肌群的肌力训练

2. 截肢术后的康复护理

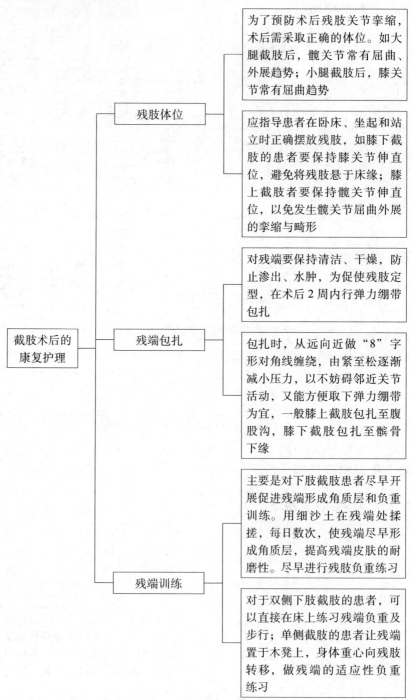

截肢术后的康复护理

- 残肢体位
  - 为了预防术后残肢关节挛缩，术后需采取正确的体位。如大腿截肢后，髋关节常有屈曲、外展趋势；小腿截肢后，膝关节常有屈曲趋势
  - 应指导患者在卧床、坐起和站立时正确摆放残肢，如膝下截肢的患者要保持膝关节伸直位，避免将残肢悬于床缘；膝上截肢者要保持髋关节伸直位，以免发生髋关节屈曲外展的挛缩与畸形

- 残端包扎
  - 对残端要保持清洁、干燥，防止渗出、水肿，为促使残肢定型，在术后2周内行弹力绷带包扎
  - 包扎时，从远向近做"8"字形对角线缠绕，由紧至松逐渐减小压力，以不妨碍邻近关节活动，又能方便取下弹力绷带为宜，一般膝上截肢包扎至腹股沟，膝下截肢包扎至髌骨下缘

- 残端训练
  - 主要是对下肢截肢患者尽早开展促进残端形成角质层和负重训练。用细沙土在残端处揉搓，每日数次，使残端尽早形成角质层，提高残端皮肤的耐磨性。尽早进行残肢负重练习
  - 对于双侧下肢截肢的患者，可以直接在床上练习残端负重及步行；单侧截肢的患者让残端置于木凳上，身体重心向残肢转移，做残端的适应性负重练习

续流程

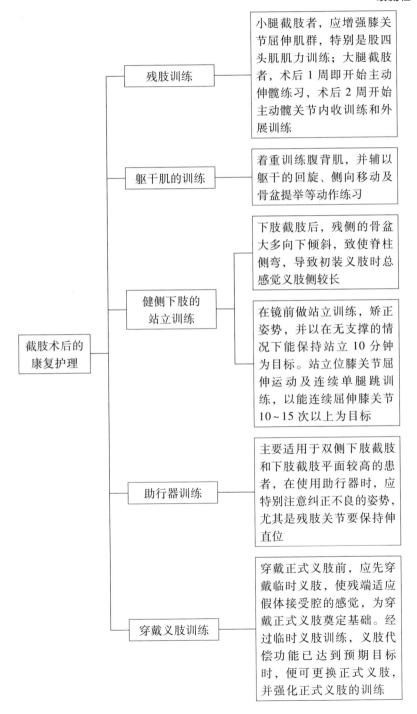

截肢术后的康复护理	残肢训练	小腿截肢者，应增强膝关节屈伸肌群，特别是股四头肌肌力训练；大腿截肢者，术后 1 周即开始主动伸髋练习，术后 2 周开始主动髋关节内收训练和外展训练
	躯干肌的训练	着重训练腹背肌，并辅以躯干的回旋、侧向移动及骨盆提举等动作练习
	健侧下肢的站立训练	下肢截肢后，残侧的骨盆大多向下倾斜，致使脊柱侧弯，导致初装义肢时总感觉义肢侧较长
		在镜前做站立训练，矫正姿势，并以在无支撑的情况下能保持站立 10 分钟为目标。站立位膝关节屈伸运动及连续单腿跳训练，以能连续屈伸膝关节 10~15 次以上为目标
	助行器训练	主要适用于双侧下肢截肢和下肢截肢平面较高的患者，在使用助行器时，应特别注意纠正不良的姿势，尤其是残肢关节要保持伸直位
	穿戴义肢训练	穿戴正式义肢前，应先穿戴临时义肢，使残端适应假体接受腔的感觉，为穿戴正式义肢奠定基础。经过临时义肢训练，义肢代偿功能已达到预期目标时，便可更换正式义肢，并强化正式义肢的训练

3. 截肢并发症的护理

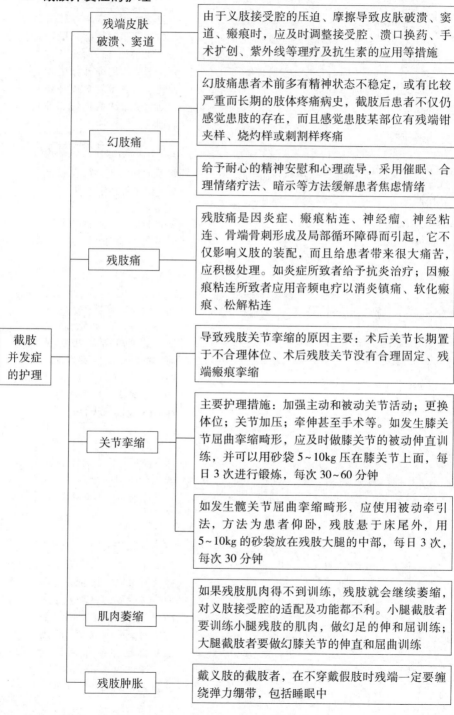

截肢并发症的护理

- 残端皮肤破溃、窦道 —— 由于义肢接受腔的压迫、摩擦导致皮肤破溃、窦道、瘢痕时，应及时调整接受腔、溃口换药、手术扩创、紫外线等理疗及抗生素的应用等措施

- 幻肢痛
  - 幻肢痛患者术前多有精神状态不稳定，或有比较严重而长期的肢体疼痛病史，截肢后患者不仅仍感觉患肢的存在，而且感觉患肢某部位有残端钳夹样、烧灼样或刺割样疼痛
  - 给予耐心的精神安慰和心理疏导，采用催眠、合理情绪疗法、暗示等方法缓解患者焦虑情绪

- 残肢痛 —— 残肢痛是因炎症、瘢痕粘连、神经瘤、神经粘连、骨端骨刺形成及局部循环障碍而引起，它不仅影响义肢的装配，而且给患者带来很大痛苦，应积极处理。如炎症所致者给予抗炎治疗；因瘢痕粘连所致者应用音频电疗以消炎镇痛、软化瘢痕、松解粘连

- 关节挛缩
  - 导致残肢关节挛缩的原因主要：术后关节长期置于不合理体位、术后残肢关节没有合理固定、残端瘢痕挛缩
  - 主要护理措施：加强主动和被动关节活动；更换体位；关节加压；牵伸甚至手术等。如发生膝关节屈曲挛缩畸形，应及时做膝关节的被动伸直训练，并可用砂袋 5~10kg 压在膝关节上面，每日 3 次进行锻炼，每次 30~60 分钟
  - 如发生髋关节屈曲挛缩畸形，应使用被动牵引法，方法为患者仰卧，残肢悬于床尾外，用 5~10kg 的砂袋放在残肢大腿的中部，每日 3 次，每次 30 分钟

- 肌肉萎缩 —— 如果残肢肌肉得不到训练，残肢就会继续萎缩，对义肢接受腔的适配及功能都不利。小腿截肢者要训练小腿残肢的肌肉，做幻足的伸和屈训练；大腿截肢者要做幻膝关节的伸直和屈曲训练

- 残肢肿胀 —— 戴义肢的截肢者，在不穿戴假肢时残端一定要缠绕弹力绷带，包括睡眠中

七、注意事项

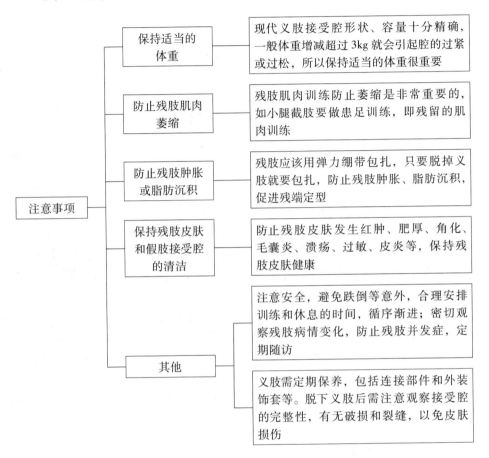

注意事项

保持适当的体重 —— 现代义肢接受腔形状、容量十分精确，一般体重增减超过 3kg 就会引起腔的过紧或过松，所以保持适当的体重很重要

防止残肢肌肉萎缩 —— 残肢肌肉训练防止萎缩是非常重要的，如小腿截肢要做患足训练，即残留的肌肉训练

防止残肢肿胀或脂肪沉积 —— 残肢应该用弹力绷带包扎，只要脱掉义肢就要包扎，防止残肢肿胀、脂肪沉积，促进残端定型

保持残肢皮肤和假肢接受腔的清洁 —— 防止残肢皮肤发生红肿、肥厚、角化、毛囊炎、溃疡、过敏、皮炎等，保持残肢皮肤健康

其他 —— 注意安全，避免跌倒等意外，合理安排训练和休息的时间，循序渐进；密切观察残肢病情变化，防止残肢并发症，定期随访

义肢需定期保养，包括连接部件和外装饰套等。脱下义肢后需注意观察接受腔的完整性，有无破损和裂缝，以免皮肤损伤

第八章
代谢性疾病的康复护理

第一节　糖尿病的康复护理

一、概述

糖尿病（DM）是由多种病因引起的以慢性高血糖为特征的代谢紊乱。按1997 年 WHO 对糖尿病分型和诊断的新建议，按病因把糖尿病分为四种类型：1 型糖尿病（有两个亚型）、2 型糖尿病、其他特殊类型糖尿病（有 8 个亚型）和妊娠期糖尿病。在流行病学的研究中主要以 1 型和 2 型糖尿病为主，后者占糖尿病的 85% 左右。

糖尿病的病因和发病机制较为复杂，至今尚未明了。1 型糖尿病主要表现为胰岛 B 细胞的大部分破坏和胰岛素的绝对缺乏，造成 B 细胞破坏的原因可能是遗传与环境因素相互作用，引发特异性的自身免疫反应，选择性破坏胰岛 B 细胞。2 型糖尿病发病是指由于胰岛素抵抗为主伴胰岛素分泌不足，或者胰岛素分泌不足为主，伴或不伴胰岛素抵抗的糖尿病。其发病由遗传和环境因素共同引起。

二、主要功能障碍

1. 糖尿病的症状

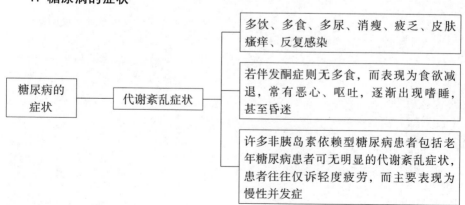

续流程

糖尿病的症状	慢性并发症症状	主要累及大血管及微血管病变，包括心血管、肾脏、神经和脑部病变、皮肤及牙龈感染等
		症状可有心慌、心前区疼痛；下肢疼痛、感觉异常、麻木，烧灼痛（尤以夜间为重）；间歇性跛行；水肿、尿频、尿急、尿痛、排尿困难和少尿；阳痿、月经少或闭经；直立性低血压；腹泻、便秘或两者交替；眼球运动障碍、视力减退等。如伴感染则可发热及出现有关系统的局部症状

2. 糖尿病的体征

糖尿病的体征	轻症糖尿病	可无明显病理体征，有各种并发症则可出现相应的体征变化。胰岛素依赖型糖尿病常出现消瘦、体重减轻。如幼年则可有发育迟缓、较矮小。典型的非胰岛素依赖型糖尿病则体重呈"超力型"
	酮症酸中毒	可有不同程度的意识障碍，严重脱水，面颊潮红，口腔黏膜和皮肤干燥、弹性差，眼球凹陷，脉搏细速，血压偏低；呼吸加深加快，呼出气体有烂苹果味；严重时伴有心律失常和（或）心跳、呼吸骤停
	出现糖尿病足	若合并下肢动脉硬化，引起肢体缺血，出现间歇性跛行及休息痛、夜间痛。严重时足背动脉搏动减弱或消失，导致组织缺血性坏死，可发生足部感染，足底溃疡，足趾、足跟坏疽
	不同的慢性并发症会出现不同的体征	有水肿、高血压、肥胖、心律失常、心脏杂音、心动过速、视力障碍、白内障病变、直立性低血压、尿潴留而有膀胱充盈等。早期可有腱反射亢进，后期减弱或消失，震动感减弱或消失，触觉和温觉也有不同程度的降低

三、康复评定

康复评定 ─┬─ 诊断标准

1980 年以来，国际上通用 WHO 的诊断标准。1997 年，美国糖尿病协会（ADA）提出修改糖尿病诊断标准为症状（多尿、多饮、多食和体重减轻）＋随机血糖 ≥ 11.1mmol/L（200mg/dl）或空腹血糖（FPG）≥ 7.0mmol/L（126mg/dl）或口服葡萄耐量试验（OGTT）中 2 小时血糖（2HPG）≥ 11.1mmol/L（200mg/dl）。症状不典型者，需另一日再次证实

─── 糖化血红蛋白

由于红细胞在血液循环中的寿命约 120 天，因此测定糖化血红蛋白 A1c（HbA1c）可反映取血前 4~12 周血糖的总水平。它弥补了空腹血糖只反映瞬时血糖值的不足，而成为糖尿病控制的重要检测指标之一，也是评价血糖控制方案的金标准

血糖控制未达到日常标准或治疗方案调整后，糖尿病患者应每 3 个月检查一次 HbA1c；血糖控制达到目标的糖尿病患者应每年至少检查两次 HbA1c

─── 糖尿病慢性并发症的评估

糖尿病的眼部并发症甚多，以糖尿病视网膜病变最为常见，危害也最大，是主要致盲的眼病。糖尿病患者的致盲率为普通人群的 25 倍，足以说明糖尿病视网膜病变的严重性与危害性

患糖尿病后要定期检查眼底，非增殖期病变出现临床有意义的黄斑水肿，或病变已进入增殖期时应及时采取激光治疗，能使绝大多数糖尿病患者免于失明，通过眼底检查和荧光血管造影来评估糖尿病眼部病变

续流程

康复评定 ── 糖尿病慢性并发症的评估

> 糖尿病肾病（DN）是糖尿病主要的慢性并发症，也是 1 型糖尿病患者的主要死亡原因

> 尿微量白蛋白排泄率（UAER）是诊断早期糖尿病肾病的重要指标，也是判断糖尿病肾病预后的重要指标：UAER<20μg/min 为正常白蛋白尿期；UAER 为 20~200μg/min，即微量白蛋白尿期，临床诊断为早期糖尿病肾病；当 UAER 持续>20μg/min 或常规尿蛋白定量>0.5g/24h，即诊断为临床糖尿病肾病

> 糖尿病多发性神经病变：糖尿病对周围和中枢神经均可造成损害，最常见的是糖尿病多发性神经病变

> 其诊断标准必须符合下列条件：①糖尿病诊断明确；②四肢（至少在双下肢）有持续性疼痛和感觉障碍；③双踇趾或至少有一侧踇趾的振动觉异常，用分度音叉在踇趾末关节处测 3 次振动觉的均值小于正常同年龄组；④双踝反射消失；⑤主侧（按利手测算）腓总神经感觉传导速度低于同年龄组的正常值的 1 个标准差

四、主要护理问题

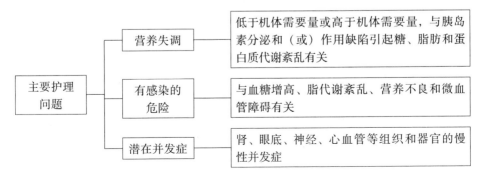

主要护理问题

- 营养失调：低于机体需要量或高于机体需要量，与胰岛素分泌和（或）作用缺陷引起糖、脂肪和蛋白质代谢紊乱有关
- 有感染的危险：与血糖增高、脂代谢紊乱、营养不良和微血管障碍有关
- 潜在并发症：肾、眼底、神经、心血管等组织和器官的慢性并发症

续流程

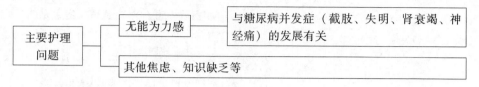

主要护理问题 —— 无能为力感 —— 与糖尿病并发症（截肢、失明、肾衰竭、神经痛）的发展有关

—— 其他焦虑、知识缺乏等

五、护理目标

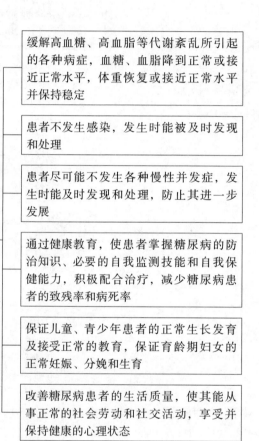

护理目标

缓解高血糖、高血脂等代谢紊乱所引起的各种病症，血糖、血脂降到正常或接近正常水平，体重恢复或接近正常水平并保持稳定

患者不发生感染，发生时能被及时发现和处理

患者尽可能不发生各种慢性并发症，发生时能及时发现和处理，防止其进一步发展

通过健康教育，使患者掌握糖尿病的防治知识、必要的自我监测技能和自我保健能力，积极配合治疗，减少糖尿病患者的致残率和病死率

保证儿童、青少年患者的正常生长发育及接受正常的教育，保证育龄期妇女的正常妊娠、分娩和生育

改善糖尿病患者的生活质量，使其能从事正常的社会劳动和社交活动，享受并保持健康的心理状态

六、康复护理措施

1. 饮食治疗

　　饮食治疗护理是糖尿病最基本的治疗护理措施，也是康复治疗护理的最主要措施。不论何型糖尿病，也不论病情轻重，有无并发症，是否采用药物治疗，均应采取饮食治疗。采取前应向患者介绍饮食治疗护理的目的、意义及具体的措施，使其积极配合。

饮食治疗
- 计算标准体重及全日总热能
  - 按患者的年龄、性别和身高计算标准体重。标准体重/（kg）= 身高/（cm）- 105。根据标准体重和活动情况计算每日所需的总热量
  - 一般成年人按每日每千克标准体重给予的热量：休息时，105 ~ 125kJ（25 ~ 30kcal）；轻体力劳动者，125 ~ 146kJ（30 ~ 35kcal）；中等体力劳动者，146 ~ 167kJ（35 ~ 40kcal）；重体力劳动者：167kJ（40kcal）以上
  - 儿童、孕妇、乳母、营养不良及消瘦伴有消耗性疾病者应酌情增加，肥胖者酌减，使患者体重维持在正常标准范围内（标准体重的±5%）
- 三大产热营养素的分配
  - 以蛋白质占总热能 10% ~ 15%，脂肪占总热能 20% ~ 30%，碳水化合物占总热能的 55% ~ 65% 为宜。儿童、孕妇、乳母、营养不良及消耗性疾病患者，蛋白质可酌情增加
  - 饱和脂肪酸、单不饱和脂肪酸与多不饱和脂肪酸的适宜比例为 1 : 1 : 1，每日从食物中摄入的总胆固醇量，以不超过 300mg 为宜
- 矿物质、维生素、膳食纤维的供给
  - 糖尿病患者膳食中矿物质、维生素应充足供给，尤其铬、锌、钙、维生素 B 以及维生素 C，但钠盐有促使血糖升高的可能，不能太高，以口感清淡为宜
  - 膳食纤维有降低空腹血糖和餐后血糖以及改善葡萄糖耐量的作用，提倡糖尿病患者增加膳食纤维的摄入，每日摄入量不低于 25g

续流程

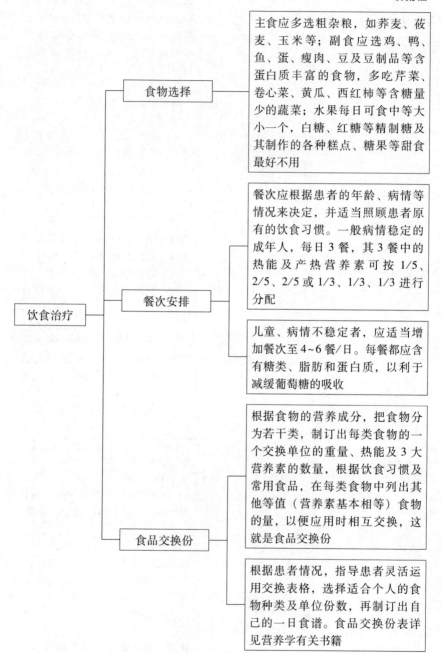

主食应多选粗杂粮，如荞麦、莜麦、玉米等；副食应选鸡、鸭、鱼、蛋、瘦肉、豆及豆制品等含蛋白质丰富的食物，多吃芹菜、卷心菜、黄瓜、西红柿等含糖量少的蔬菜；水果每日可食中等大小一个，白糖、红糖等精制糖及其制作的各种糕点、糖果等甜食最好不用

餐次应根据患者的年龄、病情等情况来决定，并适当照顾患者原有的饮食习惯。一般病情稳定的成年人，每日 3 餐，其 3 餐中的热能及产热营养素可按 1/5、2/5、2/5 或 1/3、1/3、1/3 进行分配

儿童、病情不稳定者，应适当增加餐次至 4~6 餐/日。每餐都应含有糖类、脂肪和蛋白质，以利于减缓葡萄糖的吸收

根据食物的营养成分，把食物分为若干类，制订出每类食物的一个交换单位的重量、热能及 3 大营养素的数量，根据饮食习惯及常用食品，在每类食物中列出其他等值（营养素基本相等）食物的量，以便应用时相互交换，这就是食品交换份

根据患者情况，指导患者灵活运用交换表格，选择适合个人的食物种类及单位份数，再制订出自己的一日食谱。食品交换份表详见营养学有关书籍

食物选择

餐次安排

食品交换份

饮食治疗

2. 运动疗法

运动疗法是糖尿病康复治疗的基本方法之一。轻度和中度糖尿病患者都

可以进行运动治疗，特别是肥胖体型的患者更适合运动学治疗。运动处方应根据患者的工作、生活习惯、个体差异、病情等制订，开始尽量在护士的监护下实施，逐渐过渡到自我监护，并定期复查，调整运动处方。

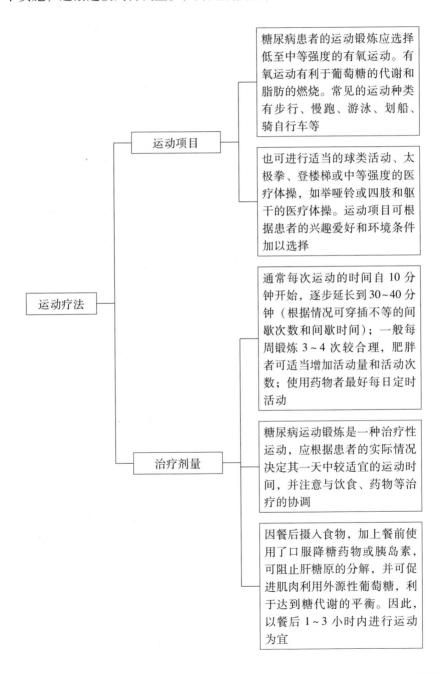

3. 药物治疗

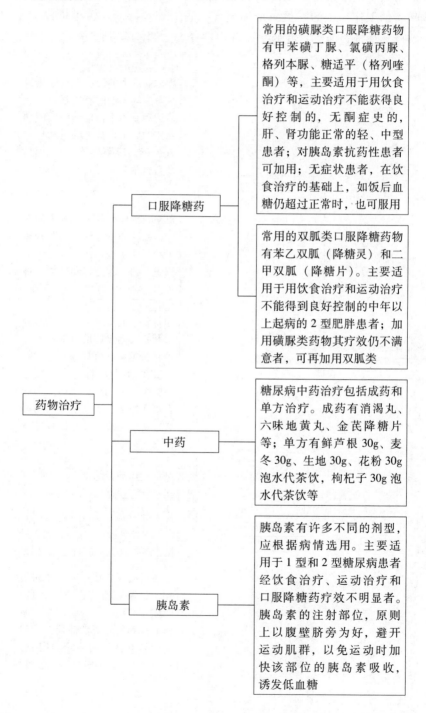

药物治疗 ── 口服降糖药 ── 常用的磺脲类口服降糖药物有甲苯磺丁脲、氯磺丙脲、格列本脲、糖适平（格列喹酮）等，主要适用于用饮食治疗和运动治疗不能获得良好控制的，无酮症史的，肝、肾功能正常的轻、中型患者；对胰岛素抗药性患者可加用；无症状患者，在饮食治疗的基础上，如饭后血糖仍超过正常时，也可服用

常用的双胍类口服降糖药物有苯乙双胍（降糖灵）和二甲双胍（降糖片）。主要适用于用饮食治疗和运动治疗不能得到良好控制的中年以上起病的 2 型肥胖患者；加用磺脲类药物其疗效仍不满意者，可再加用双胍类

中药 ── 糖尿病中药治疗包括成药和单方治疗。成药有消渴丸、六味地黄丸、金芪降糖片等；单方有鲜芦根 30g、麦冬 30g、生地 30g、花粉 30g 泡水代茶饮，枸杞子 30g 泡水代茶饮等

胰岛素 ── 胰岛素有许多不同的剂型，应根据病情选用。主要适用于 1 型和 2 型糖尿病患者经饮食治疗、运动治疗和口服降糖药疗效不明显者。胰岛素的注射部位，原则上以腹壁脐旁为好，避开运动肌群，以免运动时加快该部位的胰岛素吸收，诱发低血糖

4．其他措施

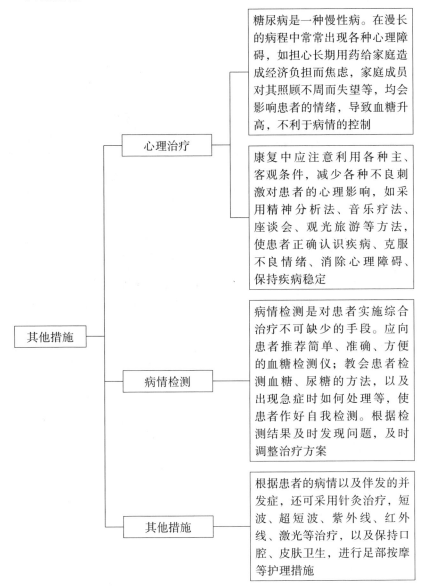

其他措施 —— 心理治疗

糖尿病是一种慢性病。在漫长的病程中常常出现各种心理障碍，如担心长期用药给家庭造成经济负担而焦虑，家庭成员对其照顾不周而失望等，均会影响患者的情绪，导致血糖升高，不利于病情的控制

康复中应注意利用各种主、客观条件，减少各种不良刺激对患者的心理影响，如采用精神分析法、音乐疗法、座谈会、观光旅游等方法，使患者正确认识疾病、克服不良情绪、消除心理障碍、保持疾病稳定

病情检测

病情检测是对患者实施综合治疗不可缺少的手段。应向患者推荐简单、准确、方便的血糖检测仪；教会患者检测血糖、尿糖的方法，以及出现急症时如何处理等，使患者作好自我检测。根据检测结果及时发现问题，及时调整治疗方案

其他措施

根据患者的病情以及伴发的并发症，还可采用针灸治疗、短波、超短波、紫外线、红外线、激光等治疗，以及保持口腔、皮肤卫生，进行足部按摩等护理措施

七、注意事项

糖尿病是一种累及全身及需要终身治疗的疾病，糖尿病患者及其家属必须接受康复教育，进行自我管理，配合医护人员，才能得到良好的治疗效果。

注意事项

- 康复教育目的 —— 患者需了解糖尿病基本知识、诱因、发生、发展和预后，认清慢性并发症的危害，积极应用基本的饮食控制和运动治疗的康复措施，使糖尿病患者达到理想体重，血糖控制良好，延缓和减轻糖尿病慢性并发症的发生和发展

- 饮食治疗原则和方法 —— 饮食要按计划安排每顿的量、种类等，不可随意增加或减少总量，严格限制糖量，少食胆固醇高的食物，忌食动物油和皮

- 重视糖尿病三级预防 —— 以自身保健和社区的支持，积极实施三级预防措施：一级预防是避免糖尿病的发病；二级预防是早期检出，并有效治疗糖尿病；三级预防是延缓和（或）防治糖尿病并发症

- 服用降糖药的指导 —— 患者了解降糖药的作用和不良反应、服用方法和注意事项，重点是低血糖发生的症状及其处理方法、胰岛素药物注射的方法和注意事项等

- 对糖尿病足高危患者的教育
  - 患者应每日检查和清洗足，洗后要擦干，特别是脚趾间，如果本人不能进行者，应请他人帮助，洗足水温应低于 37℃
  - 避免赤足行走或赤足穿鞋
  - 不应该用化学物质或膏药来除去角化组织或胼胝
  - 每日检查鞋的里面并要换袜子
  - 如果视力不佳，不要自己修剪趾甲，要平直地修剪指甲
  - 对干燥的皮肤，应用护肤软膏，但避免涂在脚趾之间
  - 定期让医务人员检查足
  - 一旦出现水疱、割破或疼痛，应立即求治

第二节　骨质疏松症的康复护理

一、概述

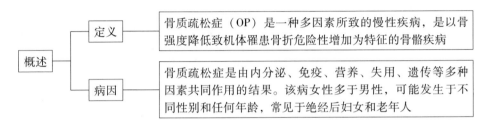

概述
- 定义：骨质疏松症（OP）是一种多因素所致的慢性疾病，是以骨强度降低致机体罹患骨折危险性增加为特征的骨骼疾病
- 病因：骨质疏松症是由内分泌、免疫、营养、失用、遗传等多种因素共同作用的结果。该病女性多于男性，可能发生于不同性别和任何年龄，常见于绝经后妇女和老年人

二、主要功能障碍

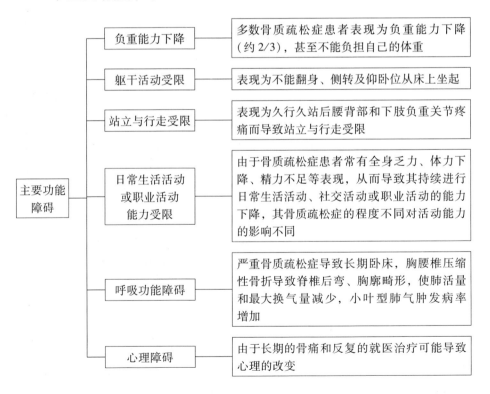

主要功能障碍
- 负重能力下降：多数骨质疏松症患者表现为负重能力下降（约 2/3），甚至不能负担自己的体重
- 躯干活动受限：表现为不能翻身、侧转及仰卧位从床上坐起
- 站立与行走受限：表现为久行久站后腰背部和下肢负重关节疼痛而导致站立与行走受限
- 日常生活活动或职业活动能力受限：由于骨质疏松症患者常有全身乏力、体力下降、精力不足等表现，从而导致其持续进行日常生活活动、社交活动或职业活动的能力下降，其骨质疏松症的程度不同对活动能力的影响不同
- 呼吸功能障碍：严重骨质疏松症导致长期卧床，胸腰椎压缩性骨折导致脊椎后弯、胸廓畸形，使肺活量和最大换气量减少，小叶型肺气肿发病率增加
- 心理障碍：由于长期的骨痛和反复的就医治疗可能导致心理的改变

三、康复评定

用于评估骨质疏松症的指标：发生脆性骨折和（或）骨密度低下。

1. 脆性骨折

脆性骨折是骨强度下降的最终体现，有过脆性骨折即可诊断为骨质疏松症。

2. 骨密度测定

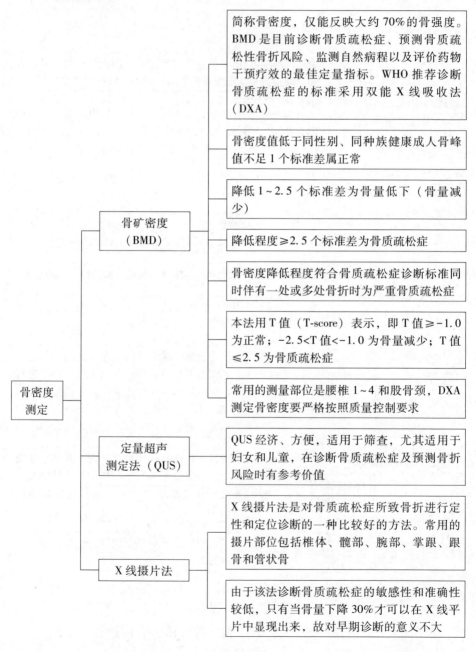

骨密度测定

骨矿密度（BMD）
- 简称骨密度，仅能反映大约70%的骨强度。BMD是目前诊断骨质疏松症、预测骨质疏松性骨折风险、监测自然病程以及评价药物干预疗效的最佳定量指标。WHO推荐诊断骨质疏松症的标准采用双能X线吸收法（DXA）
- 骨密度值低于同性别、同种族健康成人骨峰值不足1个标准差属正常
- 降低1~2.5个标准差为骨量低下（骨量减少）
- 降低程度≥2.5个标准差为骨质疏松症
- 骨密度降低程度符合骨质疏松症诊断标准同时伴有一处或多处骨折时为严重骨质疏松症
- 本法用T值（T-score）表示，即T值≥-1.0为正常；-2.5<T值<-1.0为骨量减少；T值≤2.5为骨质疏松症
- 常用的测量部位是腰椎1~4和股骨颈，DXA测定骨密度要严格按照质量控制要求

定量超声测定法（QUS）
- QUS经济、方便，适用于筛查，尤其适用于妇女和儿童，在诊断骨质疏松症及预测骨折风险时有参考价值

X线摄片法
- X线摄片法是对骨质疏松症所致骨折进行定性和定位诊断的一种比较好的方法。常用的摄片部位包括椎体、髋部、腕部、掌跟、跟骨和管状骨
- 由于该法诊断骨质疏松症的敏感性和准确性较低，只有当骨量下降30%才可以在X线平片中显现出来，故对早期诊断的意义不大

3. 实验室检查

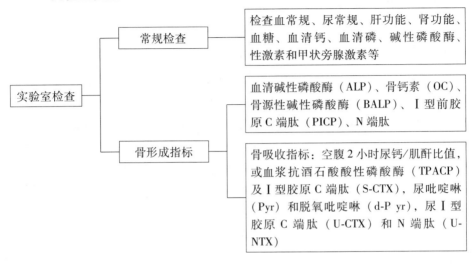

实验室检查
- 常规检查 —— 检查血常规、尿常规、肝功能、肾功能、血糖、血清钙、血清磷、碱性磷酸酶、性激素和甲状旁腺激素等
- 骨形成指标
  - 血清碱性磷酸酶（ALP）、骨钙素（OC）、骨源性碱性磷酸酶（BALP）、I型前胶原 C 端肽（PICP）、N 端肽
  - 骨吸收指标：空腹 2 小时尿钙/肌酐比值，或血浆抗酒石酸酸性磷酸酶（TPACP）及 I 型胶原 C 端肽（S-CTX），尿吡啶啉（Pyr）和脱氧吡啶啉（d-P yr），尿 I 型胶原 C 端肽（U-CTX）和 N 端肽（U-NTX）

四、主要护理问题

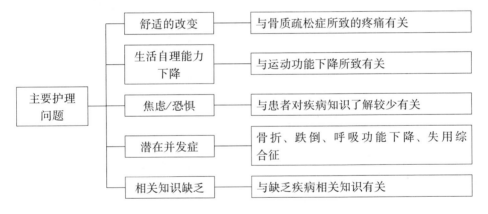

主要护理问题
- 舒适的改变 —— 与骨质疏松症所致的疼痛有关
- 生活自理能力下降 —— 与运动功能下降所致有关
- 焦虑/恐惧 —— 与患者对疾病知识了解较少有关
- 潜在并发症 —— 骨折、跌倒、呼吸功能下降、失用综合征
- 相关知识缺乏 —— 与缺乏疾病相关知识有关

五、护理目标

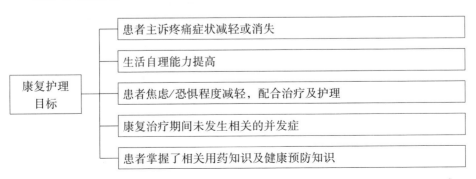

康复护理目标
- 患者主诉疼痛症状减轻或消失
- 生活自理能力提高
- 患者焦虑/恐惧程度减轻，配合治疗及护理
- 康复治疗期间未发生相关的并发症
- 患者掌握了相关用药知识及健康预防知识

六、康复护理措施

1. 饮食护理

骨质疏松症者切勿吸烟、饮酒；应减少饮用含咖啡因的饮品等。骨质疏松症患者要加强营养，以富含钙、磷食物为主，应多进食乳制品、豆制品、绿色蔬菜，并注意补充维生素D含量较高的食物（如动物肝脏、蛋黄）。另外还需补充与骨代谢相关的其他营养，如维生素K、蛋白质以及必需微量元素（氟、锰、锌）等。还应减少钠盐摄入及少食腌制食物，如榨菜、罐头食品等，可减少钙质流失。含丰富钙质的食物有以下4类。

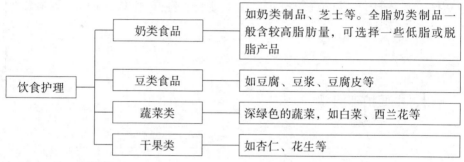

2. 正确的姿势

正确的姿势	指导骨质疏松症患者有意识持续的保持良好的姿势。如正确的下蹲拾物姿势：先靠近物体，健腿在后，健腿微屈曲身体重心下移，腰部保持直立蹲下拾物
	由地面提起重物，正确的动作应当像举重运动员提起杠铃时一样，先蹲下，腰部保持直立位，然后双手握紧重物后起立；转身时，以脚为轴；身体和物体一起转动，不可扭转腰部，移动双腿搬运到指定地点，保持腰部直立蹲下放物
	站立时有意识地把脊背挺直，收缩腹肌增加腹压，使臀大肌收缩，做吸气动作，使胸廓扩展，伸展背部肌肉；其次是面向前方，收回下颌，双肩落下
	尽量做到读书或工作时不向前弯腰，尽可能避免持重物走路

3. 安全措施

安全措施	跌倒是患者骨折及软组织创伤的主要因素，因此要注意家居安全
	室内有充足的光线，地面要保持干燥，无障碍物，地毯要固定

续流程

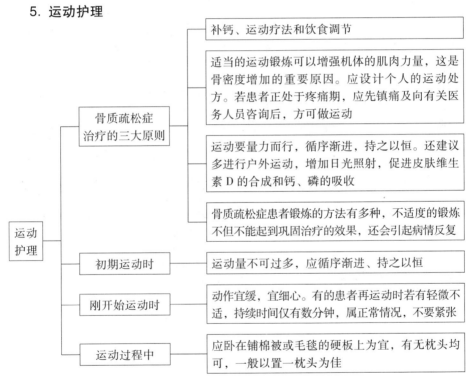

4. 加强围绝经期及绝经后期的护理

围绝经期及绝经后 10 年内是防治骨质疏松症的关键时期，提高钙摄入量及绝经后尽量应用雌激素替代治疗，是目前治疗绝经后骨质疏松症的有效措施。

5. 运动护理

6. 物理治疗

对骨质疏松症引起的疼痛、麻木和骨折有一定的疗效。

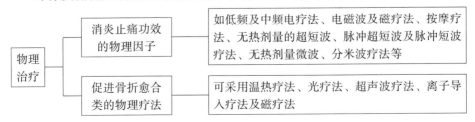

7. 继发骨折的康复护理

继发骨折的康复护理

脊柱压缩性骨折

静卧期间可进行床上维持和强化肌力训练，主要进行背肌、臀肌、腹肌的等长运动训练，3～4周后逐渐进行坐位、站立位的上述肌肉肌力和耐力训练

应坚持早期和以躯干肌等长训练为主的原则，禁止屈曲运动以免引起椎体压缩性骨折，卧位坐起时应保持躯干在伸直位，经侧卧位坐起，或戴腰围后坐起，以防屈曲躯干而加重疼痛或加重椎体压缩

全髋关节置换术后的康复护理

体位：术后避免髋关节屈曲、内收、内旋以防脱位，同时卧位屈伸踝关节和收缩股四头肌，以活血消肿防止肌肉、关节僵硬

体位训练：术后1周在他人帮助下翻身，托臀、膝，患肢与身体同时转，两腿间垫上夹枕，可以在床上坐起至髋关节屈曲小于45°；坐位练习时，防止上身向术侧倾斜

卧-坐-立转移训练时，应坐高椅，膝关节低于髋关节，不要交叉两腿及踝部，不要向前弯身大于90°，坐时身体向后靠，腿向前伸，2周内不要弯身捡东西，不要转身向后取东西

骨水泥固定术后：术后1周进行上下阶梯练习，上梯时应健腿先上，患腿后上，拐杖随后或同时上；下梯时，拐杖先下，患腿随后，健腿最后下，以减少患髋的负重和屈曲

采用多孔表面骨长入型假体，则至少术后6周才能练习步行，骨水泥型假体可在术后第3～7日。训练开始，术肢由不负重-少负重-部分负重-完全负重的进行渐进负重练习，同时进行重心转移训练、立位平衡训练

全髋关节置换术后：避免跑、跳等剧烈活动，避免不良姿势，如低坐起立、跷"二郎腿"或两腿交叉、侧身弯腰或过度向前屈曲；床头柜应放在术侧；经常使患肢处于轻度外展或中立位；避免术侧髋关节伸直、内收、内旋位，避免摔倒

七、注意事项

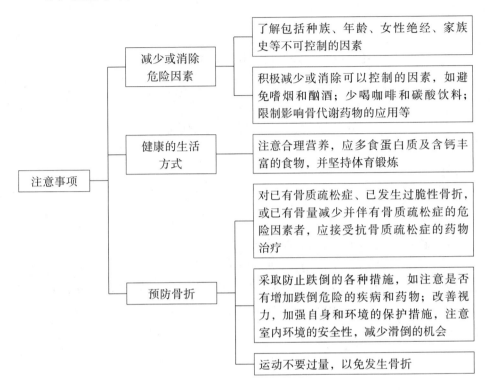

第九章
心血管疾病的康复护理

第一节　原发性高血压的康复护理

一、概述

1. 定义

原发性高血压是指由于动脉血管硬化以及血管运动中枢调节异常所造成的动脉血压持续性增高的一种疾病，又称高血压病。继发于其他疾病的血压升高不包括在内。1999 年 2 月出版的《WHO/ISH 高血压治疗指南》将高血压定义：未服抗高血压药情况下收缩压 ≥ 140mmHg 和舒张压 ≥ 90 mmHg。

2. 病因

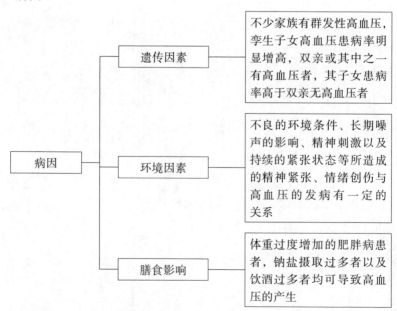

3. 分类

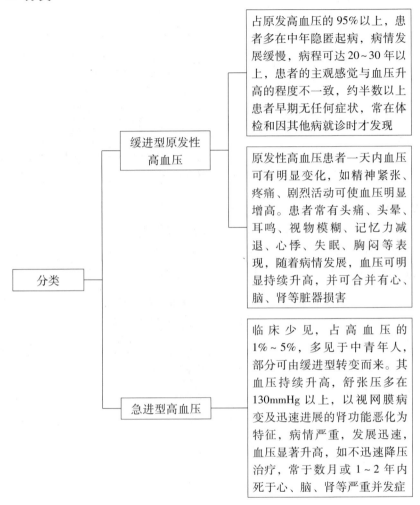

```
                    ┌─ 占原发高血压的95%以上，患
                    │  者多在中年隐匿起病，病情发
                    │  展缓慢，病程可达20~30年以
                    │  上，患者的主观感觉与血压升
                    │  高的程度不一致，约半数以上
                    │  患者早期无任何症状，常在体
          缓进型原发性 │  检和因其他病就诊时才发现
          高血压      │
                    │  原发性高血压患者一天内血压
                    │  可有明显变化，如精神紧张、
                    │  疼痛、剧烈活动可使血压明显
                    │  增高。患者常有头痛、头晕、
                    │  耳鸣、视物模糊、记忆力减
                    └─ 退、心悸、失眠、胸闷等表
分类 ─┤                 现，随着病情发展，血压可明
                       显持续升高，并可合并有心、
                       脑、肾等脏器损害

                    ┌─ 临床少见，占高血压的
                    │  1%~5%，多见于中青年人，
                    │  部分可由缓进型转变而来。其
                    │  血压持续升高，舒张压多在
          急进型高血压 ─┤  130mmHg以上，以视网膜病
                    │  变及迅速进展的肾功能恶化为
                    │  特征，病情严重，发展迅速，
                    │  血压显著升高，如不迅速降压
                    │  治疗，常于数月或1~2年内
                    └─ 死于心、脑、肾等严重并发症
```

二、康复评定及护理目标

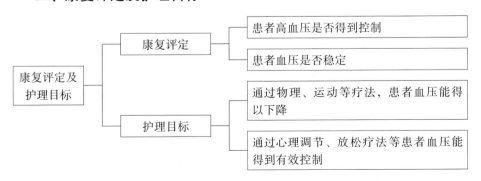

```
                  ┌─ 康复评定 ─┬─ 患者高血压是否得到控制
                  │           └─ 患者血压是否稳定
康复评定及 ─┤
护理目标          │           ┌─ 通过物理、运动等疗法，患者血压能得
                  └─ 护理目标 ─┤  以下降
                              └─ 通过心理调节、放松疗法等患者血压能
                                 得到有效控制
```

三、康复护理措施

1. 物理因子治疗

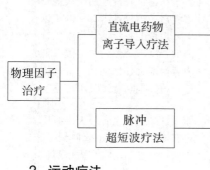

物理因子治疗
- 直流电药物离子导入疗法：在直流电的作用下，药物离子导入体内，在局部组织内堆积，形成"离子堆"，对神经产生镇静作用，从而达到降压的作用。常用药物有10%的硫酸镁、10%的溴化钠、10%碘化钾、1%烟酸，每周1~3次为宜，6~12周为一疗程
- 脉冲超短波疗法：对压力感觉运动神经产生强烈的刺激，可使血压和心跳次数反应性降低，达到降压的效果，无热量脉冲超短波、短波、超短波微热量作用肾区治疗，1次/天，10次为一疗程

2. 运动疗法

国内外的经验证明，运动疗法是防治原发性高血压的有效辅助方法。活动前护理人员在全面了解患者病史、病情和心功能状态后，制订运动处方。运动量以心率为依据，同时参考血压情况，循序渐进。

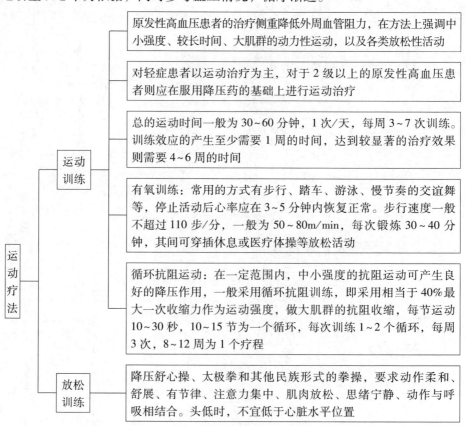

运动疗法
- 运动训练
  - 原发性高血压患者的治疗侧重降低外周血管阻力，在方法上强调中小强度、较长时间、大肌群的动力性运动，以及各类放松性活动
  - 对轻症患者以运动治疗为主，对于2级以上的原发性高血压患者则应在服用降压药的基础上进行运动治疗
  - 总的运动时间一般为30~60分钟，1次/天，每周3~7次训练。训练效应的产生至少需要1周的时间，达到较显著的治疗效果则需要4~6周的时间
  - 有氧训练：常用的方式有步行、踏车、游泳、慢节奏的交谊舞等，停止活动后心率应在3~5分钟内恢复正常。步行速度一般不超过110步/分，一般为50~80m/min，每次锻炼30~40分钟，其间可穿插休息或医疗体操等放松活动
  - 循环抗阻运动：在一定范围内，中小强度的抗阻运动可产生良好的降压作用，一般采用循环抗阻训练，即采用相当于40%最大一次收缩力作为运动强度，做大肌群的抗阻收缩，每节运动10~30秒，10~15节为一个循环，每次训练1~2个循环，每周3次，8~12周为1个疗程
- 放松训练
  - 降压舒心操、太极拳和其他民族形式的拳操，要求动作柔和、舒展、有节律、注意力集中、肌肉放松、思绪宁静、动作与呼吸相结合。头低时，不宜低于心脏水平位置

3. 心理疗法

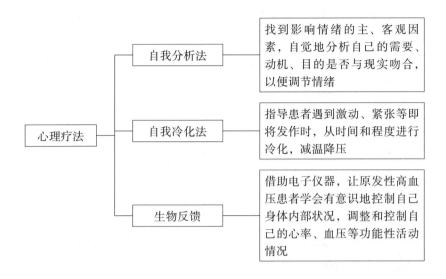

四、注意事项

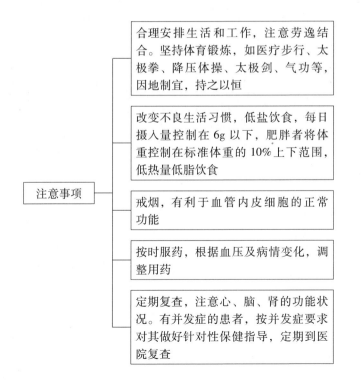

第二节　冠状动脉粥样硬化性心脏病的康复护理

一、概述

1. 定义

冠状动脉粥样硬化性心脏病简称冠心病，是指冠状动脉粥样硬化使血管腔狭窄或阻塞，和（或）因冠状动脉功能性改变（痉挛）导致心肌缺血、缺氧甚至坏死而引起的心脏病，统称冠状动脉性心脏病，亦称缺血性心肌病。

2. 病因

冠心病多发生于 40 岁以上，男性多于女性，体力活动少、缺乏锻炼、肥胖是冠心病的危险因素。

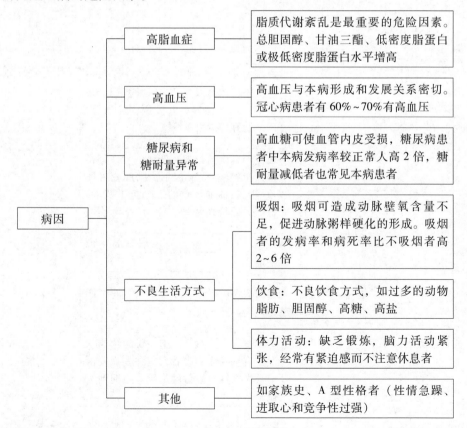

3. 分类

根据冠状动脉病变的部位、范围、血管阻塞程度和心肌供血不足的发展速度、范围和程度的不同，冠心病分为 5 种类型：

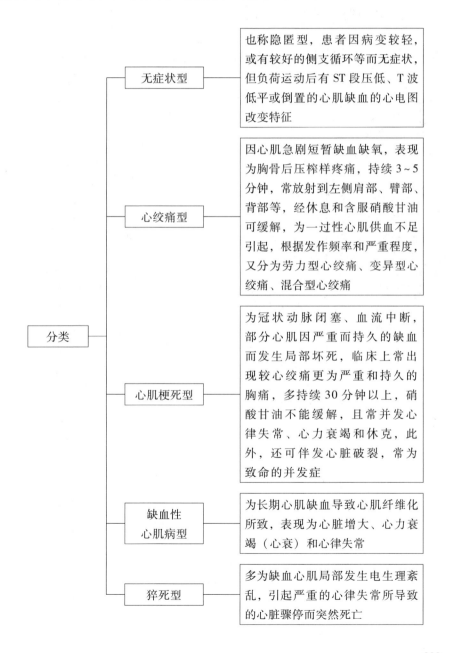

二、主要功能障碍

冠心病患者主要功能障碍的直接原因为冠状动脉狭窄或阻塞导致心肌缺血缺氧。此外，还有一系列继发性躯体和心理障碍。

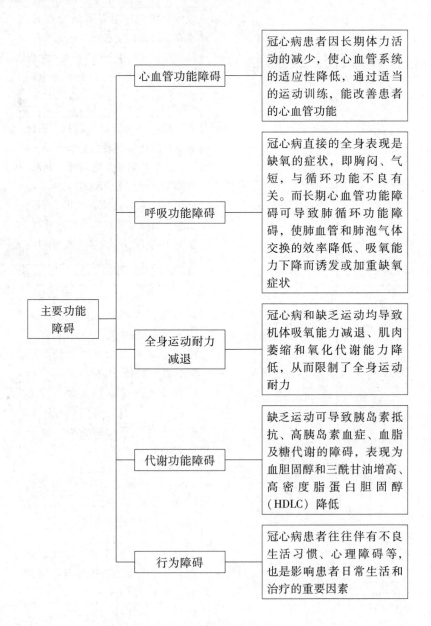

		冠心病患者因长期体力活动的减少，使心血管系统的适应性降低，通过适当的运动训练，能改善患者的心血管功能
	心血管功能障碍	
	呼吸功能障碍	冠心病直接的全身表现是缺氧的症状，即胸闷、气短，与循环功能不良有关。而长期心血管功能障碍可导致肺循环功能障碍，使肺血管和肺泡气体交换的效率降低、吸氧能力下降而诱发或加重缺氧症状
主要功能障碍	全身运动耐力减退	冠心病和缺乏运动均导致机体吸氧能力减退、肌肉萎缩和氧化代谢能力降低，从而限制了全身运动耐力
	代谢功能障碍	缺乏运动可导致胰岛素抵抗、高胰岛素血症、血脂及糖代谢的障碍，表现为血胆固醇和三酰甘油增高、高密度脂蛋白胆固醇（HDLC）降低
	行为障碍	冠心病患者往往伴有不良生活习惯、心理障碍等，也是影响患者日常生活和治疗的重要因素

三、康复评定

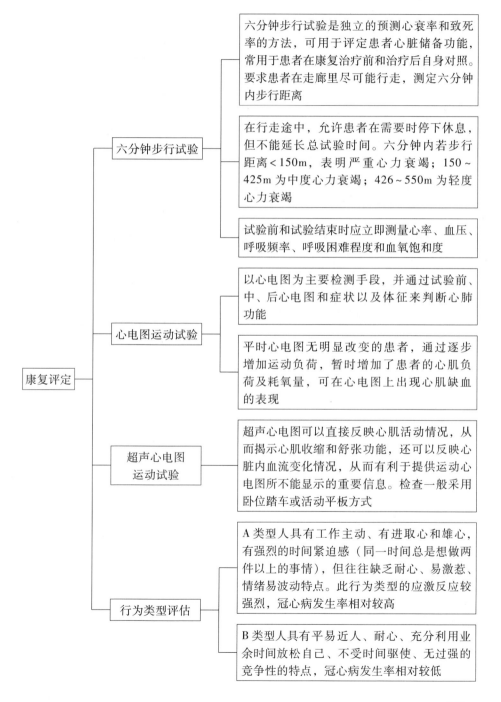

四、主要护理问题

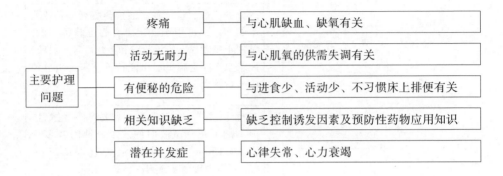

```
                      ┌─── 疼痛 ──────── 与心肌缺血、缺氧有关
                      │
                      ├─── 活动无耐力 ── 与心肌氧的供需失调有关
                      │
主要护理问题 ──────────┼─── 有便秘的危险 ── 与进食少、活动少、不习惯床上排便有关
                      │
                      ├─── 相关知识缺乏 ── 缺乏控制诱发因素及预防性药物应用知识
                      │
                      └─── 潜在并发症 ─── 心律失常、心力衰竭
```

五、护理目标

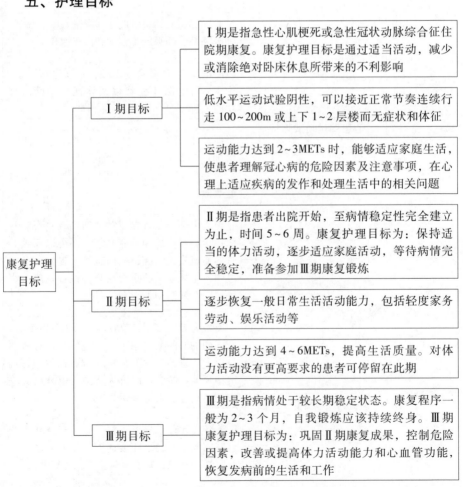

```
                ┌─── Ⅰ期目标 ──┬─── Ⅰ期是指急性心肌梗死或急性冠状动脉综合征住院期康复。康复护理目标是通过适当活动，减少或消除绝对卧床休息所带来的不利影响
                │              │
                │              ├─── 低水平运动试验阴性，可以接近正常节奏连续行走100~200m或上下1~2层楼而无症状和体征
                │              │
                │              └─── 运动能力达到2~3METs时，能够适应家庭生活，使患者理解冠心病的危险因素及注意事项，在心理上适应疾病的发作和处理生活中的相关问题
                │
康复护理目标 ────┼─── Ⅱ期目标 ──┬─── Ⅱ期是指患者出院开始，至病情稳定性完全建立为止，时间5~6周。康复护理目标为：保持适当的体力活动，逐步适应家庭活动，等待病情完全稳定，准备参加Ⅲ期康复锻炼
                │              │
                │              ├─── 逐步恢复一般日常生活活动能力，包括轻度家务劳动、娱乐活动等
                │              │
                │              └─── 运动能力达到4~6METs，提高生活质量。对体力活动没有更高要求的患者可停留在此期
                │
                └─── Ⅲ期目标 ──── Ⅲ期是指病情处于较长期稳定状态。康复程序一般为2~3个月，自我锻炼应该持续终身。Ⅲ期康复护理目标为：巩固Ⅱ期康复成果，控制危险因素，改善或提高体力活动能力和心血管功能，恢复发病前的生活和工作
```

六、康复护理措施

1. Ⅰ期康复护理措施

以循序渐进的方法增加活动量为原则，生命体征一旦稳定，无合并并发症时即可开始。康复护理方案很多，其基本原则是根据患者的自我感觉，尽量进行可以耐受的日常活动。此期活动一般在心脏科进行。

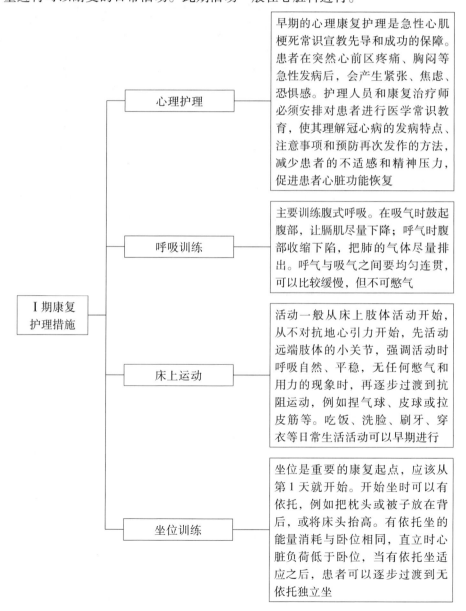

Ⅰ期康复护理措施

心理护理 — 早期的心理康复护理是急性心肌梗死常识宣教先导和成功的保障。患者在突然心前区疼痛、胸闷等急性发病后，会产生紧张、焦虑、恐惧感。护理人员和康复治疗师必须安排对患者进行医学常识教育，使其理解冠心病的发病特点、注意事项和预防再次发作的方法，减少患者的不适感和精神压力，促进患者心脏功能恢复

呼吸训练 — 主要训练腹式呼吸。在吸气时鼓起腹部，让膈肌尽量下降；呼气时腹部收缩下陷，把肺的气体尽量排出。呼气与吸气之间要均匀连贯，可以比较缓慢，但不可憋气

床上运动 — 活动一般从床上肢体活动开始，从不对抗地心引力开始，先活动远端肢体的小关节，强调活动时呼吸自然、平稳，无任何憋气和用力的现象时，再逐步过渡到抗阻运动，例如捏气球、皮球或拉皮筋等。吃饭、洗脸、刷牙、穿衣等日常生活活动可以早期进行

坐位训练 — 坐位是重要的康复起点，应该从第1天就开始。开始坐时可以有依托，例如把枕头或被子放在背后，或将床头抬高。有依托坐的能量消耗与卧位相同，直立时心脏负荷低于卧位，当有依托坐适应之后，患者可以逐步过渡到无依托独立坐

续流程

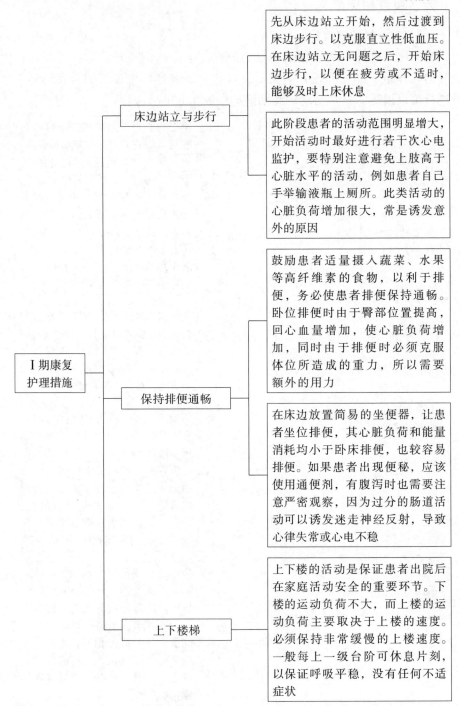

```
                                         ┌─────────────────────────┐
                                         │ 先从床边站立开始，然后过渡到  │
                                         │ 床边步行。以克服直立性低血压。 │
                                         │ 在床边站立无问题之后，开始床  │
                              ┌─────────┤ 边步行，以便在疲劳或不适时，  │
                              │床边站立与步行│ 能够及时上床休息          │
                              │         ├─────────────────────────┤
                              │         │ 此阶段患者的活动范围明显增大， │
                              │         │ 开始活动时最好进行若干次心电  │
                              │         │ 监护，要特别注意避免上肢高于  │
                              │         │ 心脏水平的活动，例如患者自己  │
                              │         │ 手举输液瓶上厕所。此类活动的  │
                              │         │ 心脏负荷增加很大，常是诱发意  │
                              │         │ 外的原因               │
                              │         └─────────────────────────┘
                              │
                              │         ┌─────────────────────────┐
                              │         │ 鼓励患者适量摄入蔬菜、水果  │
                              │         │ 等高纤维素的食物，以利于排  │
                              │         │ 便，务必使患者排便保持通畅。 │
                              │         │ 卧位排便时由于臀部位置提高， │
                              │         │ 回心血量增加，使心脏负荷增  │
                              │         │ 加，同时由于排便时必须克服  │
┌────────┐                    │         │ 体位所造成的重力，所以需要  │
│ I 期康复 │─────────────────┤保持排便通畅│ 额外的用力             │
│ 护理措施 │                    │         ├─────────────────────────┤
└────────┘                    │         │ 在床边放置简易的坐便器，让患  │
                              │         │ 者坐位排便，其心脏负荷和能量  │
                              │         │ 消耗均小于卧床排便，也较容易  │
                              │         │ 排便。如果患者出现便秘，应该  │
                              │         │ 使用通便剂，有腹泻时也需要注  │
                              │         │ 意严密观察，因为过分的肠道活  │
                              │         │ 动可以诱发迷走神经反射，导致  │
                              │         │ 心律失常或心电不稳        │
                              │         └─────────────────────────┘
                              │
                              │         ┌─────────────────────────┐
                              │         │ 上下楼的活动是保证患者出院后  │
                              │         │ 在家庭活动安全的重要环节。下  │
                              │         │ 楼的运动负荷不大，而上楼的运  │
                              └─────────┤ 动负荷主要取决于上楼的速度。 │
                                │上下楼梯│ 必须保持非常缓慢的上楼速度。 │
                                        │ 一般每上一级台阶可休息片刻， │
                                        │ 以保证呼吸平稳，没有任何不适  │
                                        │ 症状                  │
                                        └─────────────────────────┘
```

续流程

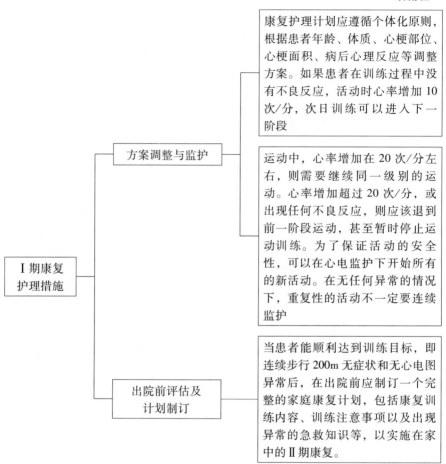

康复护理计划应遵循个体化原则，根据患者年龄、体质、心梗部位、心梗面积、病后心理反应等调整方案。如果患者在训练过程中没有不良反应，活动时心率增加10次/分，次日训练可以进入下一阶段

运动中，心率增加在20次/分左右，则需要继续同一级别的运动。心率增加超过20次/分，或出现任何不良反应，则应该退到前一阶段运动，甚至暂时停止运动训练。为了保证活动的安全性，可以在心电监护下开始所有的新活动。在无任何异常的情况下，重复性的活动不一定要连续监护

当患者能顺利达到训练目标，即连续步行200m无症状和无心电图异常后，在出院前应制订一个完整的家庭康复计划，包括康复训练内容、训练注意事项以及出现异常的急救知识等，以实施在家中的Ⅱ期康复。

2. Ⅱ期康复护理措施

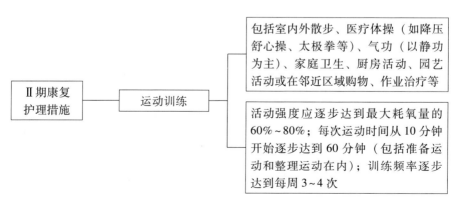

包括室内外散步、医疗体操（如降压舒心操、太极拳等）、气功（以静功为主）、家庭卫生、厨房活动、园艺活动或在邻近区域购物、作业治疗等

活动强度应逐步达到最大耗氧量的60%~80%；每次运动时间从10分钟开始逐步达到60分钟（包括准备运动和整理运动在内）；训练频率逐步达到每周3~4次

续流程

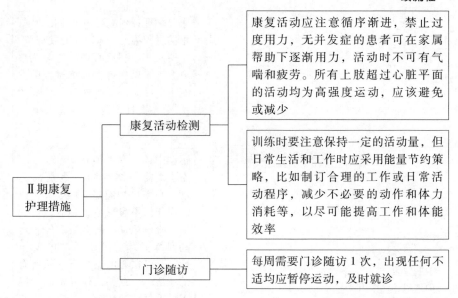

Ⅱ期康复护理措施

康复活动检测
- 康复活动应注意循序渐进，禁止过度用力，无并发症的患者可在家属帮助下逐渐用力，活动时不可有气喘和疲劳。所有上肢超过心脏平面的活动均为高强度运动，应该避免或减少
- 训练时要注意保持一定的活动量，但日常生活和工作时应采用能量节约策略，比如制订合理的工作或日常活动程序，减少不必要的动作和体力消耗等，以尽可能提高工作和体能效率

门诊随访
- 每周需要门诊随访 1 次，出现任何不适均应暂停运动，及时就诊

3. Ⅲ期康复护理措施

此期应以等张和节律性有氧运动为主，在确保安全的前提下，因人而异制订个体化的康复运动方案，循序渐进。

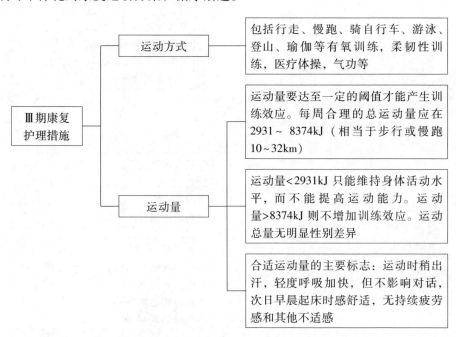

Ⅲ期康复护理措施

运动方式
- 包括行走、慢跑、骑自行车、游泳、登山、瑜伽等有氧训练，柔韧性训练，医疗体操，气功等

运动量
- 运动量要达至一定的阈值才能产生训练效应。每周合理的总运动量应在 2931~8374kJ（相当于步行或慢跑 10~32km）
- 运动量<2931kJ 只能维持身体活动水平，而不能提高运动能力。运动量>8374kJ 则不增加训练效应。运动总量无明显性别差异
- 合适运动量的主要标志：运动时稍出汗，轻度呼吸加快，但不影响对话，次日早晨起床时感舒适，无持续疲劳感和其他不适感

续流程

运动强度：运动训练所规定达到的强度称为靶强度，可用心率、心率储备、最大摄氧量等方式表达。靶强度越高，产生心脏中心训练效应的可能性就越大

运动量的基本要素

运动时间：指每次运动锻炼的时间。靶强度运动一般持续 10~60 分钟。在额定运动总量的前提下，训练时间与强度成反比。运动强度小，可用延长运动时间来弥补，准备活动和结束活动的时间另外计算

训练频率：训练频率指每周训练的次数。国际上多数采用每周 3~5 天的频率

Ⅲ期康复护理措施

准备活动：主要目的是预热，即让肌肉、关节、韧带和心血管系统逐步适应训练期的运动应激。运动强度较小，运动方式包括牵伸运动及大肌群活动，要确保全身主要关节和肌肉都有所活动，一般采用医疗体操、太极拳等，也可附加小强度步行

训练实施

训练活动：指达到靶训练强度的活动，中低强度训练的主要目的是达到最佳外周适应。高强度训练的目的在于刺激心肌侧支循环生成

结束活动：主要目的是冷却，即让高度兴奋的心血管应激逐步降低，适应运动停止后血流动力学改变。运动方式可与训练方式相同，但强度逐步减小

准备与结束

充分的准备与结束活动是防止训练意外的重要环节。训练时的心血管意外 75% 均发生在这两个时期

七、注意事项

注意事项

- 选择适当的运动，避免竞技性运动
- 感冒或发热后，要在症状和体征消失两天以上才能恢复运动
- 注意周围环境因素对运动反应的影响，包括寒冷和炎热气候要相对降低运动量和运动强度
- 穿戴宽松、舒适、透气的衣服和鞋
- 上坡时要减慢速度；饭后不做剧烈运动；运动后勿立即洗浴
- 运动时如出现胸部不适、无力、气短，骨关节疼痛应停止运动，及时就医
- 训练必须持之以恒，如间隔 4~7 天以上，再开始运动时宜稍减低强度

第十章
恶性肿瘤的康复护理

第一节 肺癌的康复护理

一、概述

1. 定义与病因

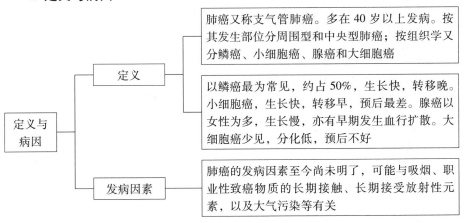

定义与病因
- 定义
  - 肺癌又称支气管肺癌。多在 40 岁以上发病。按其发生部位分周围型和中央型肺癌；按组织学又分鳞癌、小细胞癌、腺癌和大细胞癌
  - 以鳞癌最为常见，约占 50%，生长快，转移晚。小细胞癌，生长快，转移早，预后最差。腺癌以女性为多，生长慢，亦有早期发生血行扩散。大细胞癌少见，分化低，预后不好
- 发病因素
  - 肺癌的发病因素至今尚未明了，可能与吸烟、职业性致癌物质的长期接触、长期接受放射性元素，以及大气污染等有关

2. 分类

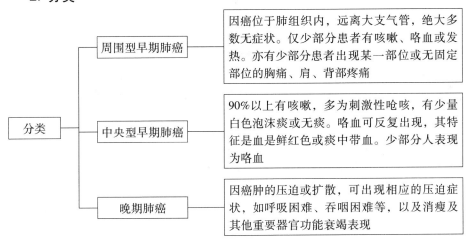

分类
- 周围型早期肺癌
  - 因癌位于肺组织内，远离大支气管，绝大多数无症状。仅少部分患者有咳嗽、咯血或发热。亦有少部分患者出现某一部位或无固定部位的胸痛、肩、背部疼痛
- 中央型早期肺癌
  - 90%以上有咳嗽，多为刺激性呛咳，有少量白色泡沫痰或无痰。咯血可反复出现，其特征是血是鲜红色或痰中带血。少部分人表现为咯血
- 晚期肺癌
  - 因癌肿的压迫或扩散，可出现相应的压迫症状，如呼吸困难、吞咽困难等，以及消瘦及其他重要器官功能衰竭表现

二、主要护理问题

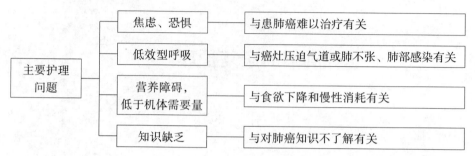

主要护理问题
- 焦虑、恐惧 —— 与患肺癌难以治疗有关
- 低效型呼吸 —— 与癌灶压迫气道或肺不张、肺部感染有关
- 营养障碍，低于机体需要量 —— 与食欲下降和慢性消耗有关
- 知识缺乏 —— 与对肺癌知识不了解有关

三、护理目标

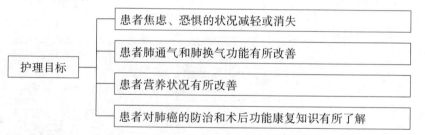

护理目标
- 患者焦虑、恐惧的状况减轻或消失
- 患者肺通气和肺换气功能有所改善
- 患者营养状况有所改善
- 患者对肺癌的防治和术后功能康复知识有所了解

四、康复护理措施

1. 改善肺通气和肺换气功能的护理

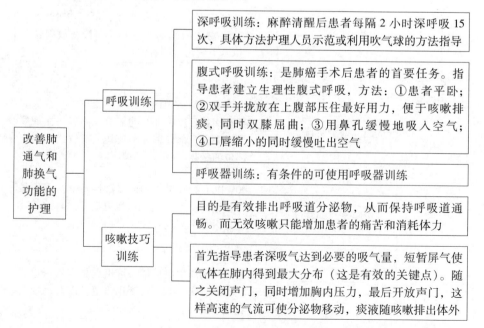

改善肺通气和肺换气功能的护理

呼吸训练
- 深呼吸训练：麻醉清醒后患者每隔 2 小时深呼吸 15 次，具体方法护理人员示范或利用吹气球的方法指导
- 腹式呼吸训练：是肺癌手术后患者的首要任务。指导患者建立生理性腹式呼吸，方法：①患者平卧；②双手并拢放在上腹部压住最好用力，便于咳嗽排痰，同时双膝屈曲；③用鼻孔缓慢地吸入空气；④口唇缩小的同时缓慢吐出空气
- 呼吸器训练：有条件的可使用呼吸器训练

咳嗽技巧训练
- 目的是有效排出呼吸道分泌物，从而保持呼吸道通畅。而无效咳嗽只能增加患者的痛苦和消耗体力
- 首先指导患者深吸气达到必要的吸气量，短暂屏气使气体在肺内得到最大分布（这是有效的关键点）。随之关闭声门，同时增加胸内压力，最后开放声门，这样高速的气流可使分泌物移动，痰液随咳嗽排出体外

2. 其他康复护理措施

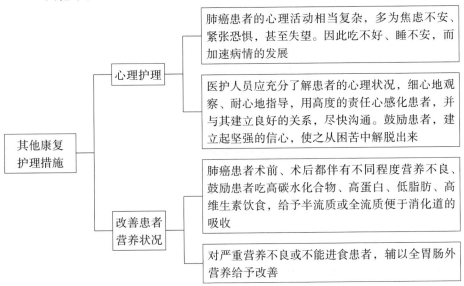

其他康复护理措施

心理护理
- 肺癌患者的心理活动相当复杂，多为焦虑不安、紧张恐惧，甚至失望。因此吃不好、睡不安，而加速病情的发展
- 医护人员应充分了解患者的心理状况，细心地观察、耐心地指导，用高度的责任心感化患者，并与其建立良好的关系，尽快沟通。鼓励患者，建立起坚强的信心，使之从困苦中解脱出来

改善患者营养状况
- 肺癌患者术前、术后都伴有不同程度营养不良、鼓励患者吃高碳水化合物、高蛋白、低脂肪、高维生素饮食，给予半流质或全流质便于消化道的吸收
- 对严重营养不良或不能进食患者，辅以全胃肠外营养给予改善

五、注意事项

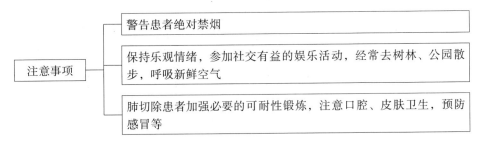

注意事项
- 警告患者绝对禁烟
- 保持乐观情绪，参加社交有益的娱乐活动，经常去树林、公园散步，呼吸新鲜空气
- 肺切除患者加强必要的可耐性锻炼，注意口腔、皮肤卫生，预防感冒等

第二节　直肠癌的康复护理

一、概述

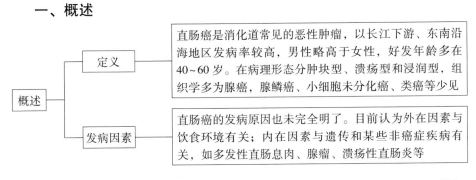

概述

定义
- 直肠癌是消化道常见的恶性肿瘤，以长江下游、东南沿海地区发病率较高，男性略高于女性，好发年龄多在40~60岁。在病理形态分肿块型、溃疡型和浸润型，组织学多为腺癌，腺鳞癌、小细胞未分化癌、类癌等少见

发病因素
- 直肠癌的发病原因也未完全明了。目前认为外在因素与饮食环境有关；内在因素与遗传和某些非癌症疾病有关，如多发性直肠息肉、腺瘤、溃疡性直肠炎等

二、主要护理问题

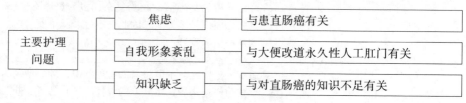

主要护理问题	焦虑	与患直肠癌有关
	自我形象紊乱	与大便改道永久性人工肛门有关
	知识缺乏	与对直肠癌的知识不足有关

三、护理目标

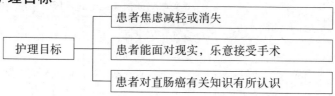

护理目标	患者焦虑减轻或消失
	患者能面对现实，乐意接受手术
	患者对直肠癌有关知识有所认识

四、康复护理措施

1. 永久性人工肛门的护理

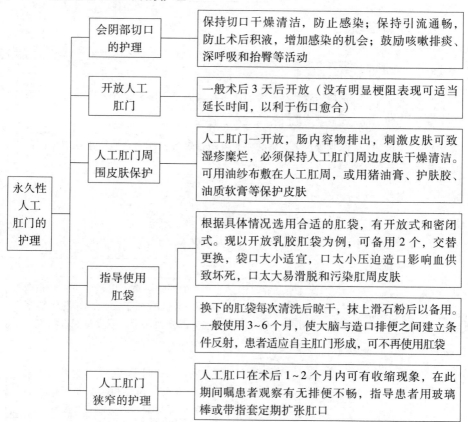

永久性人工肛门的护理	会阴部切口的护理	保持切口干燥清洁，防止感染；保持引流通畅，防止术后积液，增加感染的机会；鼓励咳嗽排痰、深呼吸和抬臀等活动
	开放人工肛门	一般术后3天后开放（没有明显梗阻表现可适当延长时间，以利于伤口愈合）
	人工肛门周围皮肤保护	人工肛门一开放，肠内容物排出，刺激皮肤可致湿疹糜烂，必须保持人工肛门周边皮肤干燥清洁。可用油纱布敷在人工肛周，或用猪油膏、护肤胶、油质软膏等保护皮肤
	指导使用肛袋	根据具体情况选用合适的肛袋，有开放式和密闭式。现以开放乳胶肛袋为例，可备用2个，交替更换，袋口大小适宜，口太小压迫造口影响血供致坏死，口太大易滑脱和污染肛周皮肤
		换下的肛袋每次清洗后晾干，抹上滑石粉后以备用。一般使用3~6个月，使大脑与造口排便之间建立条件反射，患者适应自主肛门形成，可再不使用肛袋
	人工肛门狭窄的护理	人工肛口在术后1~2个月内可有收缩现象，在此期间嘱患者观察有无排便不畅，指导患者用玻璃棒或带指套定期扩张肛口

2. 其他康复护理措施

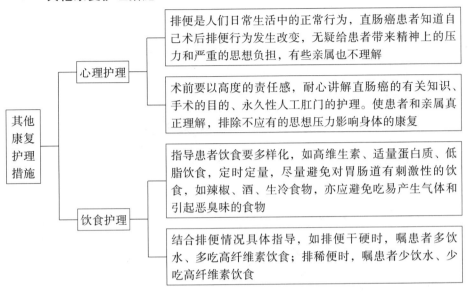

其他康复护理措施 ┬ 心理护理 ┬ 排便是人们日常生活中的正常行为，直肠癌患者知道自己术后排便行为发生改变，无疑给患者带来精神上的压力和严重的思想负担，有些亲属也不理解

└ 术前要以高度的责任感，耐心讲解直肠癌的有关知识、手术的目的、永久性人工肛门的护理。使患者和亲属真正理解，排除不应有的思想压力影响身体的康复

└ 饮食护理 ┬ 指导患者饮食要多样化，如高维生素、适量蛋白质、低脂饮食，定时定量，尽量避免对胃肠道有刺激性的饮食，如辣椒、酒、生冷食物，亦应避免吃易产生气体和引起恶臭味的食物

└ 结合排便情况具体指导，如排便干硬时，嘱患者多饮水、多吃高纤维素饮食；排稀便时，嘱患者少饮水、少吃高纤维素饮食

五、注意事项

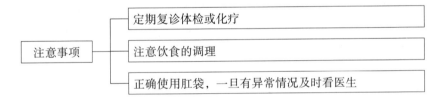

注意事项 ┬ 定期复诊体检或化疗
├ 注意饮食的调理
└ 正确使用肛袋，一旦有异常情况及时看医生

第三节　乳腺癌的康复护理

一、概述

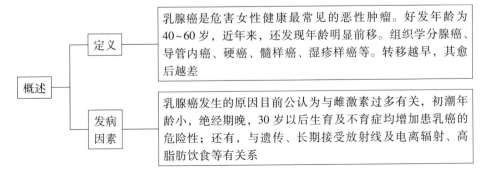

概述 ┬ 定义 ─ 乳腺癌是危害女性健康最常见的恶性肿瘤。好发年龄为40~60岁，近年来，还发现年龄明显前移。组织学分腺癌、导管内癌、硬癌、髓样癌、湿疹样癌等。转移越早，其愈后越差

└ 发病因素 ─ 乳腺癌发生的原因目前公认为与雌激素过多有关，初潮年龄小，绝经期晚，30岁以后生育及不育症均增加患乳癌的危险性；还有，与遗传、长期接受放射线及电离辐射、高脂肪饮食等有关系

二、主要护理问题

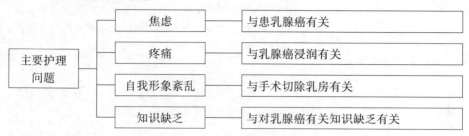

主要护理问题
- 焦虑 —— 与患乳腺癌有关
- 疼痛 —— 与乳腺癌浸润有关
- 自我形象紊乱 —— 与手术切除乳房有关
- 知识缺乏 —— 与对乳腺癌有关知识缺乏有关

三、护理目标

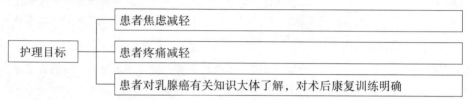

护理目标
- 患者焦虑减轻
- 患者疼痛减轻
- 患者对乳腺癌有关知识大体了解，对术后康复训练明确

四、康复护理措施

1. 防止患侧上肢水肿与上肢功能训练

防止患侧上肢水肿与上肢功能训练是乳腺癌根治术后最重要康复护理措施。手术清除腋下淋巴而结扎了淋巴管、术后包扎过紧、长时间上肢下垂、过紧的衣服以及静脉抽血、穿刺输液、测血压等都是引起水肿的原因。

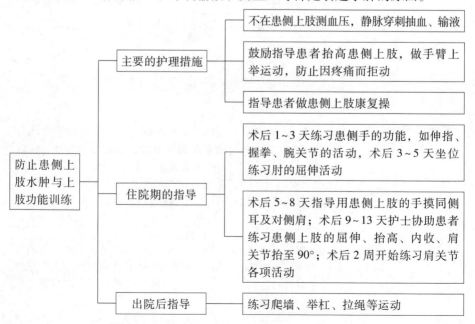

防止患侧上肢水肿与上肢功能训练
- 主要的护理措施
  - 不在患侧上肢测血压，静脉穿刺抽血、输液
  - 鼓励指导患者抬高患侧上肢，做手臂上举运动，防止因疼痛而拒动
  - 指导患者做患侧上肢康复操
- 住院期的指导
  - 术后 1~3 天练习患侧手的功能，如伸指、握拳、腕关节的活动，术后 3~5 天坐位练习肘的屈伸活动
  - 术后 5~8 天指导用患侧上肢的手摸同侧耳及对侧肩；术后 9~13 天护士协助患者练习患侧上肢的屈伸、抬高、内收、肩关节抬至 90°；术后 2 周开始练习肩关节各项活动
- 出院后指导
  - 练习爬墙、举杠、拉绳等运动

2．其他康复护理措施

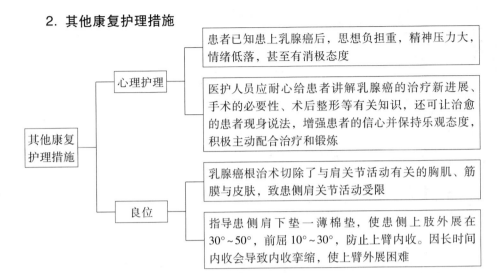

其他康复护理措施

心理护理
- 患者已知患上乳腺癌后，思想负担重，精神压力大，情绪低落，甚至有消极态度
- 医护人员应耐心给患者讲解乳腺癌的治疗新进展、手术的必要性、术后整形等有关知识，还可让治愈的患者现身说法，增强患者的信心并保持乐观态度，积极主动配合治疗和锻炼

良位
- 乳腺癌根治术切除了与肩关节活动有关的胸肌、筋膜与皮肤，致患侧肩关节活动受限
- 指导患侧肩下垫一薄棉垫，使患侧上肢外展在30°~50°，前屈10°~30°，防止上臂内收。因长时间内收会导致内收挛缩，使上臂外展困难

五、注意事项

注意事项
- 继续坚持患侧上肢功能锻炼
- 定期自我乳房检查，发现乳房内有肿块及时就诊或定期到医院检查
- 有生育功能的女性，嘱术后2~5年内坚持避孕
- 指导服高维生素、高纤维素和低脂饮食

第四节　喉癌的康复护理

一、概述

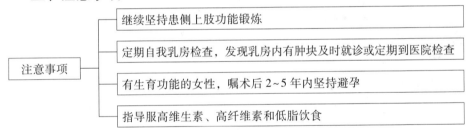

概述

定义
- 喉癌是头颈部较为常见的恶性肿瘤，发病多在50~70岁，男性多于女性，我国东北地区发病率较高。组织学分型为鳞状细胞癌、腺癌和原位癌，其中前者占95%。喉癌导致患者语言功能障碍，造成巨大的精神压力

发病因素
- 喉癌病因目前尚未完全明了。认为主要与吸烟、长期饮酒、职业等有关，其次大气污染、病毒感染、癌基因、性激素等亦有关联

二、主要护理问题

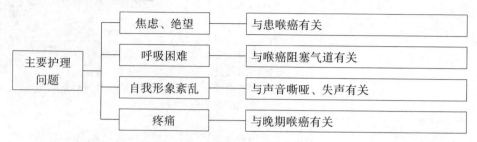

主要护理问题：
- 焦虑、绝望 —— 与患喉癌有关
- 呼吸困难 —— 与喉癌阻塞气道有关
- 自我形象紊乱 —— 与声音嘶哑、失声有关
- 疼痛 —— 与晚期喉癌有关

三、护理目标

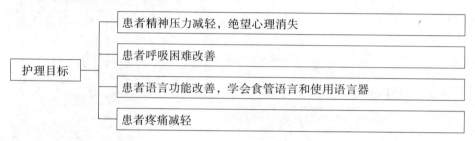

护理目标：
- 患者精神压力减轻，绝望心理消失
- 患者呼吸困难改善
- 患者语言功能改善，学会食管语言和使用语言器
- 患者疼痛减轻

四、康复护理措施

1. 语言训练

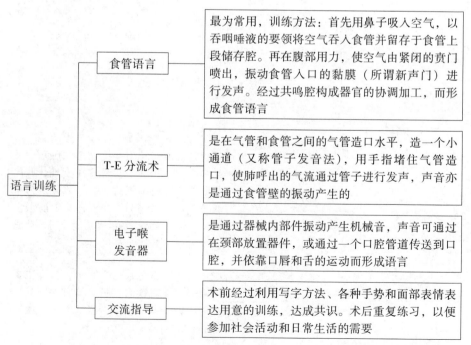

语言训练：
- 食管语言 —— 最为常用，训练方法：首先用鼻子吸入空气，以吞咽唾液的要领将空气吞入食管并留存于食管上段储存腔。再在腹部用力，使空气由紧闭的贲门喷出，振动食管入口的黏膜（所谓新声门）进行发声。经过共鸣腔构成器官的协调加工，而形成食管语言
- T-E 分流术 —— 是在气管和食管之间的气管造口水平，造一个小通道（又称管子发音法），用手指堵住气管造口，使肺呼出的气流通过管子进行发声，声音亦是通过食管壁的振动产生的
- 电子喉发音器 —— 是通过器械内部件振动产生机械音，声音可通过在颈部放置器件，或通过一个口腔管道传送到口腔，并依靠口唇和舌的运动而形成语言
- 交流指导 —— 术前经过利用写字方法、各种手势和面部表情表达用意的训练，达成共识。术后重复练习，以便参加社会活动和日常生活的需要

2. 心理护理

喉部重要功能是语言，而语言是人们社会活动和日常生活中不可缺少的组成部分，喉癌患者一旦失去语言功能，往往会焦虑不安，精神压力巨大，甚至产生绝望想法。术前要耐心解释手术的必要性，术后怎样恢复语言或利用器械语言器等要使患者理解，亦可预制发言卡片、录像、录音带或各种手势、面部表情等进行交流，稳定情绪，减轻心理压力，使患者主动配合各种治疗。

五、注意事项

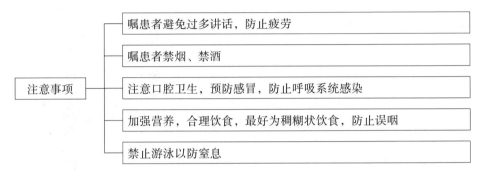

注意事项
- 嘱患者避免过多讲话，防止疲劳
- 嘱患者禁烟、禁酒
- 注意口腔卫生，预防感冒，防止呼吸系统感染
- 加强营养，合理饮食，最好为稠糊状饮食，防止误咽
- 禁止游泳以防窒息

第十一章
其他系统疾病的康复护理

第一节　慢性阻塞性肺疾病的康复护理

一、概述

1. 定义

慢性阻塞性肺疾病（COPD）简称慢阻肺，是由慢性支气管炎或肺气肿所致的、以不完全可逆的气流受限为特征的慢性肺部疾病。临床表现为慢性咳嗽、咳痰及进行性加重的呼吸困难，最终可并发慢性肺源性心脏病、呼吸衰竭、心力衰竭等。

慢性支气管炎是指由于物理、化学和感染等因素引起气管、支气管黏膜及其周围组织的慢性非特异性炎症，咳嗽、咳痰3个月以上，并连续2年者。阻塞性肺气肿是指肺部终末细支气管远端的气道出现异常持久扩张，弹性减退，充气和肺容积增大，并伴有气道壁的破坏，多为慢性支气管炎的常见并发症。当慢性支气管炎、肺气肿患者肺功能检查出现气流受限，并且不能完全可逆时，则诊断为COPD。

2. 病因

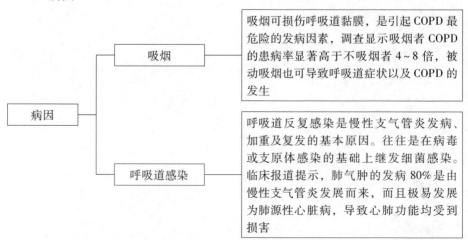

病因

吸烟 —— 吸烟可损伤呼吸道黏膜，是引起COPD最危险的发病因素，调查显示吸烟者COPD的患病率显著高于不吸烟者4~8倍，被动吸烟也可导致呼吸道症状以及COPD的发生

呼吸道感染 —— 呼吸道反复感染是慢性支气管炎发病、加重及复发的基本原因。往往是在病毒或支原体感染的基础上继发细菌感染。临床报道提示，肺气肿的发病80%是由慢性支气管炎发展而来，而且极易发展为肺源性心脏病，导致心肺功能均受到损害

续流程

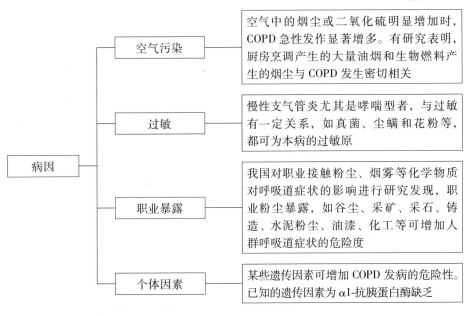

二、主要功能障碍

主要功能障碍	有效呼吸减低	由于慢性阻塞性肺疾病患者气管阻力增加，肺泡过度积气，通气减少；同时由于肺泡毛细血管床减少，换气功能障碍，使有效呼吸减低
		感染、呼吸道分泌物增多，使病情进一步加重，患者表现为咳嗽、咳痰、气促、呼吸困难等。不少慢性支气管炎患者年龄偏大，有不同程度驼背，限制了胸廓活动，进一步降低了有效呼吸
	病理呼吸模式	肺气肿使得膈活动范围受限，通气量减少。患者为弥补呼吸的不足，加紧了胸式呼吸，以增加频率来提高氧的摄入，甚至使用辅助呼吸肌（如胸大肌、三角肌、斜方肌等），形成病理呼吸模式，更进一步限制了有效呼吸
		辅助呼吸肌的参与使耗氧量增加，更加重了缺氧和呼吸困难，并可能出现呼吸肌无力

续流程

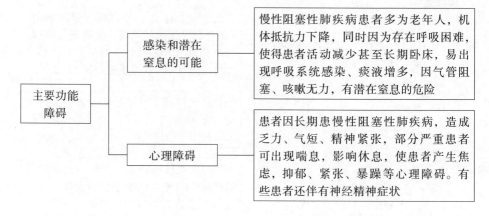

三、康复评定

1. 肺功能测试

肺功能检查受患者疾病状态和配合程度影响，检查时以呼气流速降低为特征。常以第1秒用力呼气容积（FEV₁）百分比预计值以及第1秒用力呼气容积占用力肺活量之比（FEV_1/FVC）作为指标，这两个指标最实用。吸入支气管舒张药后，$FEV_1/FVC < 70\%$，同时 $FEV_1 < 80\%$ 预计值，可确定为不完全可逆性气流受限，明确诊断为慢性阻塞性肺疾病。

2. 慢性阻塞性肺疾病严重程度评定

对确诊为慢性阻塞性肺疾病的患者，可以根据其 $FEV_1\%$ 预计值下降的幅度作出严重程度的分级。

分级	分级标准
I 级	$FEV_1/FVC < 70\%$
II 级	$FEV_1/FVC < 70\%$ $50\% \leqslant FEV_1 < 80\%$ 预计值
III 级	$FEV_1/FVC < 70\%$ $30\% \leqslant FEV_1 < 50\%$ 预计值
IV 级	$FEV_1/FVC < 70\%$ $FEV_1 < 30\%$ 预计值 或 $FEV_1 < 50\%$ 预计值，伴慢性呼吸衰竭

3. 运动能力评定

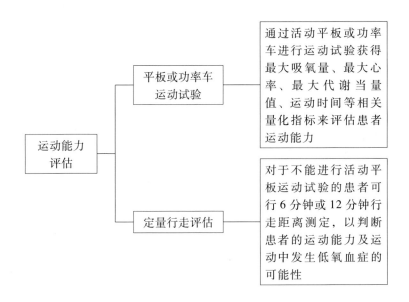

4. 日常生活能力评定

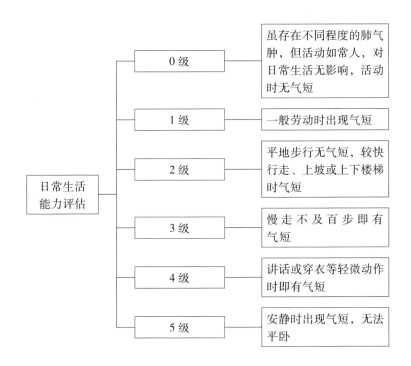

5. 其他评定

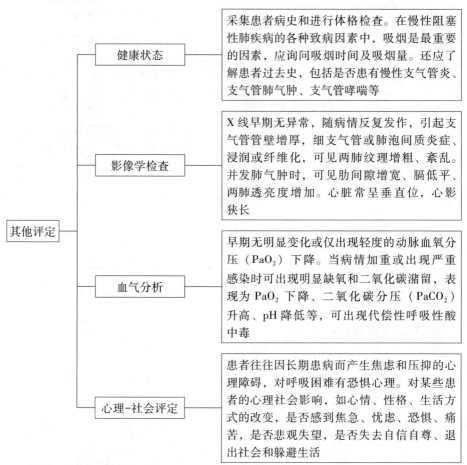

其他评定

- 健康状态 —— 采集患者病史和进行体格检查。在慢性阻塞性肺疾病的各种致病因素中，吸烟是最重要的因素，应询问吸烟时间及吸烟量。还应了解患者过去史，包括是否患有慢性支气管炎、支气管肺气肿、支气管哮喘等

- 影像学检查 —— X线早期无异常，随病情反复发作，引起支气管管壁增厚、细支气管或肺泡间质炎症、浸润或纤维化，可见两肺纹理增粗、紊乱。并发肺气肿时，可见肋间隙增宽、膈低平、两肺透亮度增加。心脏常呈垂直位，心影狭长

- 血气分析 —— 早期无明显变化或仅出现轻度的动脉血氧分压（PaO_2）下降。当病情加重或出现严重感染时可出现明显缺氧和二氧化碳潴留，表现为 PaO_2 下降、二氧化碳分压（$PaCO_2$）升高、pH 降低等，可出现代偿性呼吸性酸中毒

- 心理-社会评定 —— 患者往往因长期患病而产生焦虑和压抑的心理障碍，对呼吸困难有恐惧心理。对某些患者的心理社会影响，如心情、性格、生活方式的改变，是否感到焦急、忧虑、恐惧、痛苦，是否悲观失望，是否失去自信自尊、退出社会和躲避生活

四、主要护理问题

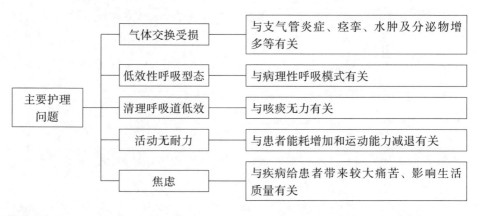

主要护理问题

- 气体交换受损 —— 与支气管炎症、痉挛、水肿及分泌物增多等有关
- 低效性呼吸型态 —— 与病理性呼吸模式有关
- 清理呼吸道低效 —— 与咳痰无力有关
- 活动无耐力 —— 与患者能耗增加和运动能力减退有关
- 焦虑 —— 与疾病给患者带来较大痛苦、影响生活质量有关

五、护理目标

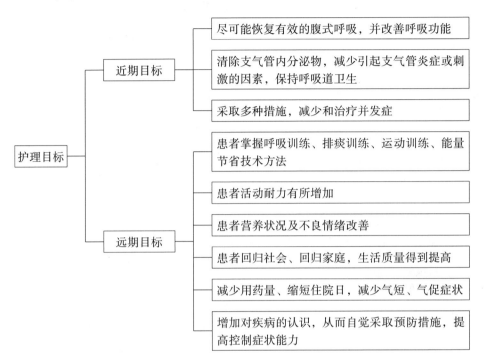

护理目标

　　近期目标
　　　　尽可能恢复有效的腹式呼吸，并改善呼吸功能
　　　　清除支气管内分泌物，减少引起支气管炎症或刺激的因素，保持呼吸道卫生
　　　　采取多种措施，减少和治疗并发症

　　远期目标
　　　　患者掌握呼吸训练、排痰训练、运动训练、能量节省技术方法
　　　　患者活动耐力有所增加
　　　　患者营养状况及不良情绪改善
　　　　患者回归社会、回归家庭，生活质量得到提高
　　　　减少用药量、缩短住院日，减少气短、气促症状
　　　　增加对疾病的认识，从而自觉采取预防措施，提高控制症状能力

六、康复护理措施

1. 保持和改善呼吸道的通畅

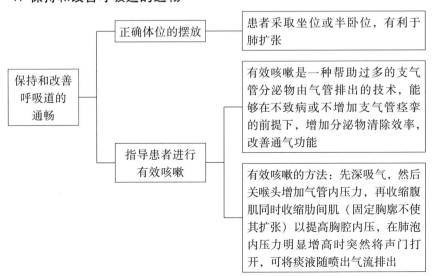

保持和改善呼吸道的通畅

　　正确体位的摆放
　　　　患者采取坐位或半卧位，有利于肺扩张

　　指导患者进行有效咳嗽
　　　　有效咳嗽是一种帮助过多的支气管分泌物由气管排出的技术，能够在不致病或不增加支气管痉挛的前提下，增加分泌物清除效率，改善通气功能
　　　　有效咳嗽的方法：先深吸气，然后关喉头增加气管内压力，再收缩腹肌同时收缩肋间肌（固定胸廓不使其扩张）以提高胸腔内压，在肺泡内压力明显增高时突然将声门打开，可将痰液随喷出气流排出

续流程

保持和改善呼吸道的通畅

胸部叩拍
- 将手指并拢，掌心成杯状，运用腕动力在引流部位胸壁上双手轮流叩拍；叩拍时间为 1~5 分钟，患者可自由呼吸，叩拍力可通胸壁传至气管将支气管，壁上的分泌物松解
- 叩拍部位应沿支气管的走向从上往下拍或从下往上拍，高龄或皮肤易破损者可用薄毛巾或其他保护物包盖在叩拍部位以保护皮肤；并注意观察患者的表情和生命体征

体位引流
- 体位引流是依靠重力作用促使各肺叶或肺段气管分泌物的引流排出，适用于意识清楚、体力较好、分泌物较多的老年人
- 体位引流的原则：应将病变部位置于高处，使引流支气管的开口方向向下
- 体位引流方法：每日做 2~3 次，总治疗时间为 30~45 分钟，每种体位维持 5~10 分钟。因为夜间支气管纤毛运动减弱，气管分泌物易于在睡眠时滞留，故在早晨清醒后做体位引流最有效
- 体位引流期间应配合饮温水、气管湿化、雾化吸入、服用化痰和解除支气管痉挛药物、胸部扩张练习、控制呼吸等措施。有效咳嗽及局部的叩击和震颤都可以增加疗效。为预防胃与食管反流及恶心和呕吐，应在饭后 1~2 小时进行头低位引流。引流过程需注意生命体征的变化

2. 呼吸训练

```
呼吸训练 ─┬─ 放松练习 ─┬─ 患者可采取坐、站体位，放松全身肌肉。对于不易松弛的患者可以教给其放松技术，如先放松易放松的部位
          │            └─ 先紧张收缩，体会一下紧张，然后再放松，逐步将各紧张的肌肉松弛；也可做肌紧张部位节律性摆动或转动，以利于该部肌群的放松。放松练习有利于气急、气短症状的缓解
          └─ 腹式呼吸 ─┬─ 腹式呼吸又称膈呼吸，是进行慢性阻塞性肺疾病康复的重要措施。由于肺气肿的病理改变，膈受过度膨胀的挤压而下降，使膈的活动度减弱，患者的呼吸运动被迫由肋间肌和辅助呼吸肌来负担，即变成胸式呼吸
                       ├─ 因为胸廓的扩张度小，辅助呼吸肌又容易疲劳，所以胸式呼吸的效果要比腹式呼吸差。此外，由于患者长期处于供氧不足的状态，精神紧张、烦躁不安又增加耗氧量，进一步加重呼吸急促，形成了恶性循环
                       ├─ 腹式呼吸的关键在于协调膈和腹肌在呼吸运动中的活动。呼气时，腹肌收缩帮助膈松弛，膈随腹腔内压增加而上抬，增加呼气潮气量；吸气时，膈收缩下降，腹肌松弛，保证最大吸气量。呼吸运动时，尽可能减少肋间肌、辅助呼吸肌的有效劳动，使之保持松弛休息
                       ├─ 可采用腹部加压暗示呼吸法，在卧位或坐位进行，患者用一只手按压在上腹部，呼气时有手在上腹部稍加压用力，以便进一步增高腹内压，迫使膈上抬。吸气时，上腹部对抗下沉，此时该手再稍加压用力，将腹部徐徐隆起
                       └─ 该压力既可吸引患者的注意力，同时又可诱导呼吸的方向和部位。按此法进行练习，可使膈活动范围增加 2~3cm，从而有效地增加通气量达 500ml 以上
```

续流程

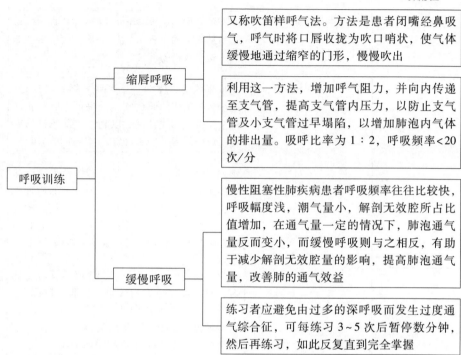

呼吸训练

缩唇呼吸
- 又称吹笛样呼气法。方法是患者闭嘴经鼻吸气，呼气时将口唇收拢为吹口哨状，使气体缓慢地通过缩窄的门形，慢慢吹出
- 利用这一方法，增加呼气阻力，并向内传递至支气管，提高支气管内压力，以防止支气管及小支气管过早塌陷，以增加肺泡内气体的排出量。吸呼比率为 1：2，呼吸频率 <20 次/分

缓慢呼吸
- 慢性阻塞性肺疾病患者呼吸频率往往比较快，呼吸幅度浅，潮气量小，解剖无效腔所占比值增加，在通气量一定的情况下，肺泡通气量反而变小，而缓慢呼吸则与之相反，有助于减少解剖无效腔量的影响，提高肺泡通气量，改善肺的通气效益
- 练习者应避免由过多的深呼吸而发生过度通气综合征，可每练习 3~5 次后暂停数分钟，然后再练习，如此反复直到完全掌握

3. 提高生活能力

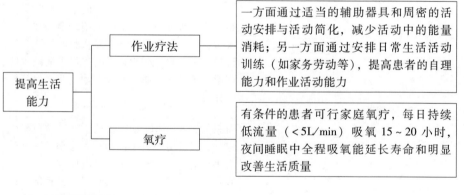

提高生活能力

作业疗法
- 一方面通过适当的辅助器具和周密的活动安排与活动简化，减少活动中的能量消耗；另一方面通过安排日常生活活动训练（如家务劳动等），提高患者的自理能力和作业活动能力

氧疗
- 有条件的患者可行家庭氧疗，每日持续低流量（<5L/min）吸氧 15~20 小时，夜间睡眠中全程吸氧能延长寿命和明显改善生活质量

七、注意事项

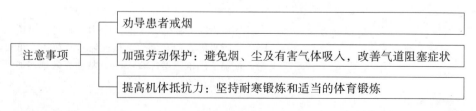

注意事项
- 劝导患者戒烟
- 加强劳动保护：避免烟、尘及有害气体吸入，改善气道阻塞症状
- 提高机体抵抗力：坚持耐寒锻炼和适当的体育锻炼

续流程

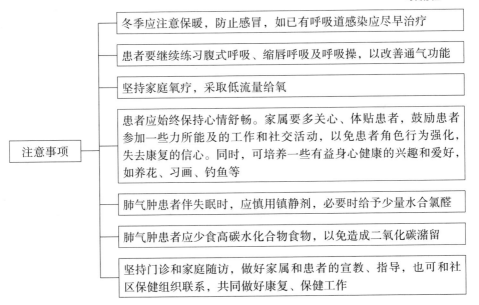

注意事项	冬季应注意保暖，防止感冒，如已有呼吸道感染应尽早治疗
	患者要继续练习腹式呼吸、缩唇呼吸及呼吸操，以改善通气功能
	坚持家庭氧疗，采取低流量给氧
	患者应始终保持心情舒畅。家属要多关心、体贴患者，鼓励患者参加一些力所能及的工作和社交活动，以免患者角色行为强化，失去康复的信心。同时，可培养一些有益身心健康的兴趣和爱好，如养花、习画、钓鱼等
	肺气肿患者伴失眠时，应慎用镇静剂，必要时给予少量水合氯醛
	肺气肿患者应少食高碳水化合物食物，以免造成二氧化碳潴留
	坚持门诊和家庭随访，做好家属和患者的宣教、指导，也可和社区保健组织联系，共同做好康复、保健工作

第二节 烧伤的康复护理

一、概述

1. 定义

烧伤是由火焰、热水、热蒸汽、热油、热水泥、电流，以及化学物质和放射性物质，作用于人体皮肤、黏膜、肌肉等造成的损害。皮肤热损伤后发生一系列局部反应和全身反应。

2. 病理生理

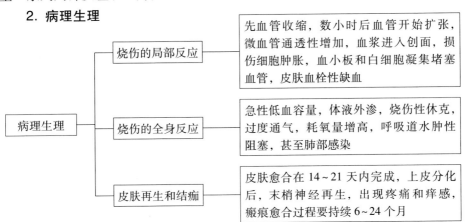

病理生理	烧伤的局部反应	先血管收缩，数小时后血管开始扩张，微血管通透性增加，血浆进入创面，损伤细胞肿胀，血小板和白细胞凝集堵塞血管，皮肤血栓性缺血
	烧伤的全身反应	急性低血容量，体液外渗，烧伤性休克，过度通气，耗氧量增高，呼吸道水肿性阻塞，甚至肺部感染
	皮肤再生和结痂	皮肤愈合在 14~21 天内完成，上皮分化后，末梢神经再生，出现疼痛和痒感，瘢痕愈合过程要持续 6~24 个月

3. 分期

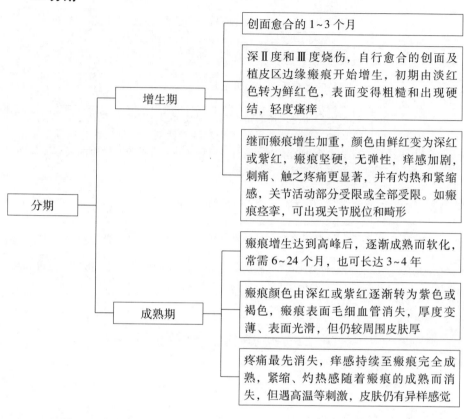

分期
- 增生期
  - 创面愈合的 1~3 个月
  - 深Ⅱ度和Ⅲ度烧伤，自行愈合的创面及植皮区边缘瘢痕开始增生，初期由淡红色转为鲜红色，表面变得粗糙和出现硬结，轻度瘙痒
  - 继而瘢痕增生加重，颜色由鲜红变为深红或紫红，瘢痕坚硬，无弹性，痒感加剧，刺痛、触之疼痛更显著，并有灼热和紧缩感，关节活动部分受限或全部受限。如瘢痕痉挛，可出现关节脱位和畸形
- 成熟期
  - 瘢痕增生达到高峰后，逐渐成熟而软化，常需 6~24 个月，也可长达 3~4 年
  - 瘢痕颜色由深红或紫红逐渐转为紫色或褐色，瘢痕表面毛细血管消失，厚度变薄、表面光滑，但仍较周围皮肤厚
  - 疼痛最先消失，痒感持续至瘢痕完全成熟，紧缩、灼热感随着瘢痕的成熟而消失，但遇高温等刺激，皮肤仍有异样感觉

4. 烧伤患者皮肤情况

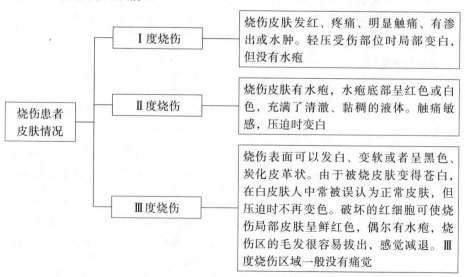

烧伤患者皮肤情况
- Ⅰ度烧伤
  - 烧伤皮肤发红、疼痛、明显触痛、有渗出或水肿。轻压受伤部位时局部变白，但没有水疱
- Ⅱ度烧伤
  - 烧伤皮肤有水疱，水疱底部呈红色或白色，充满了清澈、黏稠的液体。触痛敏感，压迫时变白
- Ⅲ度烧伤
  - 烧伤表面可以发白、变软或者呈黑色、炭化皮革状。由于被烧皮肤变得苍白，在白皮肤人中常被误认为正常皮肤，但压迫时不再变色。破坏的红细胞可使烧伤局部皮肤呈鲜红色，偶尔有水疱，烧伤区的毛发很容易拔出，感觉减退。Ⅲ度烧伤区域一般没有痛觉

二、主要功能障碍

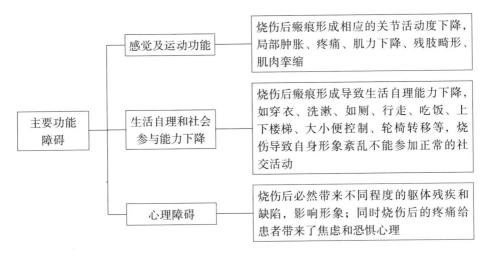

主要功能障碍 ── 感觉及运动功能 ── 烧伤后瘢痕形成相应的关节活动度下降，局部肿胀、疼痛、肌力下降、残肢畸形、肌肉挛缩

生活自理和社会参与能力下降 ── 烧伤后瘢痕形成导致生活自理能力下降，如穿衣、洗漱、如厕、行走、吃饭、上下楼梯、大小便控制、轮椅转移等，烧伤导致自身形象紊乱不能参加正常的社交活动

心理障碍 ── 烧伤后必然带来不同程度的躯体残疾和缺陷，影响形象；同时烧伤后的疼痛给患者带来了焦虑和恐惧心理

三、康复评定

1. 烧伤面积的评定

通常评估烧伤面积大小的方法为"九分法"。

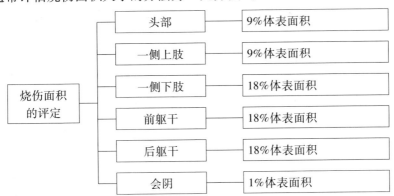

烧伤面积的评定

头部	9%体表面积
一侧上肢	9%体表面积
一侧下肢	18%体表面积
前躯干	18%体表面积
后躯干	18%体表面积
会阴	1%体表面积

手掌法常用于小面积烧伤的评估，以伤者本人的一个手掌（指并拢）占体表面积1%计算。

2. 烧伤深度的评定

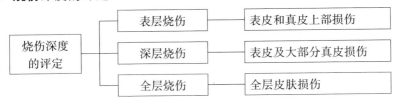

烧伤深度的评定

表层烧伤	表皮和真皮上部损伤
深层烧伤	表皮及大部分真皮损伤
全层烧伤	全层皮肤损伤

3. 烧伤程度的评定

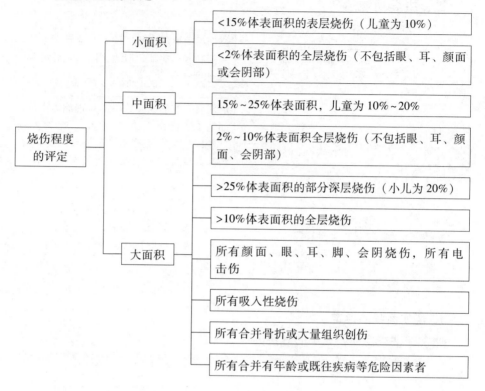

烧伤程度的评定
- 小面积
  - <15%体表面积的表层烧伤（儿童为10%）
  - <2%体表面积的全层烧伤（不包括眼、耳、颜面或会阴部）
- 中面积
  - 15%~25%体表面积，儿童为10%~20%
- 大面积
  - 2%~10%体表面积全层烧伤（不包括眼、耳、颜面、会阴部）
  - >25%体表面积的部分深层烧伤（小儿为20%）
  - >10%体表面积的全层烧伤
  - 所有颜面、眼、耳、脚、会阴烧伤，所有电击伤
  - 所有吸入性烧伤
  - 所有合并骨折或大量组织创伤
  - 所有合并有年龄或既往疾病等危险因素者

四、主要护理问题

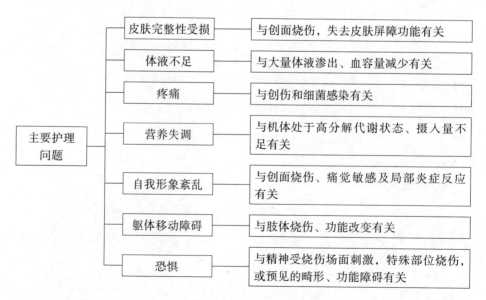

主要护理问题
- 皮肤完整性受损 —— 与创面烧伤，失去皮肤屏障功能有关
- 体液不足 —— 与大量体液渗出、血容量减少有关
- 疼痛 —— 与创伤和细菌感染有关
- 营养失调 —— 与机体处于高分解代谢状态、摄入量不足有关
- 自我形象紊乱 —— 与创面烧伤、痛觉敏感及局部炎症反应有关
- 躯体移动障碍 —— 与肢体烧伤、功能改变有关
- 恐惧 —— 与精神受烧伤场面刺激，特殊部位烧伤，或预见的畸形、功能障碍有关

五、护理目标

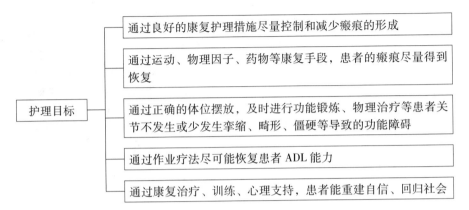

护理目标 —— 通过良好的康复护理措施尽量控制和减少瘢痕的形成

通过运动、物理因子、药物等康复手段，患者的瘢痕尽量得到恢复

通过正确的体位摆放，及时进行功能锻炼、物理治疗等患者关节不发生或少发生挛缩、畸形、僵硬等导致的功能障碍

通过作业疗法尽可能恢复患者 ADL 能力

通过康复治疗、训练、心理支持，患者能重建自信、回归社会

六、康复护理措施

1. 一般护理

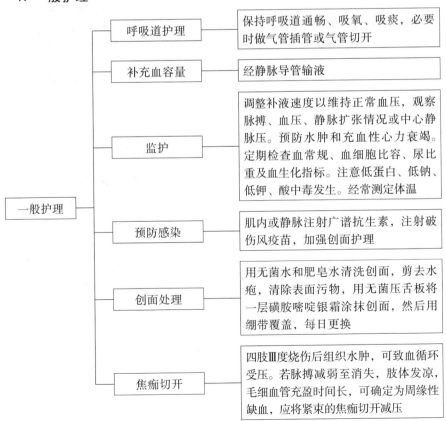

一般护理

呼吸道护理 —— 保持呼吸道通畅、吸氧、吸痰，必要时做气管插管或气管切开

补充血容量 —— 经静脉导管输液

监护 —— 调整补液速度以维持正常血压，观察脉搏、血压、静脉扩张情况或中心静脉压。预防水肿和充血性心力衰竭。定期检查血常规、血细胞比容、尿比重及血生化指标。注意低蛋白、低钠、低钾、酸中毒发生。经常测定体温

预防感染 —— 肌内或静脉注射广谱抗生素，注射破伤风疫苗，加强创面护理

创面处理 —— 用无菌水和肥皂水清洗创面，剪去水疱，清除表面污物，用无菌压舌板将一层磺胺嘧啶银霜涂抹创面，然后用绷带覆盖，每日更换

焦痂切开 —— 四肢Ⅲ度烧伤后组织水肿，可致血循环受压。若脉搏减弱至消失，肢体发凉，毛细血管充盈时间长，可确定为周缘性缺血，应将紧束的焦痂切开减压

续流程

一般护理 —— 焦痂切除及植皮 —— 伤后 1~4 天病情稳定后，切除焦痂可避免组织坏死、感染及愈合延迟

一般护理 —— 姿势处理 —— 大面积烧伤患者每隔 2 小时换体位一次，以防压疮和肺部感染。可采用翻身床或波浪床。安置好身体各部位的姿势，舒服姿势常常是挛缩姿势，必须用绷带、布垫、夹板、矫形器等维持肢体在适当位置上

2. 瘢痕皮肤的护理

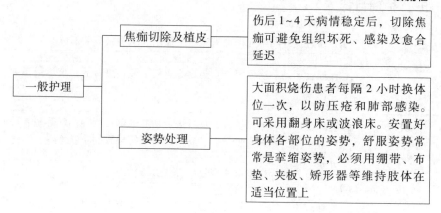

瘢痕皮肤的护理 —— 皮肤护理是烧伤瘢痕处理和功能恢复的重要组成部分，创面新生皮肤脆弱、弹性低、皮脂腺和汗腺少。新生皮肤在最初几个月内与深部真皮层未牢固附着，加在皮肤上的切力会使表皮与真皮间的纤维折断，形成水疱

手和臂最易发生水疱，需穿戴合适的手套、袜或压力背心，以保护皮肤免受切力损伤。若形成水疱，应穿刺抽液，用轻加压敷料压迫数天，使皮肤愈合，以免再形成创面

烧伤愈合后因皮脂腺减少，皮肤常干燥而薄、易裂、发痒。按摩会使脆弱的表皮和皮床分离，应禁止施行，一年内避免暴晒移植的皮肤，在保护皮肤的同时，要鼓励患者进行功能活动

对于奇痒的瘢痕处皮肤不宜搔抓和使用带酒精的涂剂，应涂上羊毛脂制的涂剂，轻拍即可减轻症状，必要时使用局部冰敷或使用镇静剂

3. 物理因子治疗

物理因子治疗
- 体位固定
  - 为了防止关节挛缩，必须使患者随时保持正确的体位。头取仰卧位，使头居中位，避免耳部受压。俯卧位使头居中，吊带悬吊前额以支持头重，而且颜面悬空。头侧偏则每半小时左右交替一次，以免面颊萎缩
  - 颈呈后伸位，不用枕头，必要时用夹板。肩用枕或夹板使肩保持外展 90° 和外旋位
  - 一般情况或肘屈侧烧伤均使肘保持伸直位，伸侧烧伤则保持屈肘 90° 位。腕、手或手背烧伤时用夹板使腕背伸，掌指关节屈曲，诸指间关节伸直，拇指外展。掌侧烧伤时腕、指掌、指间关节均伸展，以夹板保持之
  - 全手烧伤时，腕背伸位，指掌关节屈曲 80°～90° 位，使侧副韧带在最长位置，指间关节微屈曲 5°～10° 位，以免伸肌腱损伤
  - 平时以夹板固定，活动时取下，出现挛缩时以动力夹板牵引。髋以枕保持中立位，伸直；膝以夹板或制动器保持伸直；踝以夹板或足托保持旋中背伸位
- 运动疗法
  - 病情许可者应早期离床活动，从坐椅到辅助行走，逐渐增至全部主动活动。应用高扶手助行器行走架帮助上肢高举及握物。拟定离床活动程序，避免太痛苦的反复锻炼
  - 不合作者每日两次做受累关节最大范围的被动运动。创面基本愈合，移植皮肤生长良好，已有瘢痕挛缩，功能有不同程度障碍时，应采用下列运动疗法
  - 按摩：按摩可帮助瘢痕软化，开始用轻手法、按压法。随着瘢痕的老化，手法可逐渐加重。按压频率要慢，手法柔和，不断变换部位，以免损伤新生皮肤
  - 徒手体操：有针对性地编出体操程序，做主动练习，逐渐扩大关节活动范围
  - 牵引：对已发生挛缩的关节，采用牵引及按摩配合主动运动，牵伸至一定程度才放松，逐渐扩大范围。按具体情况同时采用压力衣或矫形器
  - 器械运动：对挛缩的瘢痕可用器械协助运动。伸指障碍在分指板上运动；屈指、握拳障碍用握力练习器或捏橡皮球；肘关节功能障碍用体操棒、滑轮、重锤、哑铃、划船桨运动；髋、膝关节功能障碍用固定自行车运动等

4. 作业治疗

作业治疗包括日常生活能力的锻炼和上肢功能的锻炼。

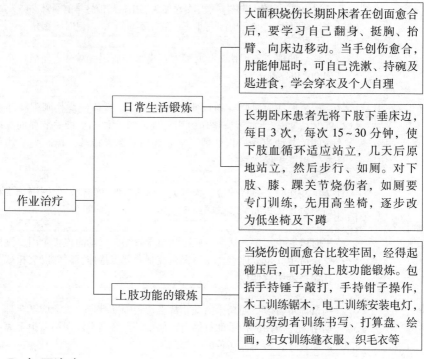

作业治疗

日常生活锻炼
- 大面积烧伤长期卧床者在创面愈合后，要学习自己翻身、挺胸、抬臂、向床边移动。当手创伤愈合，肘能伸屈时，可自己洗漱、持碗及匙进食，学会穿衣及个人自理
- 长期卧床患者先将下肢下垂床边，每日3次，每次15~30分钟，使下肢血循环适应站立，几天后原地站立，然后步行、如厕。对下肢、膝、踝关节烧伤者，如厕要专门训练，先用高坐椅，逐步改为低坐椅及下蹲

上肢功能的锻炼
- 当烧伤创面愈合比较牢固，经得起碰压后，可开始上肢功能锻炼。包括手持锤子敲打，手持钳子操作，木工训练锯木，电工训练安装电灯，脑力劳动者训练书写、打算盘、绘画，妇女训练缝衣服、织毛衣等

5. 加压治疗

加压治疗
- 一般伤后21天以上愈合的烧伤不论任何年龄均应行预防性加压治疗。烧伤后10~21天，尤其是21天以上愈合的创面，持续施加与毛细血管压力（25mmHg）相近的压力，可使胶原纤维束重新排列，瘢痕相对缺血，阻碍胶原纤维合成
- 加压治疗必须持续进行，除了洗涤、涂润滑剂、进食等外，每日需加压治疗23小时，持续半年至3年，直到瘢痕成熟、变白、柔软、平坦
- 弹力绷带在四肢的包扎应从远到近行"8"字形缠绕，从紧到松，在腋部应借助半圆形海绵垫置于腋下，创面未完全愈合时即可用弹力绷带包扎，但压力应<1.33kPa，逐渐增加至患者可忍受的程度，以肢端无发绀或水肿为原则
- 压力套、压力衣为弹性较好的尼龙织物制成。压力均匀、规格齐，并可根据患者量体裁衣，效果较好，这种方法必须在医护人员指导下进行才能取得最佳疗效

续流程

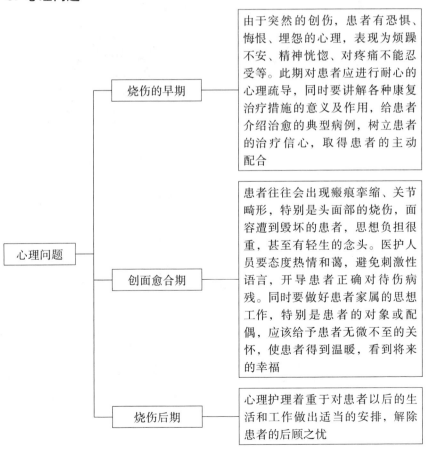

加压治疗

应告诫患者必须 24 小时持续穿戴，12～24 小时更换一套，不用失去弹力的压力套，皮肤破溃时处理后暂改弹力绷带，薄的丝、棉织品作衬里

压力垫目前主要为聚乙烯树脂海绵和硅酮胶泡沫两种材料，用于某些人体解剖部位为凹面的区域作衬垫以增加压力，需医护人员按照需要裁剪成不同形状，垫在瘢痕与压力套之间

热塑夹板的目的是维持关节正常的姿势和功能位置，对抗瘢痕挛缩。已经发生瘢痕挛缩或关节脱位、半脱位时可应用热塑夹板进行矫正

6. 心理问题

心理问题

烧伤的早期

由于突然的创伤，患者有恐惧、悔恨、埋怨的心理，表现为烦躁不安、精神恍惚、对疼痛不能忍受等。此期对患者应进行耐心的心理疏导，同时要讲解各种康复治疗措施的意义及作用，给患者介绍治愈的典型病例，树立患者的治疗信心，取得患者的主动配合

创面愈合期

患者往往会出现瘢痕挛缩、关节畸形，特别是头面部的烧伤，面容遭到毁坏的患者，思想负担很重，甚至有轻生的念头。医护人员要态度热情和蔼，避免刺激性语言，开导患者正确对待伤病残。同时要做好患者家属的思想工作，特别是患者的对象或配偶，应该给予患者无微不至的关怀，使患者得到温暖，看到将来的幸福

烧伤后期

心理护理着重于对患者以后的生活和工作做出适当的安排，解除患者的后顾之忧

七、注意事项

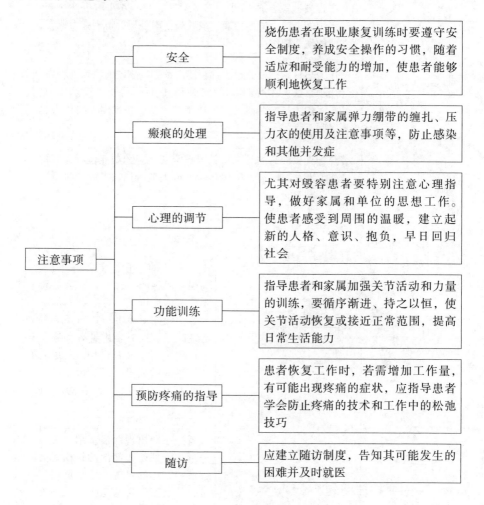

注意事项
- 安全 —— 烧伤患者在职业康复训练时要遵守安全制度，养成安全操作的习惯，随着适应和耐受能力的增加，使患者能够顺利地恢复工作
- 瘢痕的处理 —— 指导患者和家属弹力绷带的缠扎、压力衣的使用及注意事项等，防止感染和其他并发症
- 心理的调节 —— 尤其对毁容患者要特别注意心理指导，做好家属和单位的思想工作。使患者感受到周围的温暖，建立起新的人格、意识、抱负，早日回归社会
- 功能训练 —— 指导患者和家属加强关节活动和力量的训练，要循序渐进、持之以恒，使关节活动恢复或接近正常范围，提高日常生活能力
- 预防疼痛的指导 —— 患者恢复工作时，若需增加工作量，有可能出现疼痛的症状，应指导患者学会防止疼痛的技术和工作中的松弛技巧
- 随访 —— 应建立随访制度，告知其可能发生的困难并及时就医

第三节　电击伤的康复护理

一、概述

超过一定量的电流通过人体，造成机体损伤或功能障碍的称为电击伤。由电源直接接触体表面发生的电击伤最为常见。雷击是电击伤的一种特殊形式。电击伤电压包括低电压（≤380V）、高电压（1000V）、超高电压或雷击（电压1亿万 V）3 种类型。

二、主要功能障碍

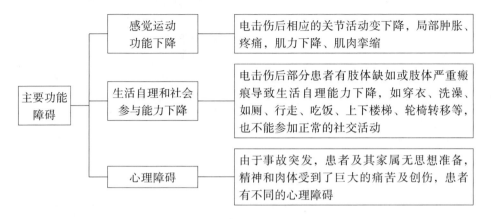

主要功能障碍 ─┬─ 感觉运动功能下降 ── 电击伤后相应的关节活动变下降，局部肿胀、疼痛，肌力下降、肌肉挛缩

├─ 生活自理和社会参与能力下降 ── 电击伤后部分患者有肢体缺如或肢体严重瘢痕导致生活自理能力下降，如穿衣、洗澡、如厕、行走、吃饭、上下楼梯、轮椅转移等，也不能参加正常的社交活动

└─ 心理障碍 ── 由于事故突发，患者及其家属无思想准备，精神和肉体受到了巨大的痛苦及创伤，患者有不同的心理障碍

三、康复评定

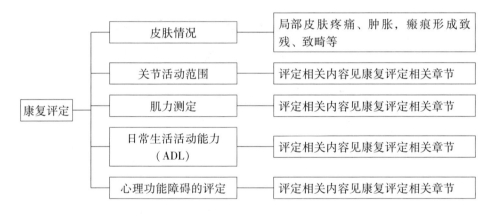

康复评定 ─┬─ 皮肤情况 ── 局部皮肤疼痛、肿胀，瘢痕形成致残、致畸等

├─ 关节活动范围 ── 评定相关内容见康复评定相关章节

├─ 肌力测定 ── 评定相关内容见康复评定相关章节

├─ 日常生活活动能力（ADL） ── 评定相关内容见康复评定相关章节

└─ 心理功能障碍的评定 ── 评定相关内容见康复评定相关章节

四、主要护理问题

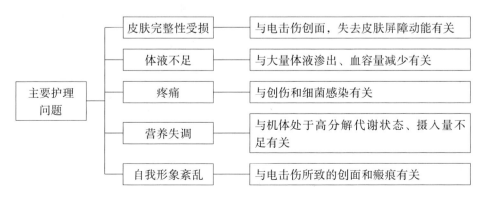

主要护理问题 ─┬─ 皮肤完整性受损 ── 与电击伤创面，失去皮肤屏障动能有关

├─ 体液不足 ── 与大量体液渗出、血容量减少有关

├─ 疼痛 ── 与创伤和细菌感染有关

├─ 营养失调 ── 与机体处于高分解代谢状态、摄入量不足有关

└─ 自我形象紊乱 ── 与电击伤所致的创面和瘢痕有关

续流程

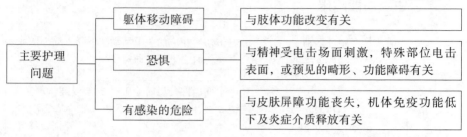

主要护理问题
- 躯体移动障碍 —— 与肢体功能改变有关
- 恐惧 —— 与精神受电击场面刺激，特殊部位电击表面，或预见的畸形、功能障碍有关
- 有感染的危险 —— 与皮肤屏障功能丧失，机体免疫功能低下及炎症介质释放有关

五、护理目标

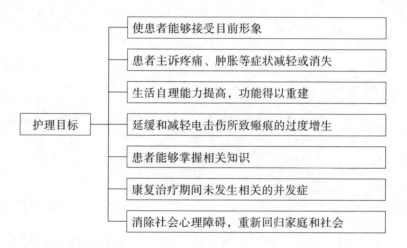

护理目标
- 使患者能够接受目前形象
- 患者主诉疼痛、肿胀等症状减轻或消失
- 生活自理能力提高，功能得以重建
- 延缓和减轻电击伤所致瘢痕的过度增生
- 患者能够掌握相关知识
- 康复治疗期间未发生相关的并发症
- 消除社会心理障碍，重新回归家庭和社会

六、康复护理措施

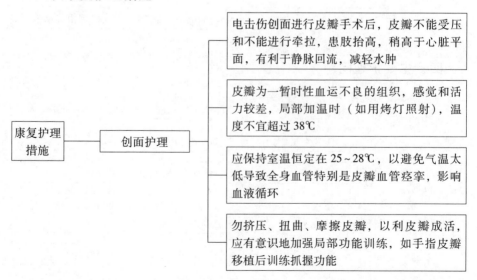

康复护理措施
- 创面护理
  - 电击伤创面进行皮瓣手术后，皮瓣不能受压和不能进行牵拉，患肢抬高，稍高于心脏平面，有利于静脉回流，减轻水肿
  - 皮瓣为一暂时性血运不良的组织，感觉和活力较差，局部加温时（如用烤灯照射），温度不宜超过38℃
  - 应保持室温恒定在25～28℃，以避免气温太低导致全身血管特别是皮瓣血管痉挛，影响血液循环
  - 勿挤压、扭曲、摩擦皮瓣，以利皮瓣成活，应有意识地加强局部功能训练，如手指皮瓣移植后训练抓握功能

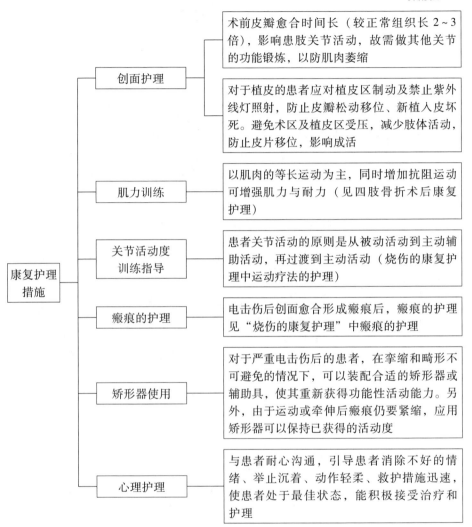

续流程

| 创面护理 | 术前皮瓣愈合时间长（较正常组织长 2~3 倍），影响患肢关节活动，故需做其他关节的功能锻炼，以防肌肉萎缩 |
| | 对于植皮的患者应对植皮区制动及禁止紫外线灯照射，防止皮瓣松动移位、新植入皮坏死。避免术区及植皮区受压，减少肢体活动，防止皮片移位，影响成活 |

康复护理措施

肌力训练	以肌肉的等长运动为主，同时增加抗阻运动可增强肌力与耐力（见四肢骨折术后康复护理）
关节活动度训练指导	患者关节活动的原则是从被动活动到主动辅助活动，再过渡到主动活动（烧伤的康复护理中运动疗法的护理）
瘢痕的护理	电击伤后创面愈合形成瘢痕后，瘢痕的护理见"烧伤的康复护理"中瘢痕的护理
矫形器使用	对于严重电击伤后的患者，在挛缩和畸形不可避免的情况下，可以装配合适的矫形器或辅助具，使其重新获得功能性活动能力。另外，由于运动或牵伸后瘢痕仍要紧缩，应用矫形器可以保持已获得的活动度
心理护理	与患者耐心沟通，引导患者消除不好的情绪、举止沉着、动作轻柔、救护措施迅速，使患者处于最佳状态，能积极接受治疗和护理

七、注意事项

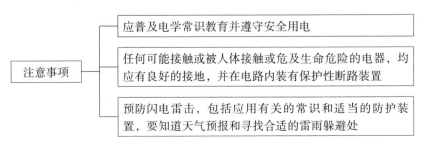

注意事项	应普及电学常识教育并遵守安全用电
	任何可能接触或被人体接触或危及生命危险的电器，均应有良好的接地，并在电路内装有保护性断路装置
	预防闪电雷击，包括应用有关的常识和适当的防护装置，要知道天气预报和寻找合适的雷雨躲避处

第四节　疼痛的康复护理

一、概述

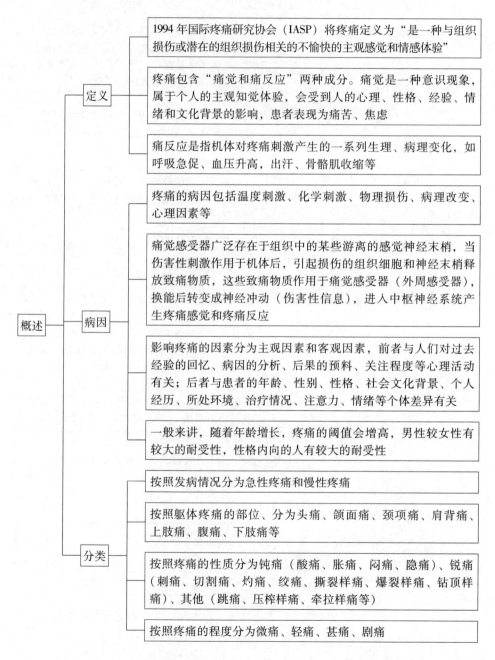

定义

1994年国际疼痛研究协会（IASP）将疼痛定义为"是一种与组织损伤或潜在的组织损伤相关的不愉快的主观感觉和情感体验"

疼痛包含"痛觉和痛反应"两种成分。痛觉是一种意识现象，属于个人的主观知觉体验，会受到人的心理、性格、经验、情绪和文化背景的影响，患者表现为痛苦、焦虑

痛反应是指机体对疼痛刺激产生的一系列生理、病理变化，如呼吸急促、血压升高，出汗、骨骼肌收缩等

病因

疼痛的病因包括温度刺激、化学刺激、物理损伤、病理改变、心理因素等

痛觉感受器广泛存在于组织中的某些游离的感觉神经末梢，当伤害性刺激作用于机体后，引起损伤的组织细胞和神经末梢释放致痛物质，这些致痛物质作用于痛觉感受器（外周感受器），换能后转变成神经冲动（伤害性信息），进入中枢神经系统产生疼痛感觉和疼痛反应

影响疼痛的因素分为主观因素和客观因素，前者与人们对过去经验的回忆、病因的分析、后果的预料、关注程度等心理活动有关；后者与患者的年龄、性别、性格、社会文化背景、个人经历、所处环境、治疗情况、注意力、情绪等个体差异有关

一般来讲，随着年龄增长，疼痛的阈值会增高，男性较女性有较大的耐受性，性格内向的人有较大的耐受性

分类

按照发病情况分为急性疼痛和慢性疼痛

按照躯体疼痛的部位，分为头痛、颌面痛、颈项痛、肩背痛、上肢痛、腹痛、下肢痛等

按照疼痛的性质分为钝痛（酸痛、胀痛、闷痛、隐痛）、锐痛（刺痛、切割痛、灼痛、绞痛、撕裂样痛、爆裂样痛、钻顶样痛）、其他（跳痛、压榨样痛、牵拉样痛等）

按照疼痛的程度分为微痛、轻痛、甚痛、剧痛

二、主要功能障碍

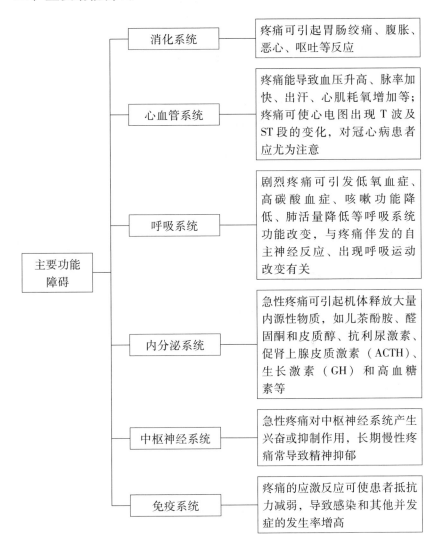

主要功能障碍

消化系统 — 疼痛可引起胃肠绞痛、腹胀、恶心、呕吐等反应

心血管系统 — 疼痛能导致血压升高、脉率加快、出汗、心肌耗氧增加等；疼痛可使心电图出现 T 波及 ST 段的变化，对冠心病患者应尤为注意

呼吸系统 — 剧烈疼痛可引发低氧血症、高碳酸血症、咳嗽功能降低、肺活量降低等呼吸系统功能改变，与疼痛伴发的自主神经反应、出现呼吸运动改变有关

内分泌系统 — 急性疼痛可引起机体释放大量内源性物质，如儿茶酚胺、醛固酮和皮质醇、抗利尿激素、促肾上腺皮质激素（ACTH）、生长激素（GH）和高血糖素等

中枢神经系统 — 急性疼痛对中枢神经系统产生兴奋或抑制作用，长期慢性疼痛常导致精神抑郁

免疫系统 — 疼痛的应激反应可使患者抵抗力减弱，导致感染和其他并发症的发生率增高

三、康复评定

对疼痛的评估内容包括疼痛产生的原因、类型、部位、持续时间、诱因、缓解因素，疼痛对饮食、睡眠和日常生活的影响，是否使用镇痛药物、药物治疗效果和不良反应以及患者满意度等。除详细询问病史外，还应进行全面的体格检查、实验室检查和影像学检查等。各种疼痛量表用以量化评价疼痛情况，能帮助护理人员较为准确地了解患者的疼痛状况。

1. 视觉模拟疼痛量表

视觉模拟疼痛量表（VAS）
- 国内临床上通常采用的是中华医学会疼痛学会监制的 VAS 卡。一面是从"0"到"10"进行标记一条长约 10cm 的线段，带有可滑动的游标，"0"端代表无痛，"10"端代表难以忍受的疼痛
- 患者面对无刻度的一面，将游标放在当时最能反映自己疼痛程度的部位，评估者面对有刻度的一面，记录其疼痛程度。临床上以 0~2 分为优，3~5 分为良，6~8 分为可，>8 分为差
- 该方法简单有效、客观准确，用于 8 岁以上，能够正确表达自己感受和身体状况的患者。老年人、儿童、精神错乱和服用镇静剂的患者，以及晚期癌痛患者情绪不好时，一般难以完成 VAS 评价

2. 口述描绘评分（VRS）

口述描绘评分（VRS）
- VRS 采用形容词来描述疼痛的程度，最轻程度疼痛的描述以 0 分计，以后每级增加 1 分，患者的疼痛程度就是最适合其疼痛水平有关的形容词所代表的数字
- 有许多不同分级的 VRS 方法，如 4 级评分、5 级评分、6 级评分、12 级评分和 15 级评分法
- 该方法的词语易于理解，可随时口头表达，沟通方便，但不适合语言表达障碍的患者

各种疼痛强度口述评分法

4 级评分法	5 级评分法	6 级评分法	12 级评分法	15 级评分法
1. 无痛	1. 无痛	1. 无痛	1. 不引人注意的痛	1. 无痛
2. 轻度痛	2. 轻度痛	2. 轻度痛	2. 刚刚注意到的痛	2. 极弱的痛
3. 中度痛	3. 中度痛	3. 中度痛	3. 很弱的痛	3. 刚刚注意到的痛
4. 严重痛	4. 严重痛	4. 严重痛	4. 弱痛	4. 很弱的痛
	5. 剧烈痛	5. 剧烈痛	5. 轻度痛	5. 弱痛

续　表

4级评分法	5级评分法	6级评分法	12级评分法	15级评分法
		6. 难以忍受痛	6. 中度痛	6. 轻度痛
			7. 强痛	7. 中度痛
			8. 剧烈痛	8. 不适性痛
			9. 很强烈的痛	9. 强痛
			10. 严重痛	10. 剧烈痛
			11. 急剧疼痛	11. 很强烈的痛
			12. 难以忍受的痛	12. 极剧烈的痛
				13. 很剧烈的痛
				14. 不可忍受的痛
				15. 难以忍受的痛

3. 数字疼痛强度量表（NRS）

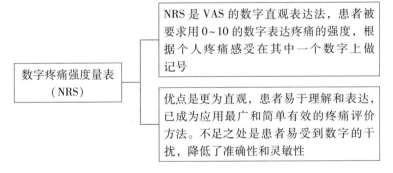

4. Wong-Baker 面部表情量表

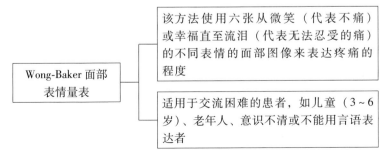

5. 麦-吉疼痛调查问卷（MPQ）

麦-吉疼痛调查问卷（MPQ）

> MPQ 为一种多因素疼痛调查评分方法，采用调查表形式，包括 78 个词汇，分为 4 大类 20 个亚类

> 第一大类，第 1~10 组按时间、空间、压力、温度和其他性质等描述疼痛的感觉特性的词汇；第二大类，第 11~15 组按紧张、恐惧和自主神经系统反应性质描述疼痛情感特性的词汇；第三大类，第 16 组为描绘主观疼痛强度的评定词；第四大类，第 17~20 组为非特异性类词汇

> MPQ 的评分指标是疼痛评估指数（PRI）根据描述语的排序数值计算，每个组内疼痛最轻的词的排序是 1，下一个词的排序依次为 2。计算所选出的词评分的总和，即可得出疼痛患者的 MPQ 总分

> MPQ 有效、可靠，在使用中可测定有关疼痛的多种信息和因素，适用于临床科研工作或较为详细的疼痛调查工作。但 MPQ 所使用的有些词汇比较抽象，难以理解，对患者的要求较高，费时较多，应用中具有一定的局限性

> Melzack 又提出内容简洁、费时较少的简化 McGill 疼痛问卷（SF-MPQ）。SF-MPQ 是由 MPQ 中的 15 个代表词汇组成，11 个为感觉类，4 个为情感类，每个词汇 4 级评分，即 0=无，1=轻度，2=中度，3=严重

> 标准 McGill 疼痛问卷里的现存疼痛状况和视觉模拟评分也用于对总体疼痛状况的评估

四、护理目标

康复护理目标

> 寻找摆脱疼痛的途径

> 提高患者应对疼痛的心理适应机制

> 缓解或控制疼痛，提高日常生活活动能力

> 了解镇痛药物疗效及不良反应，避免或减少不必要的镇痛药

> 获得并利用必要的调节疼痛的技巧，减少疼痛行为

五、康复护理措施

1. 非药物性镇痛措施

（1）一般措施：提供舒适的病室环境，减少或消除引起疼痛的原因，解除疼痛刺激源，如对外伤引起的疼痛，应酌情给予止血、包扎、固定等伤口处理；胸腹部手术后伤口疼痛等，应帮助患者采取正确姿势，教给患者按住伤口后再行咳嗽和深呼吸，学会深部肌肉放松方法，以减轻疼痛。

（2）心理护理：研究证实，心理因素对疼痛的性质、程度和反应以及镇痛效果都会产生影响，加强心理护理对疼痛的缓解具有重要的意义。具体措施如下。

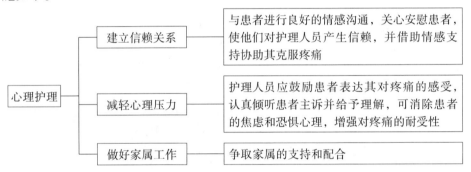

（3）松弛疗法：通过分散患者的注意力达到缓解或消除疼痛和焦虑的目的，尤其适用于慢性持续性疼痛的患者。

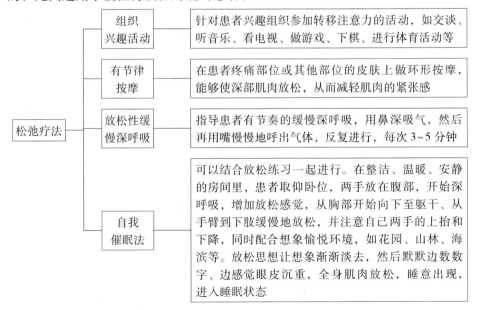

（4）支具的使用：注意使用合适的支具，稳定和支持关节，减轻疼痛，如颈围、脊柱支具，上肢、下肢支具等。

（5）物理镇痛：物理镇痛是应用自然界及人工制造的各种物理因子作用于人体，以缓解痉挛、促进局部血液循环、加速致病物质的排出，从而达到镇痛的目的。临床上常使用的方法有冷、热疗法、电疗法、光疗法、超声波疗法、磁疗法、医疗体育疗法等。

```
物理止痛 ┬ 冷疗法与热疗法 ┬ 冷疗可以降低肌张力，减慢肌肉内神经传导速度，从而缓解痉挛和减轻疼痛
         │                ├ 不严重的损伤初期（48小时内）使用冷疗，如冰袋、冰囊、冷湿敷、化学制冷等可以预防和减少出血与肿胀，PRICE 即保护（protection）、休息（rest）、冰敷（ice）、加压（compression）和抬高患处（elevation），是临床治疗急性运动器官创伤的有效方法
         │                ├ 冷疗法也用于术后镇痛，如头痛、牙痛、轻度烫伤、早期肱骨外上髁炎等
         │                ├ 热疗缓解疼痛是通过提高痛阈，可延伸胶原纤维的长度，使肌梭兴奋性下降，放松肌肉；扩张血管，增加血液循环，减轻局部充血，促进炎症吸收抑制疼痛
         │                ├ 热疗多用于亚急性或慢性疼痛。常用的浅表热疗法有电光浴、热水袋、热水浸泡、热水浴：热敷、蜡疗等；深部透热疗法可用超短波、微波、超声波等
         │                └ 某些严重疼痛病症，热疗和冷疗可交替使用，比单用一种治疗效果更好
         └ 低频电疗法 ┬ 应用 1000Hz 以下的低频脉冲电流治疗疾病的方法称低频电疗法，包括直流电疗法、电水浴疗法、电离子导入疗法、神经肌肉电刺激疗法、痉挛肌电刺激疗法、经皮神经电刺激疗法（ENS）等
                      └ 低频电疗可以达到兴奋神经肌肉组织，镇痛和促进局部血液循环等作用
```

（6）神经阻滞及封闭疗法：通过药物麻醉和消炎作用，使组织松弛，紧张消失，炎症消除，疼痛缓解。

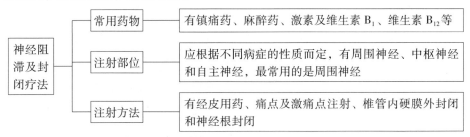

神经阻滞及封闭疗法
- 常用药物：有镇痛药、麻醉药、激素及维生素 B_1、维生素 B_{12} 等
- 注射部位：应根据不同病症的性质而定，有周围神经、中枢神经和自主神经，最常用的是周围神经
- 注射方法：有经皮用药、痛点及激痛点注射、椎管内硬膜外封闭和神经根封闭

2. 药物性镇痛措施

镇痛药的应用是综合治疗中的重要环节，镇痛药物种类甚多，护理人员应熟悉药物镇痛的基本原则，加强患者用药时的观察和用药后疗效的监测。

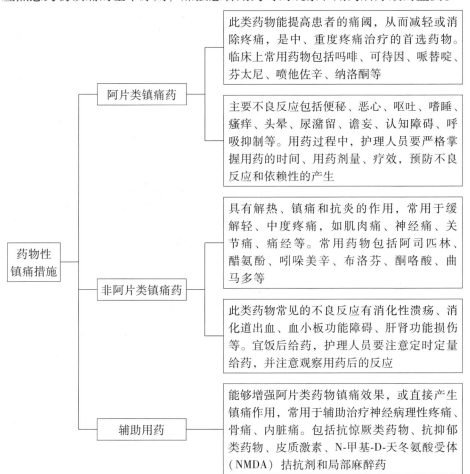

药物性镇痛措施
- 阿片类镇痛药
  - 此类药物能提高患者的痛阈，从而减轻或消除疼痛，是中、重度疼痛治疗的首选药物。临床上常用药物包括吗啡、可待因、哌替啶、芬太尼、喷他佐辛、纳洛酮等
  - 主要不良反应包括便秘、恶心、呕吐、嗜睡、瘙痒、头晕、尿潴留、谵妄、认知障碍、呼吸抑制等。用药过程中，护理人员要严格掌握用药的时间、用药剂量、疗效，预防不良反应和依赖性的产生
- 非阿片类镇痛药
  - 具有解热、镇痛和抗炎的作用，常用于缓解轻、中度疼痛，如肌肉痛、神经痛、关节痛、痛经等。常用药物包括阿司匹林、醋氨酚、吲哚美辛、布洛芬、酮咯酸、曲马多等
  - 此类药物常见的不良反应有消化性溃疡、消化道出血、血小板功能障碍、肝肾功能损伤等。宜饭后给药，护理人员要注意定时定量给药，并注意观察用药后的反应
- 辅助用药
  - 能够增强阿片类药物镇痛效果，或直接产生镇痛作用，常用于辅助治疗神经病理性疼痛、骨痛、内脏痛。包括抗惊厥类药物、抗抑郁类药物、皮质激素、N-甲基-D-天冬氨酸受体（NMDA）拮抗剂和局部麻醉药

六、注意事项

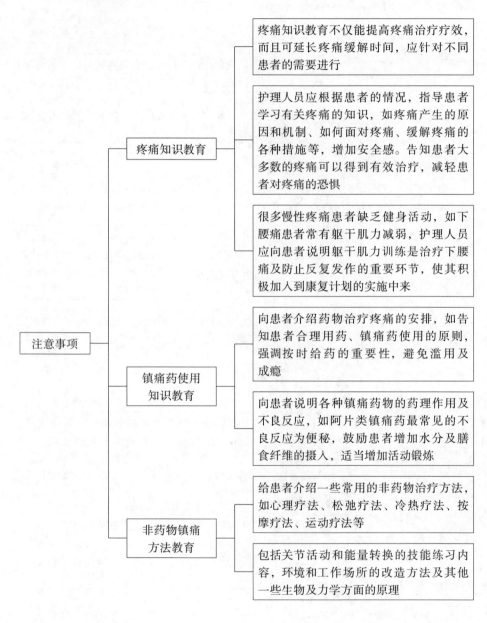

注意事项

疼痛知识教育
- 疼痛知识教育不仅能提高疼痛治疗疗效，而且可延长疼痛缓解时间，应针对不同患者的需要进行
- 护理人员应根据患者的情况，指导患者学习有关疼痛的知识，如疼痛产生的原因和机制、如何面对疼痛、缓解疼痛的各种措施等，增加安全感。告知患者大多数的疼痛可以得到有效治疗，减轻患者对疼痛的恐惧
- 很多慢性疼痛患者缺乏健身活动，如下腰痛患者常有躯干肌力减弱，护理人员应向患者说明躯干肌力训练是治疗下腰痛及防止反复发作的重要环节，使其积极加入到康复计划的实施中来

镇痛药使用知识教育
- 向患者介绍药物治疗疼痛的安排，如告知患者合理用药、镇痛药使用的原则，强调按时给药的重要性，避免滥用及成瘾
- 向患者说明各种镇痛药物的药理作用及不良反应，如阿片类镇痛药最常见的不良反应为便秘，鼓励患者增加水分及膳食纤维的摄入，适当增加活动锻炼

非药物镇痛方法教育
- 给患者介绍一些常用的非药物治疗方法，如心理疗法、松弛疗法、冷热疗法、按摩疗法、运动疗法等
- 包括关节活动和能量转换的技能练习内容，环境和工作场所的改造方法及其他一些生物及力学方面的原理